梁玉瑜 口述
陶保廉 記録

舌鑑弁正 訳釈

杉本雅子 監訳
藤本蓮風 訳釈

たにぐち書店

訳釈者の言葉

顧みれば、本書との関わりは十数年、いや二十年近くになるかも知れない。それほどこの『舌鑑弁正』に入れ込んだ。それほどこの書に舌診学の魅力を覚えたからである。舌診学のある意味歴史的頂点にあり、一鍼灸臨床家として診断学の極めて優れた書籍と意識したからだ。

そもそも舌診学に興味をもち始めたのは三十歳前後（一九七三年ごろ）。同時に日本で初めての鍼灸舌診断学を講義したのは紛れも無い筆者である。しかも、著作としての嚆矢は『鍼灸舌診アトラス』（一九八三年）。

さて本書についての概略だが、本書の序論に具体的にある。また、湯液医学と不可分にあり、現在の日本では未だあまり語られない湯薬も見られる。

だが、その見立ての原理は八綱陰陽にあり鍼灸にとっても極めて大事。殊に重症疾患の順逆診断の決め手の部分が語られており難病処置の要を説く。

さてまた、本書の本格的な日本語訳は皆無（清朝末期の高度な漢文）であった。しかし、診断学における臨床的価値は無限大と信じられるが故、高校で学んだ程度の漢文の知識しか持たない筆者ではあるが、大胆にもこれにチャレンジし、口語訳と弁釈を入れ、読者に理解として些かの提供をした次第である。

そこで、大きく齟齬の無いよう、その道の専門家杉本雅子教授（帝塚山学院大学リベラルアーツ学部）に監訳をお願いした。

教授には訳だけではなく専門外の漢方についても詳しく調べていただいた。

また翻訳に際し、細々とした問題が多数出現、これについては森ノ宮医療大学准教授横山浩之氏、広州中医薬大学中医師趙英日氏には貴重な御意見をいただき、更には杉本奈都子さん、北辰会の藤本新風、堀内齋醫龍、川田浩之氏等に、懇切丁寧なお手伝いをいただいた。記してお礼を申したい。

最後になったが、今の世としては異端の書を快く引き受けてくれた谷口書店さまに厚く御礼を申し上げる。

［附記］

本書は『舌鑑弁正』（梁玉瑜口伝、陶保廉記録、一八九四年）の翻訳・弁釈を一八九七年刊の蘭州固本堂書局本を底本として行ったものである。翻訳にあたり、原本で使用されている繁体字（中国）は異体字も含め、原則として日本の常用漢字に改めた。

原書は二巻に分かれているが、本書では巻で分けるのではなく、舌の色別に通し番号を振り、構成を整え、読者の便宜に供した。

なお、原書には『舌鑑』で取り上げた一四九舌それぞれの「弁正」（是非明らかにし、誤りを正す）に続けて、「附　治白喉方」として白喉を治療する際の処方が附されているが、これは「『舌鑑』の弁正」ではなく、舌診とも関わりがないので、訳釈は省略した。

目次

I

序論

1『舌鑑弁正』序

【原文】

上古診脈不止於手、凡乳下（見素問平人気象論）、両額、両頬、耳前、足指、踝後（素問決死生論）、趺陽（傷寒論）、無不按切、又不第於寸関尺分三焦（王叔和脈経、寸主上焦、出頭及皮毛。関主中焦、腰腹。尺主下焦、少腹至足）、兼以軽重別臓腑（脈経、持脈如三菽之重為肺部、如六菽之重為心部、如九菽之重為脾部、如十二菽之重為肝部、按之至骨為腎部）、所謂三部九候（詳素問）、其術良多。後世失伝、但診手脈、則三部亡其二。即以手論、如素問尺内尺外一節（見脈要精微論）、釈之者紛若聚訟、莫得其諦、則九候又亡其八。

【口語訳】

古代の脈診は、手の脈だけでなく、乳下（※1）（『素問』平人気象論）や両額（※2）、両頬（※3）、耳前（※4）、足の指の踝後（『素問』決死生論）（※5）、趺陽（『傷寒論』）（※6）など、脈をみないところはなかった。

また、寸関尺で三焦を分けていただけでなく（王叔和の『脈経』（※7）では、寸は上焦で、頭と皮毛を、関は中焦で腰と腹部を、尺は下焦で小腹から足までを、それぞれ主管するとしている）、脈をみるときに、同時にその軽重によって、臓腑を識別していたのである。（『脈経』では脈をみるのに、三菽の重きは肺、六菽の重きは心、九菽の重きであれば脾、十二菽の重きは肝、骨に触れるようなら腎としている。）

いわゆる三部九候（『素問』に詳しい）は、その技術は優れているところが多いのだが、後世に伝わらず、ただ手をみるのみで、三部のうちその二部が失われた。手でいえば『素問』の尺内・尺外の一節（『脈要精微論』（※8）参照）の如きで、解釈をめぐって侃侃諤諤するも結局その道理を得ることができず、三部九候のうち、八候が失われてしまったのである。

［註］

（※1）虚里の動のこと。

（※2）太陽穴のこと。

（※3）巨髎穴のこと。

（※4）耳門穴のこと。

（※5）太谿穴のこと。『素問決死生論』は全元起本（『素問』9巻の最初の注釈本）のタイトル。後世広く流布している王氷の注釈本では第6巻（三部九候論）になっている。

（※6）衝陽穴のこと。

（※7）西晋（紀元3世紀）、王熙（字は叔和）の書。全10巻。後漢以前の医学書から脈に関する記述を選び総括した、現存する最古の脈学専門書。

（※8）「……尺内両傍、則季脇也。尺外以候腎、尺裏以候腹。中附上、左外以候肝、内以候膈、右外以候胃、内以候脾。上附上、右外以候肺、内以候胸中、左外以候心、内心候膻中。前以候前、後以候後、上竟上者、胸喉中事也。下竟下者、少腹腰股膝経足中事也。……」とある。

【原文】

於此而猶強執方寸之腕、高談脈理、夫亦惝怳迷離、聊遵故事耳。間嘗渉猟医書、一証兼数脈、一脈兼数証、脈象由臆度、病状括万千、言之多文、行之鮮実、軒岐心法、藐不可追、術家論箸、半属自欺、揆之鄙意、未敢尽信。身痩多病、聴医者妄言之、妄治之、久不得効、諉諸天命、継思於切脈之外別求一法。

【口語訳】

それでもなお、強硬に寸口脈に固執し、脈の理論について議論しあっているのだが、そもそも訳が分からぬまま、ただ先例を守っているに過ぎない。私は暇をみては医学書を読みあさったが、脈診では一つの証にいくつかの脈を重ね合わせ、一つの脈にいくつかの証を重ね合わせている。つまり、脈象は憶測によって、多種多様な病状を一括りにしたもので、うまく表現されているが、実質を伴わず、黄帝・岐伯の教えには遠く及ばない。数術家の論というのは、大半は自らを欺く憶測による愚見であり、到底信用できない。身体が痩せ細り病が多くなれば患者は、医者がでたらめを並べでたらめに治療しても医者の言うことを聞く。それでも効き目がなく長引くと、医者は今度は神様のせいにして責任を逃れる。そこで私は脈診以外の方法を求めようと考えたのである。

【弁釈】

不確かな脈診論によって病をまったく理解できない状態で病態を推測する輩がいる。従って、『素問』における脈診の真実の伝承をも明確にせず、臨床的に迷っている。結局、黄帝・岐伯の最も言いたいことからは大きく外れている。

「治った、治った」というが、自然治癒ではないのか、「たまたま治ったり、本来なら治せるものが治らないというのは結局医療ではない」と非常に厳しいことを言っている。

このような不確かな脈法に見切りをつけ、その他のよい診察診断法はないものかと嘆いている。

【原文】

見四庫書目載呉江張登舌鑑一巻、以舌審病、立術頗新、然寓呉江二十余載、未見此書。

近年侍厳親宦遊、足跡半於中国、時時善病、各省名医亦皆拠脈立方、其能言陰陽伝変、五行生剋、運気流行、諸空談者、即侈然自足、而於切実治病之技、究無把握。

【口語訳】

『四庫全書』の書目に呉江の張登の『舌鑑』一巻(※)の記載があるのを見て、舌で病を明らかにするという方法が大変斬新だと思ったが、呉江に二十年あまり暮らしていたにもかかわらず、この本には出会わなかった。この数年、父が仕官先を求め各地を転々とするのに同行し、中国の半分を回った。よく病気にかかり、各省の名医にも見てもらったが、みな脈診で処方を立て、陰陽の伝変と五行の生剋・運気の流れといったことしか言えず、実際の治療技術については結局わかっていなかった。

［註］

(※)呉江は今の江蘇省蘇州の呉江。『傷寒舌鑑』は張登が一六六五年に著したもの。一六六五年に刊行。

【弁釈】

四庫とは、中国朝廷の書を経書・史書・諸子・詩文集の四部に大別して収めた書庫で、唐の玄宗のときに建てられたのが最初である。『四庫全書』の書目とは、『四庫全書総目提要』をいうようである。これは、二百巻あり、清の乾隆年間に乾隆帝の勅命をうけ編纂された『四庫全書』の総目と各文献の解題(程要)をまとめたもの。

【原文】

歳癸巳、在新疆偶理旧書、心煩骨疼、憊甚、論者咸指為虚、主滋陰降火。明年益劇、入夜熱気上衝、胸膈煩躁、四肢搐戦。友人為言茂名梁特巌先生、世精於医、縁事出塞、可求治焉。既見先生、令吐其舌、決為実熱、服苦寒多剤、聞者皆駭、而気衝、搐戦等事漸止、体中舒泰。叩先生所学、以察舌色、舌苔為主、秘其家伝、慎不肯宣、意必与張誕先舌鑑相似。属坊友覓得蜀板舌鑑、大喜以示先生、謂与家伝之術迥殊。

【口語訳】

一八九三年、新疆で、古書の整理をしていたところ、イライラするわ身体は痛いわで、疲労困憊していた。診てもらうとみな、虚だからと滋陰降火を主に治療した。ところが翌年にはますます症状が激しくなり、夜になると気が衝き上げ、胸のあたりが煩躁し、四肢がブルブルふるえるようになってしまった。

友人が言うには、茂名の梁特岩先生(※)は、代々医者の家柄で医学に精通しており、ちょうど用があってこちらに来ておられるので、診てもらってはどうかという。そこで先生に診察を願ったところ、舌を出さされ、実熱との診断を受け、苦寒の薬剤を何服も服用した。

これを聞いた周りの医者たちはみな驚いたが、気の衝き上げや四肢のふるえなど私に出ていた症状は次第におさまり、身体全体がすっきりした。そこで先生に、舌色・舌苔を観察することを主とする学問を学びたいと願い出た。しかし先生は、代々の秘伝なので教えかねるという。私は、その内容が張誕先の『傷寒舌鑑』と似ているに違いないと思い、友人に頼んだところ、蜀版の『舌鑑』が手に入ったので大喜びし、それを先生にお見せした。すると先生は、これは家伝のものとは大きく異なっている、とおっしゃった。

［註］

（※）茂名は今の広東省茂名。梁特岩先生とは、本書を口述した梁玉瑜のこと。特岩は字。

【弁釈】

実熱証を虚証だと誤認して、滋陰降火（補法）の方剤を飲みつづけ、段々内熱がひどくなって症状が悪化し、手足が震える段階（内風）にまで至った。そこで舌を観察して実熱だということで、苦寒薬を大量にのんで治るわけであるが、当時のほとんどの医者たちは、虚証だと思い込んでいたために苦寒薬を処方して治ってしまったので驚いたというわけである。

【原文】

保廉因条挙以問、固請先生弁其謬而正其偏、日録数条、三閲月成二巻、名曰舌鑑弁正、非独為医林別樹一幟、実足輔切脈之窮也。

抑又聞之素問云舌転可治（大奇論）、金匱云舌黄可下、傷寒論有舌白苔滑及舌乾急下諸説、

華陀察色訣云舌巻黒者死（見脈経）、観病於舌、自古有之、則以此書為復古也可。舌不隔膜、且為心苗、目視明澈、勝於手揣、則以此書与脈経並行也亦可。

光緒甲午孟夏秀水陶保廉序於烏魯木斉

【口語訳】

保廉（記録者である私）は一条一条尋ねたいと思い、誤りがあればそれについて説明し、正してくださいと、先生にお願いした。こうして一日に数条記録し、三ヶ月で二巻となった。これを名付けて『舌鑑弁正』とする。これは、医学界に新しい旗を打ち立てるだけでなく、脈診に欠けている部分を十分補うものである。

そもそも、『素問』では「舌転ずれば治すべし」（「大奇論」）といい、『金匱要略』では「舌黄ならば下すべし」といい、『傷寒論』では舌白滑苔および舌乾なれば急ぎ下す、など諸説ある。また、華佗は『察色訣』で、「舌巻き黒ければ死す」（『脈経』に見える）といっている。病を診立てるのに、舌診を用いるのは、古来よりあった手法であり、この書は「復古」とも言える。舌は膜で遮られておらず、かつ心の苗である。目で見ればはっきりとわかるので、手で脈をとり推測するのに勝っている。よって本書（『舌鑑弁正』）と『脈経』を併せ用いるのもよい。

一八九四年、初夏、秀水の陶保廉、ウルムチにて序す。

【弁釈】

舌は、心の臓を表すものであり（『素問』に心は舌をつかさどるとある）、また心は五臓六腑の大主であり、それ故五臓六腑の状態が判るはずだ、ということが言いたいのである。実際、舌は全身の状態を如実にあらわしてくれる。

私見では、慢性消耗性疾患の順逆、急性疾患の予後の判定には舌診は必須といえる。例えば、あらゆる癌疾患や重度の肝硬変などにおいては日々病の変化がみられる。出血傾向であれば、これもほぼ舌診でもって予見できる。わが娘を悪性リンパ腫による白血病で亡くしたが、そのおり、日々血虚がひどくなり同時に気虚が進展してゆき死亡するに至った。その状況は刻々と舌に映しだされていたことを、私は今も忘れることができない。

多年にわたり臨床に携わっていると日々の診療中に急に容態の悪くなった患者をみることが、何回かある。狭心症、心筋梗塞、重症喘息発作等等の場合も慎重に診立て対処すると、鍼灸で応じられるものも結構多い。また、これと反対に死亡につながる逆証も間間存在する。こういった急性の病で予後の判定が必須のものには、舌診が優れて有効であることは、何百万回述べてもよい。この五十年間舌診によって大変助けられたことをここに記しておく。

2 凡例

【原文】

凡例

一、呉江張登傷寒舌鑑一巻、求之不得。四川万県王文選所刻活人心法四冊、内有舌鑑、拠云合張氏一百二十舌、薛氏医案三十六舌、梁邑段正誼瘟疫十三舌、択録一百四十九舌。是王文選所編、不尽張登原本、而張氏之説固十居其九也、今即取此為原本（王文選非知医之人、又云舌鑑出於医通、不知医通為呉江張璐所輯。璐、字石頑。而舌鑑為張登所撰。登、字誕先）。

【口語訳】

呉江の張登が著した『傷寒舌鑑』一巻を求めたが手に入らなかった。四川省万県の王文選が刻した『活人心法』四冊の中に『舌鑑』があり、『舌鑑』は張氏（※1）の一二〇舌、『薛氏医案』の三六舌、『梁邑段正誼瘟疫』の十三舌を合わせ、そこから一四九舌を選んで、王文選が編集したとのこと。『舌鑑』には、張登の原本全てが収録されているわけではないが、張氏の説が確かに九割ほどは入っている。よって、今これを底本とする。

王文選は医家ではないため、『活人心法』では『舌鑑』が『張氏医通』から出ているとも述べている（※2）が、それは、『医通』が張璐（※3）によって編集されたことを知らないからである。張璐の字は石頑で、『舌鑑』（『傷寒舌鑑』をさす）の方は張登、字は誕先が著したものである。

［註］

（※1）張登の『傷寒舌鑑』を指す。

（※2）『活人心法』は清代の医学書。劉以仁著、王文選輯録。全四巻。ここで言及しているのは第二巻にある『傷寒舌鑑』の冒頭で王文選が述べていることについてである。陶保廉は王文選（字は錫鑫、号は席珍子）を医家ではないと述べているが、代々の医家であり、著書に『医学切要全集』などがある。

（※3）張登の父。石頑は字ではなく、年をとってからの呼び名。

【弁釈】

それにしても、これまでに、中国の舌診学がどのように進展して来たかということを知っておく必要があろう。

本書『舌鑑弁正』は、文字数こそ少ないのだが、清代以前歴代の舌診学者たちの意見を臨床家の立場から良いところは取り入れ、悪いところを削り、分類しているのが特徴である。

筆者らが鍼灸舌診学を唱えた当初、多くの著名な鍼灸家は口をそろえて言った。「湯液治療にはこの診断学は存在し必要であるが、鍼灸医学には関係ない」と。
これは大変な過ちである。がしかし、鍼灸の舌診学書を出版し二〇年もたつと、奇妙なことに現代では舌診断学は針灸師の国試にも出るほどに受け入れられている。

【原文】

一、舌鑑統論舌色、不分臟腑部位。茲冠全舌分経図於巻首、係明季良医秘伝、以察各臟病機。遵之数世、確有徵驗。

【口語訳】

『舌鑑』（※1）は全て舌の色で論じており、臓腑の別で分けていない。ここに全舌の分経図を巻首におく。これは明代末期の良医の秘伝で、これによって各臓の病機を診るもので、何代にもわたって守り続けられており、有効であることは証明済みである。

〔註〕

（※1）ここでいう『舌鑑』とは、弁正の底本となった『活心新法』第二巻所収の王文選の輯録による『傷寒舌鑑』のこと。同じ書名で張登の『傷寒舌鑑』があるが、それをさすのではない。凡例第一項を参照のこと。なお、以下、原文とあればこれを指し、旧説とあればこれに記載の説を指す。

【弁釈】

『傷寒舌鑑』以前の舌診においては、舌苔がどこにあっても熱、あるいは寒と述べているだけで、臓腑経絡の配当はなされていなかった。この分経図に関しては後述しているのでそちらを参照されたい。

【原文】

一、原本図象太拘、如中黒辺白、右黒左白、白中双黄之類。病舌所顕之色、其界限断非截然分清、惟偏濃偏淡処、自有不同之状、閲歴深者、必能知之、閲者勿泥図以観。

【口語訳】

原本の図像は、中黒辺白舌・右黒左白舌・白中双黄舌など色の出方を限定しすぎている。病人の舌に現れる色は、境目がはっきりと明確に分かれるものではない。色が濃いか淡いかだけで、それによって病状も異なる。経験が豊富であれば、必ずやそれが分かる。舌診をする際には、この図に拘泥しすぎてはいけない。

【弁釈】

図に示されているのは一応の目安だという。細部にいたってはやはり臨床の実際にて検証するよう勧めている。また、それによって梁玉瑜の言っている意味がわかる、という。

【原文】

一、原本拘執五行、以顔色之生剋、決病人之或劇或死、間有可治者、亦束手坐視矣。今廃棄旧説、閲歴深者、自知病状未必尽合五行。

【口語訳】

原本は五行に固執しており、色の生剋でもって病人の順逆（病態がひどくなるのか、死ぬのか、治るのか）を決めている。これでは、治るべき者がいても、手をこまねいて座視するしかない。今、旧説にこだわるのをやめれば、経験豊富であれば、病状というのは五行に必ずしも合致しないことが分かる。

【原文】

一、原本拘於傷寒日数、不知病情万変、安能悉如古法。傷寒伝経無一定日数、所伝之経亦

無一定次序。而伝経亦不但傷寒、凡傷暑、傷熱、皆能伝也。

【口語訳】

原本は傷寒の日数にこだわり過ぎて、病状が色々と変化することをわかっていない。昔のルール通りに行くわけではないのだ。傷寒の伝経は、日数も一定ではないし、伝わる経も順序が決まっているわけではない。また、伝経は、傷寒病だけにおこるのではなく、傷暑の病や傷熱の病でもみなおこる。

【弁釈】

『傷寒論』に、「傷寒何日、……」と伝経の日数が出てくるが、『舌鑑』では、それはこの日数にこだわりすぎで、傷寒1日目だからといって太陽病とは限らないという。陽明病から始まることもあるからだ。それゆえ、全ての傷寒病の流れを知ることができないことを指摘している。

また、伝経といっても、太陽から陽明、陽明から少陽という順序も、実際は、太陽から少陰に行く場合もあり、最初から陽明病ということもある。さらに、傷寒のみならず、温熱病の類でも同じようにいろいろな伝経をするものだ。故に、『傷寒論』に書いてある伝経の日数にこだわってはいけないのである。

【原文】

一、原本祇以舌色弁傷寒、不知種種雑病皆可観舌、以別寒熱虚実。

【口語訳】

原本は、舌の色で傷寒だけを弁じており、さまざまな雑病もみな舌を見れば寒熱虚実を区別できるということがわかっていない。

【弁釈】

確かに、『舌鑑弁正』以前の舌診断書は雑病についての記載があまりない。

【原文】

一、弁舌較証脈稍易、脈隔皮而舌無皮也。寒脈不変、熱脈多変、而舌色則不乱也。切脈憑指、渉於恍惚、而観舌憑目、尤為昭著也。脈動之源根於心、毎刻心跳若干次、則脈動亦若干次、以脈験心病頗顕、以脈験他臓之病、毎易混乱、況病人心血阻滞、往往病未必死而脈已結代或伏乱、惟舌居肺上、湊理与腸胃相連、腹中元気薫蒸醞醸、親切顕露、有病与否、昭然若掲、亦確然可恃。

【口語訳】

舌で弁ずるのは、脈で証を決めるよりも若干易しい。脈は皮フに隔てられているが、舌には皮フが無いからである。寒証の脈は変化せず、熱証の脈は変化しやすいが、舌の色はそのようなことに左右され乱れることがないからである。脈をみる場合は、指の感覚だけでぼんやりとしかわからないが、舌を見る場合は目で見るのではっきりとわかるのである。

脈の動きは心の臓に根ざしており、心臓が動いた数だけ脈も動くので、脈をとれば心臓の病ははっきりわかる。しかし脈で他の臓腑の病をみようとすると、混乱しやすい。ましてや、病人の心血が阻滞すると、必ずしも死なない場合でも、脈はすでに結代を打ったり、伏して乱れてしまったりしている。しかし舌は肺の上にあり、その腠理は腸胃とつながっているため、腹中の元気が薫蒸醞醸されると、その状態がはっきりと舌に現われる。病があるかないかがはっきりし、正確で信頼できる。

【弁釈】

舌診が脈診に比べてわかりやすい理由として、先ず脈は皮膚を隔てて診ないといけないが舌にはそういう隔てたものが無く、しかも視覚によるので一目瞭然で、診察しやすい。また、寒証の脈では、遅脈やあるいは筋脈などの堅い脈を拍つが、熱証の脈では緩脈、洪脈、滑脈など様々あるので脈状が判っても寒熱が判りにくい。しかし、舌診では舌の色が赤ければ熱を示すし、白ければ寒を示すという基本原則があるので分かりやすいのである。

指の感覚に頼る脈診は、傍からみるときちんと診ているように見えても、実際はボーッとしているだけで全然判っていないのではないか、という厳しい指摘だ。舌診の場合には、指の微妙な感覚など必要無く、目に見えてはっきりとわかる。

又、脈の動きは心臓から出ているという論が展開されているが、実際は宗気も絡んでくる。清代末期には、西洋医学が導入されて来ており、脈動は心臓が動かしているという西洋医学的な論に惑わされているのであろう。

脈診は、通常でもはっきり判別し難い。いわんや心の気血が停滞し、結代脈や伏脈があらわれるような乱れた状況であれば、尚更である。それに比べて舌は腸胃とも密接で元気を反映しており、「舌診の方が優れているし判断しやすいですよ、わかりやすいですよ」と強調している。

【原文】

一、小病以舌脈参判、久病及略重之病、脈有時不可憑者、則当舎脈憑舌、切勿拘執脈象。

【口語訳】

軽い病は、舌と脈を参考にして判断する。長患いややや重い病で、脈が信頼できない場合は、脈診に依るのをやめ舌診に依るべきだ。決して、脈象にこだわってはいけない。

【弁釈】

確かに重症患者には舌診が優れている。「……だから、脈を捨てて舌を専ら診るべきだ。決して、脈象にこだわってはいけないのだ」とは本書の主張。

【原文】

一、**図説祇見大概、耳聞不如面授、看書不如臨証。**

【口語訳】

図説には、およそのあらまししか記していない。耳で聞いたことは、直接目で見て教わることには及ばないし、書物で得られることは、臨床による弁証に及ばない。

【弁釈】

「臨床の実際というものを大事にしなさいよ」と教えてくれている。人に聞いたからとか、本に書いてあるからということにこだわることなく、事実こそが大事なのだ。「実践から理論」である。重要なのは、「病気を治せるのか、治せないか」である。

【原文】

一、原本既経弁駁、不能概録、以省繁文。

【口語訳】

原本にはすでに反論がなされているが、反論の一つ一つを収録することはできないので、省いて簡明にした。

【原文】

一、原本以舌分類、不以病分類、未能尽合鄙意。惟不欲大反前規、故諸舌次序、悉依原本(宜参看医学答問憑舌弁証之法)。

【口語訳】

原本は、舌で分類しており、病で分類しているのではないので、私の考えと同じというわけではない。かといって、先人の規準を大きくひっくり返したくはないので、諸々の舌の順序は、原本通りとする(『医学答問』(※)の舌による弁証法を参考にするのがよい)。

[註]

（※）『医学答問』は、本書と同じ梁玉瑜著、陶保廉記録による書。一八九五年完成、全四巻。その巻一で陶保廉が「憑舌弁証之法」（舌に頼って弁証する方法とは）と問い、梁玉瑜が答えている。

【原文】

一、原本絵舌雖多、有不常見者、有常見而或遺漏者、閲者以意会之、勢不能一一申説。

【口語訳】

原本の舌の絵は、数は多いが、あまり目にしないものもあり、逆に、よく目にする舌が漏れていたりするので、見る人がしっかりその意図を理解するように。ここでは逐一解説することはできない。

【弁釈】

本書においては、通常見られるような舌は記さず、むしろ特異な舌象を多くとりあげる。通常よく見られる舌象については、本書の内容をよく理解し押し測るようにと附言。

【原文】

一、各条所論、有前後重複者、有言不尽意者、閲者諒之。

【口語訳】

各項で論じているなかには、前後したり重複したり、また、述べたい主旨がうまく書けていないところもある。読者にはご理解いただきたい。

【原文】

一、挙世但知外症有腐壊之状、不知内科諸症、臓腑経絡亦多有発熱処或腐壊処。舌色改変、腹中之悪状可想。投以温補、滋補、非益其熱而促之爛乎。故非重剤苦寒不可。言之駭聴、泥古者必以為非、閲歴深者或自悟乎。

【口語訳】

世の医者たちは、体の外部にできた、腐って壊死したような状態は知っていても、内科の諸症で、臓腑経絡もよく熱を発したり、腐壊したりすることを知らない。舌の色が変われば、それは、腹中（五臓六腑）の状態が悪いと考えられる。こういった場合、温補滋補の薬剤を投与するとためにならず、逆に内熱を助長し、腐壊がより酷くなるのではないか。それゆえ、こういう場合にはきつい苦寒の薬剤でなければいけない。こう言うと、医者たちは驚き、古の教えに拘泥する者は必ずこれをまちがいだというが、経験が豊富な人であれば、自ずと分かるであろう。

【弁釈】

『素問』王氷の註では、「象とは、外にあらわれるものをいい、閲すべきものなり」とある。『素問』陰陽応象大論では「表を以って裏を知る」とある。

体表観察、体表に現われる現象によって、身体内部の異常がわかる。事実、その通りであり、脈や舌を見るのはそのためである。

この論からいくと、例えば腹中で腸重積などで腸が腐っていたとしても、舌と脈の所見に必ず異常が出るはずである。内視鏡を入れなくても判るのである。舌や脈で判らないというのは、診るだけの意識や能力が足りないだけである。大事なのは、心して一生懸命にみること。そうすれば自ずとみえてくる。

序文から凡例までを読んでみると、『舌鑑弁正』の著者の臨床家としての生き様がよくわかるだろう。

学問的な体系的には述べていないかもしれない。が、裏を返せば臨床家とは体系的に述べることができないものである。なぜなら、臨床というのは、最初から全部がみえるということはなく、判ったことだけしか言えないからだ。従って体系的にはならない。これが臨床であり、実践から理論への生き方だ。

そういう意味で、この『舌鑑弁正』という書物は大変な書である。優れた臨床家の言葉だということを思い知らされる。本書とともに拙著『臓腑経絡学』（二〇〇三年、アルテミシア刊）を参照されたい。

3 全舌分経図

【原文】

舌鑑弁正巻一
茂名梁玉瑜伝　秀水陶保廉録

全舌分経図
舌根主腎命大腸（応小腸膀胱）
舌中左主胃、右主脾、舌前面中間属肺、舌尖主心、心包絡、小腸、膀胱（応大腸、命）、
舌辺左主肝、右主胆（舌尖統応上焦、舌中応中焦、舌根応下焦）。

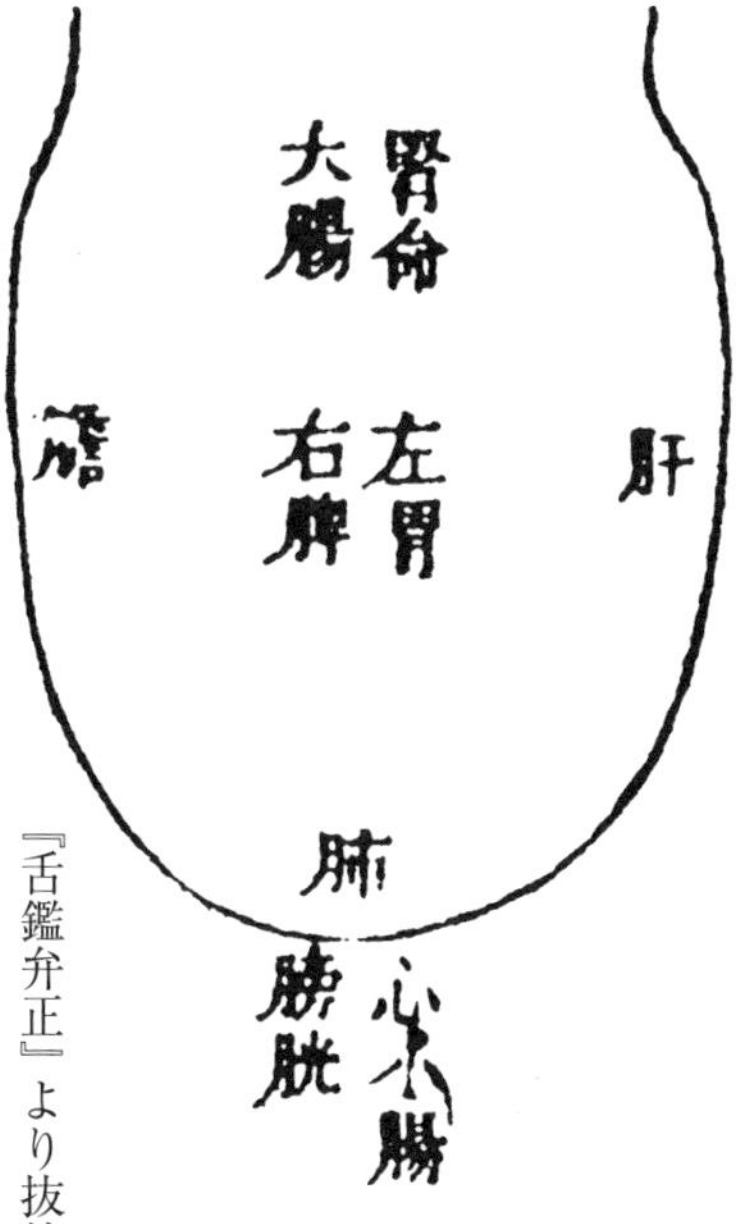

『舌鑑弁正』より抜粋

【口語訳】

『舌鑑弁正』巻一。

茂名の梁玉瑜が伝え、秀水の陶保廉が記録したもの。

全舌分経図。

舌根部は腎の臓、命門と大腸を主る（小腸と膀胱にも呼応する）。

舌中部の左側は胃を主り、右側は脾の臓を主る。

舌の前面の中間部は肺に属す。

舌尖部は心・心包絡・小腸・膀胱を主る（大腸と命門にも呼応する）。

舌辺の左側は肝を主り、右側は胆を主る（舌尖部は上焦に、舌中部は中焦に、舌根部は下焦にそれぞれ呼応する）。

【弁釈】

『舌鑑弁正』が主張する臓腑配当は、歴代の学説を踏まえつつ、臨床家の手によりなされたものである。

古来より「易は諸経の原、経中の経なり」とある。よって、易哲学の世界観は、この医学においても色濃く反映している。

大宇宙と小宇宙の構造的同一性の原則は、人体におけるミクロ（部分）とマクロ（全身）の構造上の同一性として常に論じられる。

また、人体そのものが大宇宙とすれば、人体のある一部分は、その小宇宙、縮図となる。この原則は、脈診、顔面気色診、腹診などの各診察対象に反映している。

それにしても、ミクロとマクロの構造的同一性は、紛れもない事実であり、真実だ。大事なのは、そのことを臨床次元で確かめる事であり、臨床実践こそが揺るぎない哲学を支えるのである。

舌も人体の一部分としての縮図を示す。ただ、その根底にある哲学は、「易」の示す後天易の図、文王の易を土台としていることは指摘しておく必要がある。前掲拙著『臓腑経絡学』の後天易の図、文王の易の図を参照されたい。

Ⅱ 各舌について

1 白舌

〔A〕総論

原文には区切りはないが、参考にしやすいよう、各舌の状況によって段落を分けると同時に、解説の便宜上、番号を付すこととする。

【原文】白舌総論

①白舌為寒、表証有之、裏証有之、而虚者、熱者、実者亦有之（故白舌弁病較難）。不独傷寒始有白舌、而白舌亦可以弁傷寒、其類不一。

②白浮滑薄苔、刮去即還者、太陽表寒邪也。

③白浮滑而帯膩帯漲、色分各経、刮之有浄有不浄者、邪在半表半裏也。

④全舌白苔、浮漲浮膩、漸積而乾、微厚刮不脱者（謂刮去浮面而其底仍有）、寒邪欲化火也。

⑤弁傷寒舌大約如此（傷寒亦有黄舌黒舌分論於後）。

⑥至若雑病之人、舌白嫩滑、刮之明浄者、裏虚寒也（無苔有津、湿而光滑、其白色与舌為一、刮之不起垢泥、是虚寒也、口唇必潤沢無縫）。
⑦白厚粉湿滑膩苔、刮稍浄、而又積如麵粉発水形者、裏寒湿滞也。
⑧白粗渋、有朱点、有罅紋之苔（粗渋則不光沢、朱点則顕其臟腑有熱、裂罅紋多因誤服温薬之故）、白乾膠焦燥満苔刮不脱、或脱而不浄者（刮去垢泥後、底子仍留汚質、膩渋不見鮮紅）、裏熱結実也（此舌頗多、其苔在舌、比之面上傅粉、刮之多垢、其白色与舌為二物、是熱也、与前論之虚寒舌相反、当認明。此苔由浅而深、将黄未黄、或竟変黒者也、不可用温補薬）。
⑨若白苔夾変別色、見於某経即是某経病重。凡表裏寒熱虚実証皆同、弁舌者宜於望聞問切四事参攷之、庶幾不差。

【口語訳】白舌総論

①白舌は寒であり、表証でも、裏証でも白舌がある。また虚でも、熱でも、実でも白舌はある。（だから白舌で病を弁ずるのは難しい）。

白舌は傷寒の始まりだけに見られるのではなく、白舌であれば傷寒と弁証することもできるが、その種類はいろいろである。

②白浮滑（白苔で軽く浮いたように見えるもので水分が多いもの）で、薄苔を削ってもまた元に戻るものは、太陽表寒邪である。

③白浮滑にして膩（ねっとり）を帯びて脹れ、各経で色が分かれ、これを削るときれいになる場合もきれいにならない場合もあるのなら、邪気は半表半裏にある。

④舌のすべてが白苔でおおわれ、浮いて脹れ、浮いて膩で、それが徐々に累積して乾き、やや厚くなり、削っても取れない場合（浮き上がっているものを削ってもその底になお苔があるものをいう）は寒邪が化火しようとしているのである。

⑤傷寒舌と弁証するのは、おおむねこのようなものだ（傷寒では黄舌や黒舌もあるが、これについてはそれぞれ分けてのちに述べる）。

⑥雑病の患者の場合は、舌が白く嫩（やわらかい）で滑、これを削るとすっきりきれいになる場合は裏虚寒である（無苔で津液があり、湿潤で光滑、その白さが舌と一体になっており、削っても垢様の汚れが起きてこない場合は、虚寒である。この場合、口唇は必ず潤沢で、裂け目はない）。

⑦白苔が厚く粉が湿ったような滑膩苔で、削れば少しきれいになるが、また小麦粉に水を加えたような状態になってくる場合は、裏で寒湿が停滞している。

⑧白色でつやが無くザラつき、朱点があり、亀裂がある苔（ザラつくというのは艶がないこと、朱点はその臓腑に熱があることを示し、亀裂の多くは誤って温薬を飲んだことによる）や、白色で乾いていて、膠（にかわ）が焦げてカラカラになったようなものが舌全体についていて、削っても苔が剝落しない、あるいは、剝落してもきれいにならない場合（垢様のものを取っても、舌本体に汚れが残り、ねっとりして舌質本来の鮮紅舌が見えにくいもの）は、裏熱が結実

している（この舌は、大変多く見られる。その苔が舌にあり、例えていうなら、顔にお白粉をぬったようなもので、削ると垢のようなものが多く、舌質と白い舌苔がはっきりと分かれているのは熱である。前述した虚寒舌とは逆なのではっきりと鑑別しなければならない。この苔は色の薄いものから濃いものまであり、黄色になりそうでなっていなかったり、かと思うと、ついには黒苔になったりすることもある。温補の薬剤を使ってはいけない）。

⑨もし白苔に別の色が混じったものがどこかの経に現れれば、その経は病が重い。表裏寒熱虚実の各証みなそうである。舌を弁ずる者は、望聞問切の際、これを参考にすれば、まず誤診はない。

【弁釈】

各論で明らかになることだが、多くは白苔について述べているも部分的には淡白舌（舌質）についても論じている。

①白苔でもって、表裏寒熱虚実の証を決定することは簡単にできないということだ。

②白浮滑薄苔とは、白苔で少し力のない薄い苔であれば太陽表寒邪という。

③白苔で少し力のない潤った苔が、粘って舌全体にひろがっているものを指す。少陽病の場合、薄白苔が少し厚くなって粘りが出、やや乾燥するか、あるいは乾燥しないか、という段階に入ってくる。

⑥白苔で弱々しく潤っている苔を削って、サラッとしているものは、雑病においても裏虚寒であ

る。口唇が乾燥していると皺になるが、潤っていると皺がよらずツルンツルンになる。

⑧朱点といっているのは、紅刺・紅点のこと。苔を削って底の鮮紅色が見えないのに、なぜ鮮紅色だとわかるのかというと、舌裏（舌腹）をみれば明らかだからである。

⑨白苔のあるところに、黄色とか黒色などの白苔と異なった色の苔が現れておれば、かなり重症であることがある。それがどんな証であろうとも更に望聞問切をもう一度チェックし慎重に診断を下す必要があるとしている。

著者の経験で、重い腎炎を患った人で、舌全体がほぼ白苔であり所々黄色の苔がみられた。確かに予後の悪い患者であった。

舌診がすぐれていると本書では繰り返し主張するが、怪しき舌に出会うと、弁証論治の多面的観察基本を踏まえ最終的診断を決せよといっている。

〔B〕各論

〈1〉微白滑苔舌

【原文】

第一、微白滑苔舌。如図、中微白光滑、辺淡紅而有津、

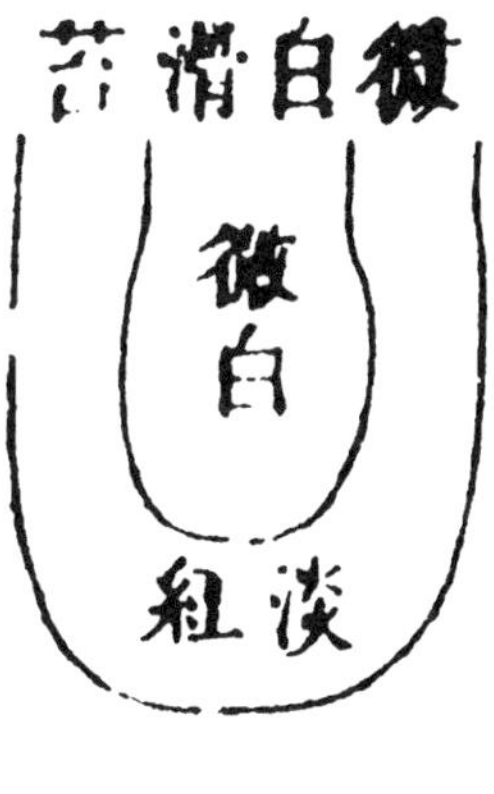

此脾胃寒而心肝胆虚也、無病人見此可勿薬。裏虚寒証有此舌、宜専経温補。若初感寒邪在太陽、頭痛身熱、悪寒無汗、脈浮緊而見此舌者、宜温散表薬。凡感邪尚浅者、多未顕於舌、必執此為傷寒之舌、則謬。

【口語訳】

第一番、微白滑苔舌。図のように、中央が白っぽく光滑で、舌辺は淡紅色で津液がある。これは、脾胃に寒があり、心肝胆が虚しているのである。病でない人にこの舌が見受けられても薬はなくてよい。裏虚寒証で、この舌が見られる場合は、もっぱら経を温補するのが宜い。もし、寒邪を感受したばかりで、それが太陽経にあり、頭痛・身熱・悪寒・無汗・浮緊脈で、この舌になっていたら、温めて表邪を散らす薬剤が宜い。

外邪に感受してもまだ浅い段階であれば、多くは舌にあらわれないものであり、この舌が出れば、傷寒の舌だとこだわるのは間違いである。

【弁釈】

微白滑苔には、舌の中央に少し白苔があり、それも潤った苔が生えている。そして、舌辺は舌質が見えており淡紅色で潤いがある。

このような舌の場合、脾胃が冷えて心肝胆が虚しているのである。

裏虚寒証であれば、当然温補しなければいけない。

麻黄湯証の場合などの寒邪を感受した初期の太陽病の段階では、あまり舌に変化はみられない。表証は、淡紅舌薄白苔で始まるのが普通である。ただし、表証があって、表においては寒であっても、その人が本来持っている裏熱実があれば、舌は紅で黄苔を示すことがある。ただ、その場合、よく観察すると、平生の裏熱実を示す場合は、舌は乾燥しているはずである。よって、表に寒邪を受けたということが、それが舌に変化として現れるならば、舌がいつもよりも潤う、という形で出てくるのである。

また、外感熱邪を感受した場合、裏熱と相俟って熱がひどくなるから、舌がますます乾燥して、黄苔や舌質の赤みもひどくなる。

〈2〉薄白滑苔舌

【原文】

第二、薄白滑苔舌。如図、中薄白、尖深紅、此脾胃微寒而心経熱也、無病人有此勿薬。若見脾胃寒証（偏於白滑、重在滑字、湿而多津）、宜用辛温薬治。若見心経熱証（偏於深紅少津）、宜用清涼薬。若初感熱邪在太陽、頭痛身熱、無汗眩暈、口乾鼻気熱者、宜用涼散表邪薬、得汗自愈（此係初感、邪未見於舌也、不可拘定白舌為寒而誤

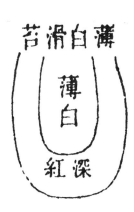

用温散)。旧説泥於二三日傷寒未曽汗、太陽与少陽合病方有是舌、則謬甚。

【口語訳】

第二番、薄白滑苔舌。図のように、中央が薄い白色で、舌尖部が深紅であれば、脾胃にわずかに寒があって、心経に熱がある。無病の人にこの舌があらわれても薬は不要。もし、脾胃の寒証がみられれば(白滑気味だが、滑の方が強く、湿で津液が多い場合)、辛温の薬剤で治すのが宜い。もし、心経の熱証がみられれば(舌の縁が深紅で少津の場合)、清涼薬を用いると宜い。もし、初めに熱邪を感受したばかりで、それが太陽経にあり、頭痛・身熱、無汗・眩暈・口乾・鼻気熱があれば、涼散表邪の薬剤を用いるのが宜い。そうすれば汗が出て自ずと癒える(外邪を感受しても初期には舌にあらわれないので、白舌なら寒だという解釈にこだわって温散の薬剤を誤用してはいけない)。

旧説は、傷寒にかかって二、三日汗が出なかったという点にこだわって、太陽病と少陽病のあわさったものであるとし、その場合まさにこの舌があらわれるというが、間違いも甚だしい。

【弁釈】

舌尖部を中心に無苔になっており、先の赤味があるものは、心経の熱をあらわす。中央部は白苔が潤っているので脾胃が寒えている。もし、脾胃の熱であれば、乾燥している。

この舌の場合に注意すべきことは、潤った白苔に重点を置くのか、舌尖部の深紅に重点を置くのか、ということである。
微妙であるが、舌の乾湿がポイントになる。

〈3〉厚白滑苔舌

【原文】

第三、厚白滑苔舌。如図、中厚白、尖辺無異色、此脾胃有寒湿也、表裏証皆有之。傷寒邪在太陽、口不乾、舌不燥、頭痛発熱、無汗悪寒、身痛、脈浮緊者、宜麻黄湯、発汗自愈（凡表証両瞼必熱）。若雑病裏証、宜白茯、白朮、蒼朮、乾薑、附子等薬（若舌厚白不滑無津而燥、是実熱也、断不可用此等温薬）。旧説治法亦合、惟僅言表証、未及裏証耳。

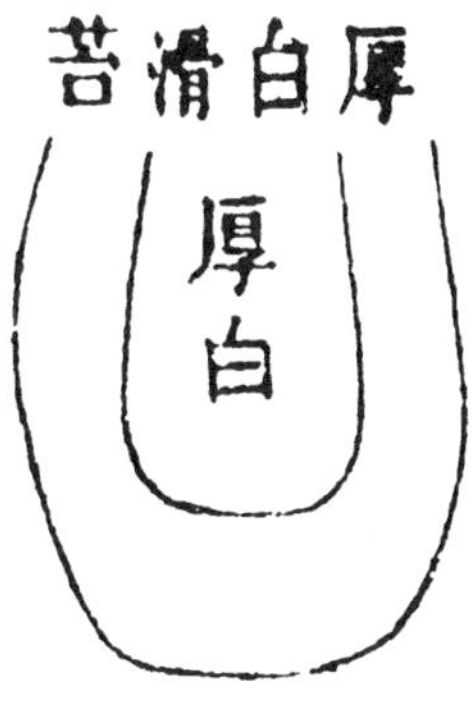

【口語訳】

第三番、厚白滑苔舌。図のように、中央の苔が厚白で、舌尖、舌辺に他の色が出ていない。これは脾胃に寒湿があるもので、表証・裏証ともにみられる。傷寒で、邪が太陽経にあって、口乾かず、舌燥せず、頭痛発熱し、無汗で悪寒があり、身痛し、浮緊脈であれば、麻黄湯が宜い。発汗すれば自ずと癒える（表証であれば、両方の瞼（まぶた）は必ず熱がある）。もし雑病裏証であれば、白茯苓・白朮・蒼朮・乾姜・附子などの生薬が宜い（もし舌苔が厚白で不滑、津液がなく燥していれば、実熱である。これらの温剤は決して用いてはいけない）。

旧説の治療法も合ってはいるが、表証だけを言い、裏証には言及していない。

【弁釈】

舌尖や舌縁の舌質にとりたてて変わった色が現れておらず、一般の淡紅色を示している。本舌は寒湿が長く止まっているものによく見受けられる。したがって、傷寒表証にもみうけられる。舌中の厚い白い潤った苔があっても表証があれば、躊躇することなく表証の処置をすればよい。舌中の厚い白い潤った苔は慢性的にもっている寒湿を示しているだけなのだ。もし雑病裏証であってこの舌を示せば、温健脾、利湿すればよい。

表証において両瞼に熱感がある観察はユニーク。

〈4〉乾厚白苔舌

【原文】

第四、乾厚白苔舌。中乾厚白、尖辺無異色、脾胃熱滞也。裏証宜三仙丹（梁氏三仙丹、用黄芩、厚朴、枳実）加石斛、

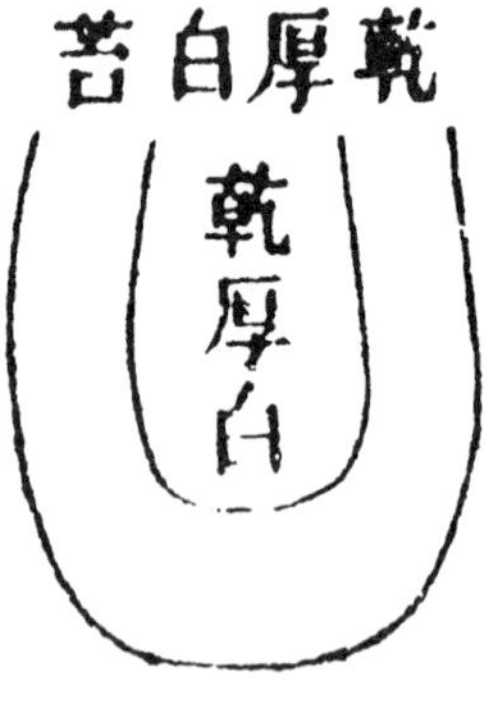

山査、麦芽等薬。若傷寒表証見此舌、是邪熱在少陽、其証多口苦耳聾、発熱煩躁、四肢逆冷、寒熱往来不等、宜小柴胡湯。旧説謂営熱胃冷、未合。

【口語訳】

第四番、乾厚白苔舌。中央部の苔は乾いて厚白であり、舌尖、舌辺に他の色が出ていなければ脾胃に熱が滞っている。裏証なので、三仙丹（梁氏の三仙丹は黄芩、厚朴、枳実を用いる）に石斛・山楂子・麦芽などの生薬を加えるのが宜い。もし傷寒表証でこの舌が出れば、邪熱が少陽にある。そのよくある症状は、口苦し耳聾す、発熱し煩躁する、四肢逆冷する、寒熱往来すると、まちまちである。小柴胡湯が宜い。

旧説は営熱し胃を冷ますと述べているが、符合しない。

【弁釈】

本舌は先の厚白滑苔舌と陰陽対をなすものだ。舌質、舌苔はまったく同じだが、湿潤と乾燥の違いがあるのみである。舌の乾燥湿潤によって寒熱の相違が顕著であること見事だ。更に傷寒表証にこれが見られる場合、すでに邪熱が少陽に入っているとみなし、小柴胡湯を与えている。その場合当然のことながら、口苦・耳聾・発熱煩躁・四肢逆冷・寒熱往来するなどの症状をともなう。舌をよく観察しながらその他の証をも意識し総合的に判断する姿勢は、弁証論治そのものである。

〈5〉白苔黄心舌

原文には区切りはないが、弁釈の都合上、番号を付す。

【原文】

①第五、白苔黄心舌。傷寒伝至陽明也。若微黄而滑潤、仍当汗解、宜柴葛湯。

②若苔焦、口渇煩躁、譫語焼熱、宜白虎、三黄等湯。若苔燥、大便閉、宜大柴胡湯（柴胡、大黄、枳殻、半夏、赤芍、黄芩、生薑、大棗）。

③若雑病裏証見此舌、中黄刮不浄者、脾胃実熱也、宜白虎、三黄、大黄酌用。

④若中間黄苔一刮即明浄、余苔倶白色不紅而多津湿潤者、則為寒証、宜分経弁準、用辛温薬。旧説未尽善。

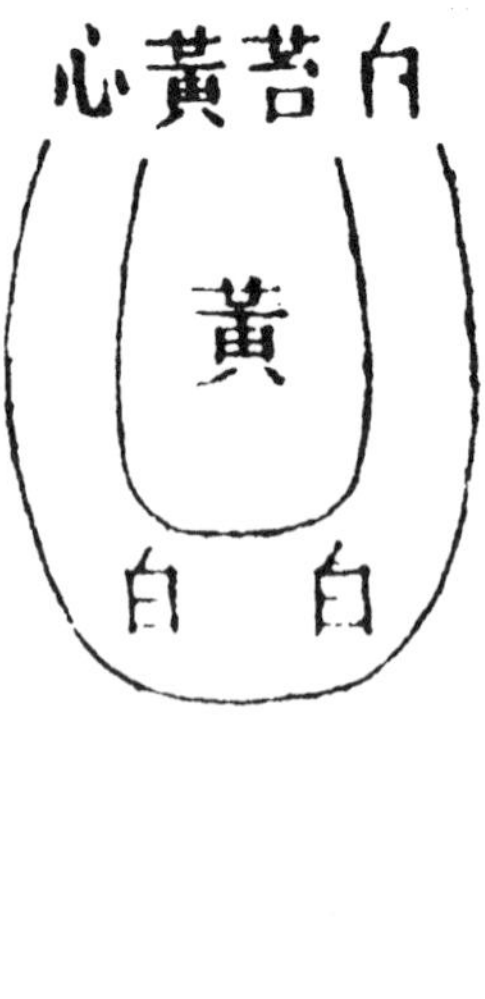

【口語訳】

①第五番、白苔黄心舌。傷寒が陽明に伝わったものである。もし、やや黄色く滑潤であれば、汗解すべきである。柴葛湯が宜い。

②もし、苔が焦げていて口渇煩躁し、譫語（※）発熱すれば、白虎湯や三黄湯などの湯薬が宜い。もし苔が燥して大便が出なくなっていたら、大柴胡湯（柴胡・大黄・枳殻・半夏・赤芍・黄芩・生姜・大棗）が宜い。
③もし、雑病裏証でこの舌が現れ、中央の黄苔を削ってもきれいにならない場合は、脾胃の実熱である。白虎湯・三黄湯・大黄を適宜加減して用いるのが宜い。
④もし中央部の黄苔が、削ったらさっときれいになり、残りの苔がすべて白色で舌質の紅色が見えず、津液が多く湿潤していれば、寒証なので、経を見極め正しく弁証して、辛温の剤を用いるのが宜い。旧説は充分ではない。

［註］
（※）たわ言をいうことを指す。

【弁釈】
①中央部に黄苔が生えており、その周辺を白苔が取り囲んでいる。傷寒病でいえば、陽明に伝わらんとしている。
　しかし、黄苔がわずかでも潤っていれば、陽明も関わってはいるのだが、実は表証が残っているために先に表証の治療をしないといけない。
　だから、黄苔というのは、熱を表しているが、それが乾燥しているのか、湿潤しているのかということが重要である。これは、雑病を診る場合も同じことである。

黄苔が乾燥ぎみの場合は、実熱が盛んになってきていることを示し、滑潤の場合は、脾胃の虚寒を示す場合があり、慎重に鑑別すべきである。

柴葛湯とは、柴葛解肌湯のことで、解肌清熱する方剤だ。

中身は、柴胡・葛根・甘草・赤芍・黄芩・知母・生地黄・牡丹皮・貝母である。

②白苔が焦げて口が渇き、煩躁、譫語し、非常に高熱になれば、すなわち「陽明経証」であるが、この場合、白虎三黄湯を使う。

大便が出なくなり、黄苔が著しく乾燥しておれば、大柴胡湯を使わなければいけない。

大柴胡湯とは、和解少陽・泄下熱結する方剤である。

③雑病の裏証でこの舌が観察されれば、舌の中央を削ってみるとよい。削って苔が剝がれないものは脾胃の実熱である。逆に、削るとたやすくきれいに削れてしまい、津液で潤っている場合は寒証を示している。

「分経弁証」(舌の臓府配当の部位によって弁証することをいう)で、きっちり弁証して、寒証であれば、辛温薬(五味では辛で身体を温める薬)を与えればよい。

昔からの説は、必ずしも完璧ではない、とも述べている。

『舌鑑弁正』では、「舌が潤っているか、乾燥しているか」、「苔を削ってみてどうなのか」という点を重視している。

〈6〉白苔黄辺舌

【原文】

第六、白苔黄辺舌。如刮之浄者、無病人也（所謂浄者、必須清潔光明見淡紅潤沢之底、若底留粗渋垢膩如薄漿糊一層者、即為不浄、即是内熱）。刮不脱或不浄者、是脾胃真熱仮寒（黄色是真熱、白色是仮寒）、心、肝、肺、膀胱為陽火逼迫（邪火、実火均為陽火）而移熱於大腸也、其為病多咳痛、心胸熱、小便渋、大便或結或泄（熱極則脾縮不霊、故亦泄）或瀉紅白痢不等。咳痛心胸熱者、宜生石膏、知母、三黄、花粉、竹茹等薬。小便渋者、宜木通、車前、三黄等薬。大便結或泄者、宜調胃承気湯。紅白痢者、宜芩連治痢湯。旧説拘於中白為寒、誤也。

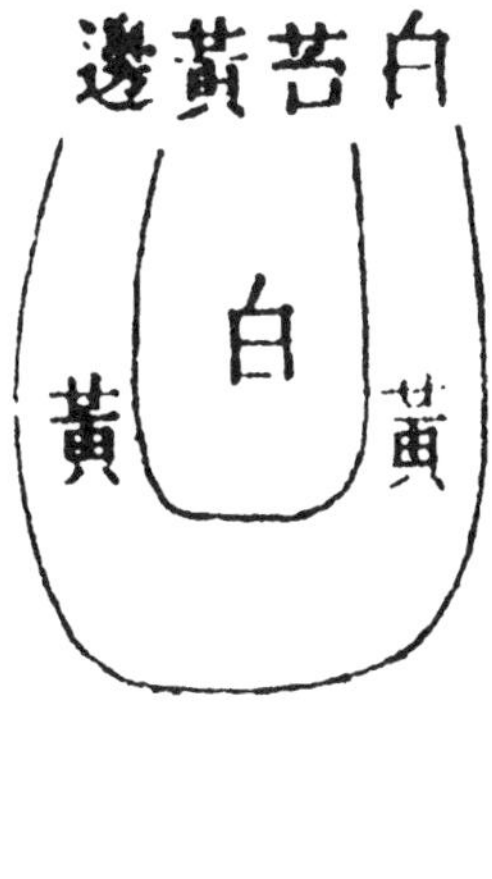

【口語訳】

第六番、白苔黄辺舌。この苔を削ってきれいになる場合は、無病である（きれいとは、必ず清潔で光沢があり、舌質が淡紅で潤っていること。もし、舌質がザラザラとして、汚い膩苔が薄い糊のように一層あるような場合は、不浄であり、内熱を示す）。苔を削っても剥落しなかったり、きれいにならなかったりする場合は、脾胃の真熱仮寒である（黄色は真熱、白色は仮寒）。心肝肺膀胱に陽火が逼迫して（邪火・実火ともに陽火である）、大腸に熱が移っており、そのよくある病症は、咳し痛む、心胸が熱す、小便が出がたい、便秘になったり下痢になったりする（熱が極まると脾が縮んで働かないため下痢になる）、紅白痢（※1）と、まちまちである。咳し痛んだり、心胸が熱する場合は、生石膏・知母・三黄（※2）・天花粉・竹茹などの生薬が宜い。小便が出がたい場合は、木通（※3）・車前（※4）・三黄などの生薬が宜い。便秘になったり下痢になったりする場合は、調胃承気湯が宜い。紅白痢の場合は、芩連治痢湯（※5）が宜い。

旧説は、中央が白ければ寒であるという解釈にこだわっているが、誤りである。

［註］

（※1）病名。出血が混ざり、白っぽい下痢。

（※2）黄連・黄芩・黄柏の三種を指す。

（※3）木通と称される薬剤は、ウマノスズクサ科の関木通、準通、キンポウゲ科の川木通、アケビ科の三葉木通、五葉木通など、異なる植物からなるものを指すが、ウマノスズクサ科のものは毒性があり、現在は用いない。

（※4）車前子もしくは車前草。木通とあわせて用いることを考えれば、車前子と思われる。

（※5）黄芩、黄連を主とした治痢剤。

【弁釈】

第五白苔黄心舌とまったく反対で、中央に白苔があり周辺を黄苔が取り囲んでいる。これを削ってきれいに剝がれてしまうものは問題ないが、削っても、汚い苔が残る場合は、内熱を示しているのである。

このように、苔が削っても残る場合は、「真熱仮寒」（一見、寒証にみえるが、実は熱証であるもの）なのだ。消耗性疾患の患者さんを診ていて、苔が剝がせそうでも取りきれない場合は、実熱に傾いているとつくづく感じる。

例えば、肝硬変の場合、全過程を見渡すと、一定の時期まではやはり実証である。だから、正気が弱っているからといって躊躇している間に、邪気を瀉するタイミングを失ってしまう。また、ある時期には、正気が弱って危ないようでも、一回瀉下しないといけない場合がある。これをタイミングよくすると、大いに好転する。正虚邪実という、二つの局面が存在するために、治療は非常に難しいわけだ。

舌の中央が白いからといって、寒証だと決めつけてはいけないのである。

〈7〉乾白苔黒心舌

【原文】

第七、乾白苔黒心舌。其黒苔湿潤一刮即浄者、裏証真寒仮熱舌也、当以十全甘温救補湯加減治之（黄耆、人参、白朮、熟地、川芎、帰身、鹿茸、白芍、茯神、甘草）。若乾黒刮不浄、是傷寒邪已化火伝陽明胃腑証、毎常発焼譫語、口乾渇、不悪寒、或自汗従頭面出至頸而止者不等、宜白虎湯、不次急服、至黒苔漸退、周身出汗透徹、焼退即愈矣。倘服白虎数剤而中苔仍乾黒、焼熱未退、大便閉急、継以大承気湯、間用破格白虎三黄、不次急投、必俟乾者湿、黒者退、則病愈。若不明利害、偏執臆断之書、忌用苦寒、自誤其生、別無補救之法。如旧説云二三日未汗、有此舌必死、皆因臨証少、未能憑舌求治耳。弁傷寒舌必拘幾日見某色、是茹古不化、以耳為目、誤己誤人、莫知其謬。能弁舌者、不論一日十日、即以所見之色分経弁証、対病用薬、其効如神。

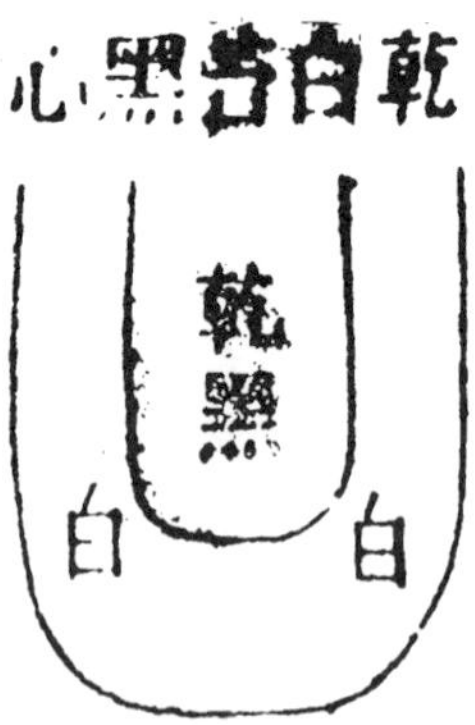

【口語訳】

第七番、乾白苔黒心舌。その黒苔が湿潤しており、削ればきれいになる場合は、裏証で真寒仮熱の舌である。十全甘温救補湯を加減しこれを治すべし（黄耆・人参・白朮・熟地黄・川芎・当帰身・鹿茸・白芍・茯神・甘草）。もし、黒苔が乾いており、削ってもきれいにならなければ、傷寒の邪がすでに化火し陽明胃の腑に伝わった証であり、常に発熱し譫語する、口乾口渇する、悪寒はない、顔や頭から首まで自汗するなど、症状はまちまちである。白虎湯を通常の回数や量にとらわれることなく、急ぎ服用させるのが宜い。黒苔が徐々に減って、全身から汗が出つくし熱が下がるまで服用させれば癒える。もし、白虎湯を何回か服用しても中央の苔が乾いた黒色のままで、熱が退かず、便秘が激しければ、続けて大承気湯を服用させ、間に破格白虎三黄湯を通常の回数や量にとらわれることなく使う。乾いていたものが湿り、黒色が退くまで必ず待つ。そうすれば治る。もし、利になるか害になるかがわからないのに、憶測だけで決めつけ苦寒の薬剤を避けて使わなければ、生死も危うくなり助けようがなくなる。

旧説では、二、三日しても汗が出ずにこの舌がみられれば必ず死ぬというが、それは臨床経験が少ないため舌に頼って治療することができないだけである。傷寒舌なら、何日たったらどういう色の舌が現れるという解釈にこだわるのは、論語読みの論語知らずで、耳を目だと言い張り、自分も人も害しているのに、その間違いがわかっていない。舌診ができる人は、一日だろうが十日だろうが、現れた舌の色で経を見極め、弁証し、病に合わせて薬剤を用いるので、その効果は神業並みである。

【弁釈】

周囲に乾いた白い苔があって、中心に黒苔があるものでる。黒苔が湿潤しておれば、一回削ってみてきれいに剝がれれば、裏証の真寒仮熱の舌である。中央の黒苔が今度は乾燥して、しかも削ってもすっきり取れない場合は、表寒の邪がすでに深く入って寒から熱に転化し、胃の腑に入ったものである。もし、このような舌であれば、大体次のような症状が現われる。非常に高い熱。譫語。口が非常に乾く。当然、悪寒はなし。発汗が顔面から頸にかけて出る。こういった場合は、白虎湯を間髪いれず急いで服用させるべきだ。よって最初は、陽明経証に使う白虎湯を使い、それでも癒えない場合は、陽明腑証である大便秘結があらわれているので、大承気湯でどんどん下すと治る、といっている。

劇症肝炎を治療する場合、おそらく、これがポイントになってくると思われる。寒熱を見分ける場合に、苔が潤っているか乾燥しているか、そして、苔が削れるか削れないか、これが決め手だ。

黒苔が退くか退かないか、すっきり退かないようであれば、薬が軽すぎるということである。やはり、実践から理論をやらないといけない。推論によったのでは、一つも舌診の良さが分からない。現代の古典家も然り。自分が間違うばかりか、他人にまで過ちを犯させることになる。

事実こそがまず先決である。「事実かどうか」ということが大事なことである。

〈8〉白滑苔尖灰刺舌

【原文】

第八、白滑苔尖灰刺舌。如湿潤刮之即浄者、真寒仮熱也、表裏証均有、宜辛温燥湿。若乾厚刮不浄者、是脾胃為湿熱困、心肺熱極、裏証也、宜苦寒薬。若傷寒見此舌而乾厚者、亦邪熱入裏、熱逼心肺矣、不必論脈之長短、即用大承気湯、不次急下、以灰刺退浄為止、十不失一。若服薬限於一日一剤、則非救急之法（旧説指為陽明兼少陽舌、脈弦数者死。拘定旧法、不能急瀉裏熱、宜其死也）。

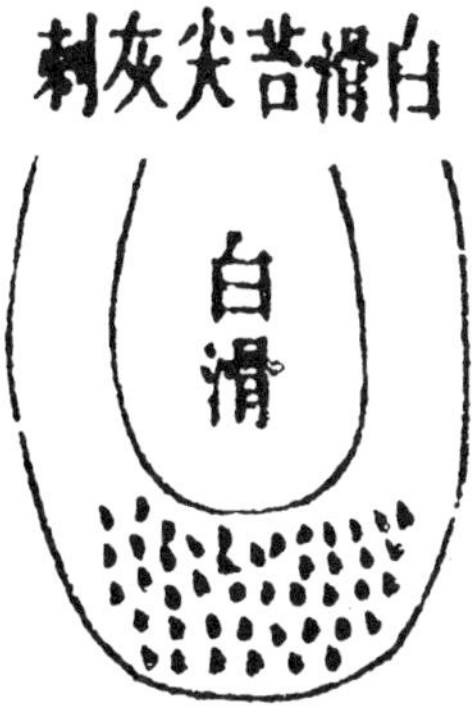

【口語訳】

第八番、白滑苔尖灰刺舌。湿潤していて、それを削るとさっときれいになれば、真寒仮熱であり、表証・裏証ともにある。辛温燥湿の薬剤が宜い。もし、乾いた苔が厚く、削ってもきれいにならない場合は、脾胃が湿熱のために働かなくなり、心肺の熱が極まった裏証であり、苦寒の薬剤が宜い。もし、傷寒病でこの舌が現れ、乾いて厚くなっていれば、これも邪熱が裏に入ったもので、熱が心肺に迫っている。脈の長短にかかわらず、大承気湯を通常の回数や量にとらわれることなく用いて急いで下し、灰刺がきれいに退くまで続ければ、十に一つの間違いもない。もし、服薬を一日に一剤と限定してしまうと、急場を救えない（旧説では、陽明と少陽を兼ねた舌であり、脈が弦数の者は死ぬ、とある。旧いやり方にこだわると、急いで裏熱を瀉することができないので、当然ながら死んでしまう）。

【弁釈】

白滑苔であるから、中央は非常に潤っており、舌尖の部分に灰苔で棘のようなものがある。これがもし、乾燥しておれば裏熱をあらわすので、急いで瀉下しないといけない。それも、必要とあらば、一日に何回も瀉下させて、裏熱を下さなければならないのだ。

灰刺がとれるまで下しなさい、ということである。

旧説にこだわっておっては救えないのだ、というくらいに自信をもっている臨床家の言である。

〈9〉白苔満黒乾刺舌

【原文】

第九、白苔満黒乾刺舌。如刮之黒刺即浄、光潤不乾、口渇而消水不多、発焼欲剝衣滚地者、在雑病為真寒仮熱之裏証、以甘温除大熱法加減、甘温救補湯治之愈（曽治痓此等病）。若刮之不浄、乾燥粗渋、乃十二経皆熱極、不独傷寒伝陽明裏証始有此舌也。旧説謂其証不悪寒而悪熱

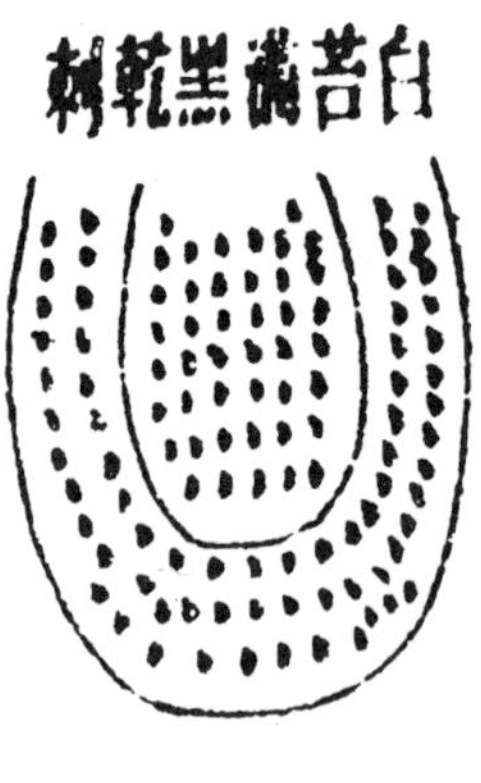

者、大柴胡加芒消急下之、遵傷寒古法不錯。今人惑於時書偏説、謂芒消等薬不可軽服、見有此舌不敢急投、或限以一日一剤、誤人多矣。能知弁舌利害者、凡各病裏証見此舌、即以十全苦寒救補湯（生石膏、知母、黄芩、黄連、黄檗、大黄、芒消、厚朴、枳実、犀角）不次急投、服至黒刺退浄為止、履険可必如夷。

【口語訳】

第九番、白苔満黒乾刺舌。苔を削ると黒刺がきれいになり、光滑潤沢で乾いておらず、口渇するが水を多くは飲まず、発熱して衣服を脱ぎ地面を転がりたがる場合は、雑病で真寒仮熱の裏証である。甘温除大熱法を用い甘温救補湯を加減して治療すれば癒える（かつてこのような病を全て治した）。もしこれを削ってもきれいにならず、乾燥して粗くザラザラしている場合は、十二経全て熱が極まっている。傷寒で邪が陽明に伝わった裏証だけがこの舌になるわけではない。

旧説では、悪寒せず悪熱する症状なら大柴胡加芒硝湯で急いで下せという。傷寒古法に則れば間違いはない。しかし、今の人は、時流に惑わされて、芒硝などの生薬は軽々しく服用してはいけないと言い張って、この舌が現れても急いで投薬しなかったり、一日に一服と制限すれば、助かる者も助からないことが多い。舌で弁ずることの利と害とを分かっている人なら、各病の裏証でこの舌が現れれば、十全苦寒救補湯（生石膏・知母・黄芩・黄連・黄柏・大黄・芒硝・厚朴・枳実・犀角）を通常の回数や量にとらわれることなく、急いで服用させ、黒刺がきれいに退くまで続けるので、危険な状態も必ず乗り越えられる。

【弁釈】

旧説だから駄目だとか、古いから良いとか、現代人の言うことだから正しいとか、そんなことは関係ない。臨床の事実、自分のやってきた事の事実の中から理論を引き出してきて是か非かを言っているわけである。

黒刺とは糸状乳頭と茸状乳頭が絡まって棘のようになったものをいう。

〈10〉白滑苔黒心舌

【原文】

第十、白滑苔黒心舌。若刮之即浄而湿潤者、真寒仮熱舌也、宜十全辛温救補湯（附子、乾薑、肉桂、豆蔻、木香、陳皮、半夏、川椒、丁香、藿香）。若刮不浄而膩渋粗燥者、実熱裏証也、宜平陽清裏湯（伝薪集方、生石膏、知母、黄芩、黄連、黄檗、暹犀角、羚羊角、生甘草）。表邪入裏者亦有之、大熱譫語、或食復発熱、或利不止者、皆宜十全苦寒救補湯（見前）加減、不次急投（凡言不次急投者、皆当循環連進、此家伝歴代経験者也）、服至黒苔退浄為準、遅疑難治。

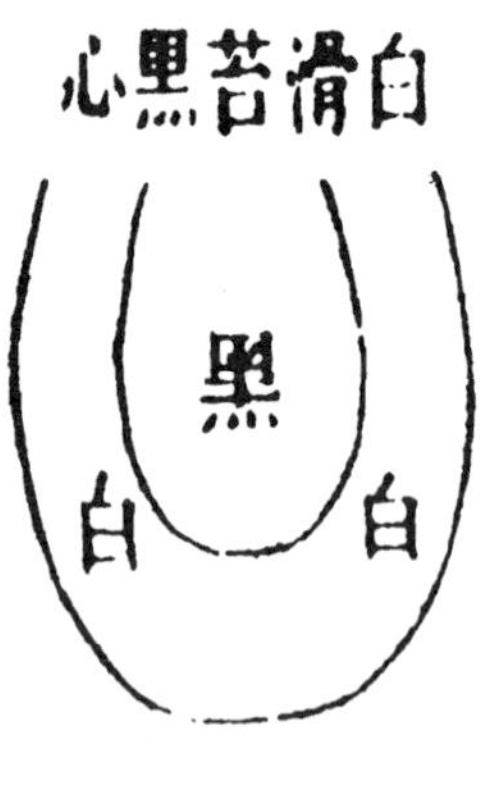

【口語訳】

第十番、白滑苔黒心舌。この苔を削ればきれいになり湿潤している場合は、真寒仮熱の舌であり、十全辛温救補湯（附子・乾姜・肉桂・豆蔻・木香・陳皮・半夏・川椒・丁香・藿香）が宜い。もし、削ってもきれいにならず、賦苔がこびりついてザラザラし燥している場合は、実熱裏証であり、平陽清裏湯（『伝薪集方』（※1）によると、生石膏・知母・黄芩・黄連・黄柏・暹犀角（※2）、羚羊角・生甘草）が宜い。表邪が裏に入った場合にもこの舌があらわれるが、大熱・譫語し、食すと発熱したり、下痢が止まらなかったりする場合は、いずれも、十全苦寒救補湯（前述）の加減を通常の回数や量にとらわれることなく、急いで与えると宜い（通常の回数や量にとらわれることなく、急いで与えるというのは、いずれの場合も、繰り返し連服させることを指す。これは、家伝として歴代に伝わる経験である）。

黒苔がきれいに退くのを目安とする。薬を与えるのが遅れると、難治である。

［註］

（※1）梁玉瑜口伝の『医学答問』（凡例第十一項の註を参照のこと）によれば、『伝薪集』は後漢張仲景の学説をその娘婿の楊紹基が記したもので、全八十巻。梁玉瑜は『伝薪集』のなかの優れた処方を「簡便良方」（簡便な良い処方）と「破格良方」（破格で用いる良い処方）に分け、病気の見立てが合っていれば、驚くほど良く効くと述べている。平陽清裏湯は「破格良方」にその名が見える。なお、『医学答問』によれば、楊紹基は張仲景に医術を学び、その学説を『伝薪集』八十巻、『仲景秘伝』五十巻、『金匱玉函』三十巻、『長沙医案』二十巻、『傷寒論』二十巻、計二百巻に『仲景全書』としてまとめたという。二百年続く医家である梁家には張仲景の各書が所蔵されていたが、『伝薪集』はこの時点ですでに稀少本であったことが、『医学答問』の内容からうかがわれる。

（※2）暹とはシャム（タイの古名）のこと。

【弁釈】

『舌鑑弁正』著者の重要な舌診学ポイントは、舌苔を削ってとれないものは実熱であるとし、削って剝がれてきれいになって湿潤する場合は大体寒証であり、また、熱証のものであっても、苔が剝がれるものは、熱証であってもひどくない、と診るところである。必ず苔を削ってみている。こういう診方が特徴である。

実際、慢性消耗性疾患の患者で、舌尖部の苔を削ってみたら、剝がれる部分と剝がれない部分がある。これは、熱が強くなってはいてもそうひどい熱証ではないということを示している。

表邪が急に裏に入った場合にでてくる症状として、譫語や大熱があるが、発熱で、一旦落ち着いていたものが、食後に急に高い熱が出てくるものを「食復発熱」という。

このような場合に、十全苦寒救補湯で激しく熱邪を取り除くわけである。当然加減はするが、舌が変化するまで徹底して与える。本当に、熱邪が取れた場合には必ず潤ってくるわけで、中途半端に服薬させていると段々悪化するという。

〈11〉半辺白滑舌

【原文】

第十一、半辺白滑舌。白滑無苔乃寒也。白滑在左乃肝寒、宜温肝薬。在右乃胆寒、宜温胆薬。然傷寒証無如此清楚之舌、旧説指為半表半裏、用小柴胡加減、不知合否、余不敢妄断。

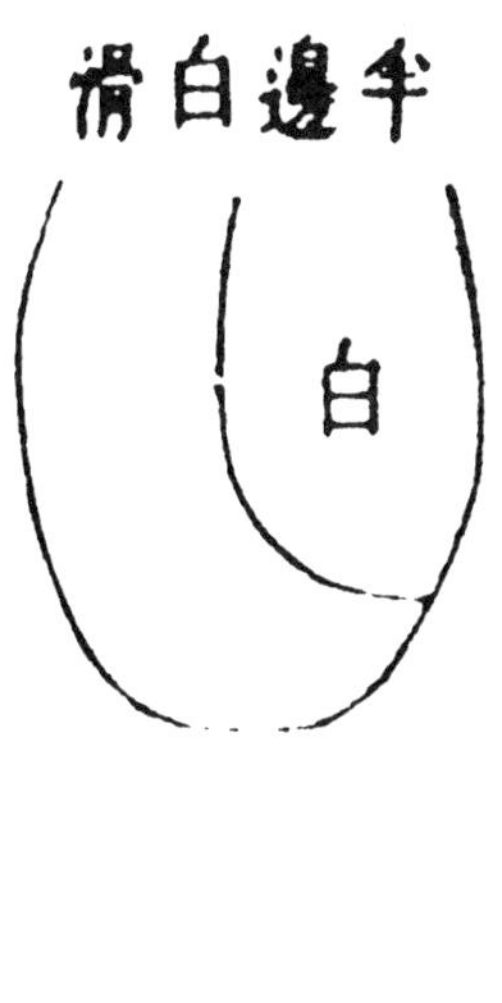

【口語訳】

第十一番、半辺白滑舌。白滑で無苔ならば寒である。白滑が左にあれば肝が寒なので、温肝薬が宜い。白滑が右にあれば胆が寒なので、温胆薬が宜い。しかし、傷寒の寒証では、このようなはっきりとした舌は現れない。

旧説では、これを半表半裏とし、小柴胡湯の加減を用いよ、というが、これが適切か否か私にはわからない。ここで軽々に判断することは避けたい。

【弁釈】

『舌鑑弁正』の著者のすごいところである。わからないことははっきりと正直に「わからない」

と言っている。そして、絶対間違っていないことははっきり断定する。優れた臨床家の自信であろう。自信がないと嘘で固めることになるものだ。

〈12〉臓結白滑舌

【原文】

第十二、臓結白滑舌。或左或右、半辺白苔、半辺或黒或老黄色、邪結在臓也。旧説用黄連湯加附子、結在咽不能言語者、生脈散合四逆湯、可救十中一二。家訓云、歴見此舌、依此等治法、十無一生（凡言家訓者、皆余六世祖得諸名師秘伝、歴代口授経験之詞）。白滑無苔舌、虚寒体也。感寒邪者色亦如此。若半辺有黄黒苔、則寒邪已伝裏、鬱結在臓、久而化火矣、当舍其白滑、急治其標、看某辺色、見老黄或黒者、即従黄黒辺治。左黄黒者、邪火逼肝也、宜用胡黄連、羚羊角、犀角、青蒿、山梔、石膏、知母等薬。右黄黒者、邪火逼胆也、宜龍胆草、青蒿、柴胡、石膏、知母、三黄等品。黄黒苔不論結左右、喉痛不能語言者、宜山豆根、石膏、知母、三黄、大黄、桔梗、甘草

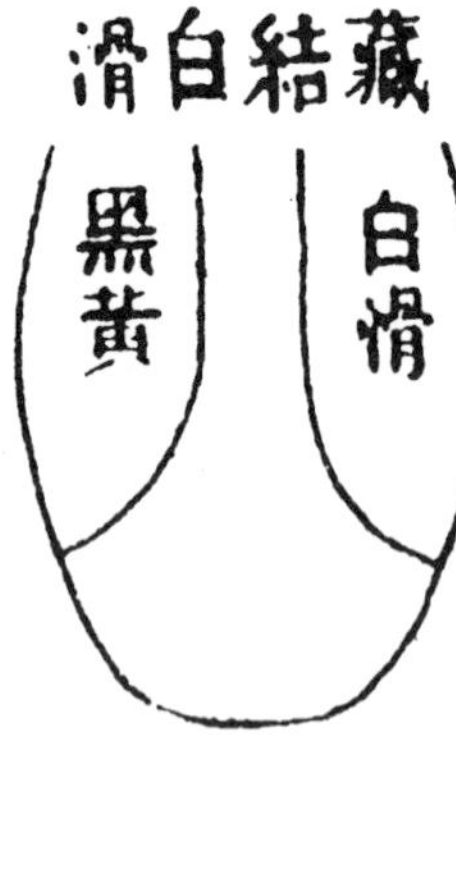

等薬、対病施治、瞑眩乃瘳。見此舌能知治法、可保万全。

【口語訳】

第十二番、臓結白滑舌。右か左かの片方が白苔で、もう片方が黒か濃黄色なのは、邪が臓に結している。

旧説では、黄連湯に附子を加えて用い、邪気が咽に結して喋ることができなければ生脈散合四逆湯を用いれば、十人のうち一人二人は救うことができるという。

家訓では、この舌が現れるたび、この治療法を用いたが、十人に一人も助からなかった、という（家訓とは、私の前六代の先祖それぞれの名師が得た秘伝で、代々体得したものの口伝をさす）。

白滑無苔舌は、虚寒の状態である。寒邪を感受してもこのような色になる。もし、片方の舌辺に黄黒色の苔があれば、寒邪がすでに裏に伝わって臓にうっ積し、時間が経って化火しているのである。白滑であることは捨て置き、急いでその標を治すべきである。どちら側かに、濃黄あるいは黒色が現れていれば、黄黒色側から治療する。左が黄黒なら、邪火が肝に迫っているので、胡黄連・羚羊角・犀角・青蒿・山梔子・石膏・知母などの生薬を用いるのが宜い。右が黄黒なら、邪火が胆に迫っているので、竜胆草・青蒿・柴胡・石膏・知母・三黄などが宜い。黄黒苔が左右どちらに結しているかにかかわらず、喉痛して喋れない場合は、山豆根・石膏・知母・三黄・大黄・桔梗・甘草などの生薬が宜い。病に合わせて治療し、瞑眩すれば（※）治る。この舌が現れても、治療法がよく分かっていれば、万全を期すことができる。

［註］

（※1）薬が効く過程で出る副作用としての頭痛やめまい。

【弁釈】

臓結とは、邪気が五臓に結したもので重い病である。結胸証（水邪と熱邪が胸で結するもの）とは異なる。

瞑眩について補足する。薬をのんで急に嘔吐したとか、下痢したとか、何かショックを起こして一時的に失神する、など、きつい瀉法をするとよく起こる現象である。わが国の吉益東洞（一七〇二〜一七七三）は『薬徴』の中で、「若薬弗瞑眩、厥疾弗瘳」と言い切っている。『尚書・説命篇』という書物の中に出てくる話を参考にし言ったものである。

鍼が慢性の頑固な疾患によく効くというのは、多々みられる現象である。鍼をして半日ほどぐったり疲れたが、それ以降はすっきりし、病が癒えたということはよくある。その場合、あるいは、頭痛が起こったとか、下痢が起こったとかいう症状があらわれることもある。これも一種の瞑眩である。瞑眩が起こると癒えてゆく。

ただし、誤治によって生じたものとはまったく異なる。誤治の場合は全然病が治らない。

それはともかく、白滑舌は寒ではあるが、黄や黒の苔があれば、実熱を中心に診断しているのがよくわかるであろう。温病学では、重い実火の病を診る場合、火邪というものが怖いということを指摘している。我々も、内科の重篤な疾患は、実はこういう邪熱邪火というものが大きく関わっていることがわかってきた。難病の一つ、癌、白血病なども、邪熱邪火が大きく関わる。

〈13〉白苔黒斑舌

【原文】

第十三、白苔黒斑舌。如刮之即浄者、微湿熱也、宜瀉湿清熱。若刮不浄者（底子膩渋、粗燥乾苦）、十二経皆実熱、陽火焼陰将竭也、皆裏証、無表証、不論傷寒伝裏及諸病証、見此舌者、以十全苦寒救補湯加減（見第九舌）、不次急投、服至黒斑退浄方愈、万無一失（或偶試用涼膈散、承気湯、遅疑緩投、亦難補救。明利害者当詳酌之）。旧説指白中斑点謂水剋火、僅能十救一二、謬甚。

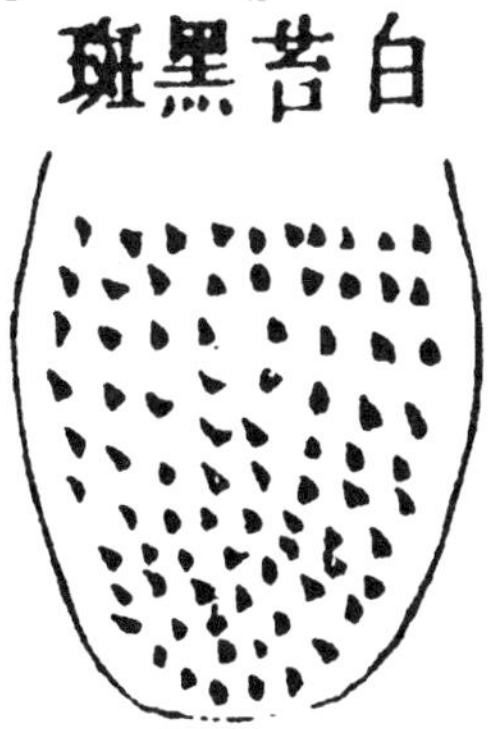

【口語訳】

第十三番、白苔黒斑舌。削ればきれいになる場合は、やや湿熱である。湿を瀉し熱をとるのが宜い。もし、削ってもきれいにならない場合（底がねっとりし、表面はザラザラで、口が乾いて苦い）は十二経皆実熱で、陽火が陰を焼き、陰が枯渇しかかっているのである。みな裏証で、表証は無い。傷寒が裏に伝わったものか諸々の病証かにかかわらず、この舌がみられれば、十全苦寒救補湯の加減（第九舌参照）を回数や量にとらわれず急いで服用させ、黒斑がきれいに退くまで続ければ、癒える。万に一つの失敗も無い（たまたま涼膈散と承気湯を使ったところで、躊躇しゅっくり用いたのでは、病人を救うのは難しい。利と害とが分かる者は、これを審らかにし、判断すべきである）。

旧説では、白苔中に斑点があるのは、水が火を剋しているという。これでは十人中一人二人しか救えない。間違いも甚だしい。

【弁釈】

この場合、削って苔がきれいに剝がれるけれども、乾燥しているはずである。

慢性消耗性疾患で、陽火が陰を焼き亡ぼしているものにみられる。十二経すべてを焼き尽くしているものに、非常にきつい十全苦寒救補湯を急いで使うと絶対治る、といっている。涼膈散や承気湯などの軽めの薬でもたもた治療していると、救えなくなる、とまで言い切っている。

病が激しく重ければそれに応じた敏速適切な処置が必要で、手遅れにならないよう、厳重に戒めている。

〈14〉白苔燥裂舌

【原文】

第十四、白苔燥裂舌。旧説謂傷寒胸中有寒、丹田有熱、故苔白、因過汗傷営、舌中無津、故燥裂、内無実熱、故不黄黒、用小柴胡加芒消微下之。家訓云、医家多主此説、然似是而非、治病罕効。家訓云、白苔燥裂舌乃因誤服温補灼傷真陰所致、非傷寒過汗所致也。無黄黒色者、真陰将枯竭、舌上無津、苔已乾燥、故不能変顕他色、臓腑有逼壊処、故舌形罅裂也。治宜大承気湯（大黄、芒消、厚朴、枳実）、急下以救真陰、歴試良効。

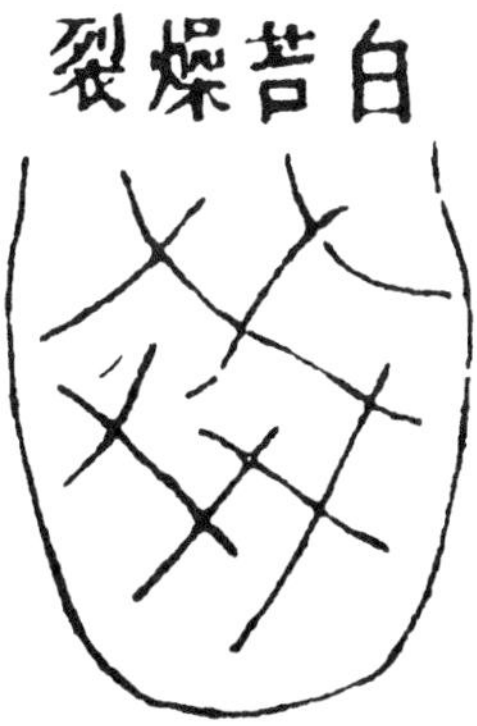

【口語訳】

第十四番、白苔燥裂舌。

旧説では、「傷寒で胸中に寒があり、丹田には熱があるため、苔が白く、発汗過多で営を傷っているため、舌の中央に津液が無く、燥して裂がある。内に実熱が無いので、苔の色は黄黒ではない。小柴胡加芒硝湯を用いて少し下せ」と言う。医家の多くは、この説を主張するが、これは似て非なるもので稀にしか効果が出ない。

家訓では、「白苔燥裂舌は、誤って温補の薬剤を服用したために、真陰が灼傷されて起こったものであり、傷寒の発汗過多によって生じるものではない。黄黒苔でないのは、真陰が枯渇しかけており、舌上には津液が無く、苔はすでに乾燥しているため、他の色に変わりようがなく、臓腑に損なわれているところがあるために、舌に裂が生じるのである。大承気湯（大黄・芒硝・厚朴・枳実）で、急いで下し、真陰を救うのが宜い」という。何度も試しているが、良く効く。

【弁釈】

白苔であっても、亀裂が生じるのは、真陰が傷られているからだ、としている。恐らく、この次の段階として、苔が全部剥げてしまうということだろう。いわゆる鏡面舌とか、舌質自体に裂紋が入るということを言いたいのであろう。だから、そうなる前に、大承気湯で下しなさい、ということだ。

当時も、実熱を見過ごして、間違って温補して真陰を傷ってしまう、ということが行なわれていたのだろう。

〈15〉白苔黒根舌

【原文】

第十五、白苔黒根舌。若黒根無積膩、白苔薄滑、刮之即浄、舌上多津、口不渇或渇而不消水者、真寒仮熱也、

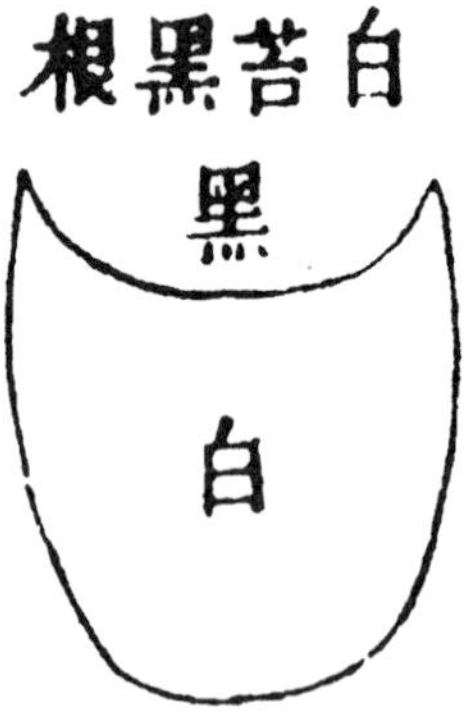

宜十全辛温救補湯（見第十舌）加減、不次急投、黒根自退、病即愈。若黒根積膩粗渋、白苔乾厚、刮之不浄、無津燥苦、口渇消水者、真熱仮寒也、宜十全苦寒救補湯加減、不次急投、黒根漸退、疾乃瘳。旧説泥於火被水剋之象、固甚謬甚。

【口語訳】

第十五番、白苔黒根舌。もし、舌根部が黒く膩苔が分厚くなく、白苔が薄く滑で、これを削ればきれいになり、舌上に津液が多く、口渇なく、あるいは口渇があっても水を欲しない場合は、真寒仮熱である。十全辛温救補湯（第十舌参照）の加減を通常の回数や量にとらわれることなく、急ぎ服用させるのが宜い。黒苔が退いていけば、病は癒える。もし、舌根部が黒く、膩苔が分厚くザラザラして、白苔が乾燥して厚く、これを削ってもきれいにならず、津液もなく燥苦し、口渇して水を飲みたがる場合は、真熱仮寒である。十全苦寒救補湯の加減を通常の回数や量にとらわれることなく、急ぎ与えるのが宜い。黒苔が徐徐に退いていくと病は癒える。旧説は、火が水に剋されている象だとし、それにこだわっているが、非常に頑なで間違いも甚だしい。

【弁釈】

ここでのポイントは、適切な治療によって、「黒苔がとれてゆくかどうか」、ということである。そして、潤っているか乾燥しているかで、真寒仮熱と真熱仮寒を見分けているところである。真熱仮寒の場合は削っても剝がれないということ。
水剋火とあるが、要するに、水邪が火を犯す、陽気を損傷するということであろう。五行の機械的解釈にこだわっていてはだめだ、ということも、臨床家の得た「事実」によって、実践から理論を導いている。この態度こそ非常に重要だ。

〈16〉白尖黄根舌

【原文】

第十六、白尖黄根舌。傷寒邪初入裏化火也、未可遽用承気、宜大柴胡湯。若非傷寒証、則当分経弁色、乾黄為熱、潤白為寒（若尖上之白厚膩粗渋、則概作熱論）、専経対病、用薬補偏。

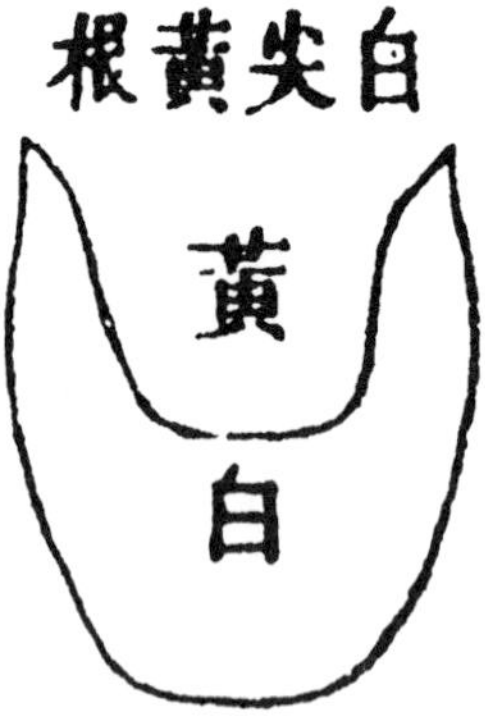

【口語訳】

第十六番、白尖黄根舌。傷寒の邪がはじめて裏に入って化火したものであるが、まだいきなり承気湯を使うべきではなく、大柴胡湯が宜い。もし、傷寒の証でなければ、経を見極め、乾いた黄苔は熱、潤った白苔は寒（もし、舌尖上に分厚い白膩苔がありザラザラしていれば、概ね熱）というように色で弁別し、経に基づいて病を診、薬でその偏りを正すべきである。

【弁釈】

これは、舌尖部が白く、舌中から舌根部にかけて黄色い苔がある場合である。

傷寒の邪が裏に入って化火したばかりのもので、承気湯類（大承気湯など）を使うと薬がきつすぎるので大柴胡湯を用い様子をみよ、ということだ。これからわかるように、大柴胡湯よりも承気湯のほうがきつい方剤なのである。

傷寒ではなく、一般の雑病でこの舌があらわれる場合、どの臓腑を病んでいるかを弁別せねばならない（一般雑病では臓腑弁証が中心になるからである）。舌尖部は心肺、舌根部は腎大腸を示すので、舌尖部が白いということは（潤っておれば）心肺が寒えていて、舌根部が黄苔ということは（乾燥しておれば）腎大腸の熱をあらわす、ということである。

白苔と黄苔が潤っているか乾燥しているかで意味合いが変わってくるので、重要なポイントだ。本舌の解説は臨床家にとって大いに参考になる。

〈17〉白苔双黄舌

【原文】

第十七、白苔双黄舌。旧説云此陽明裏証也、因邪熱上攻致舌有双黄、悪熱転失気煩躁者、大柴胡湯調胃承気下

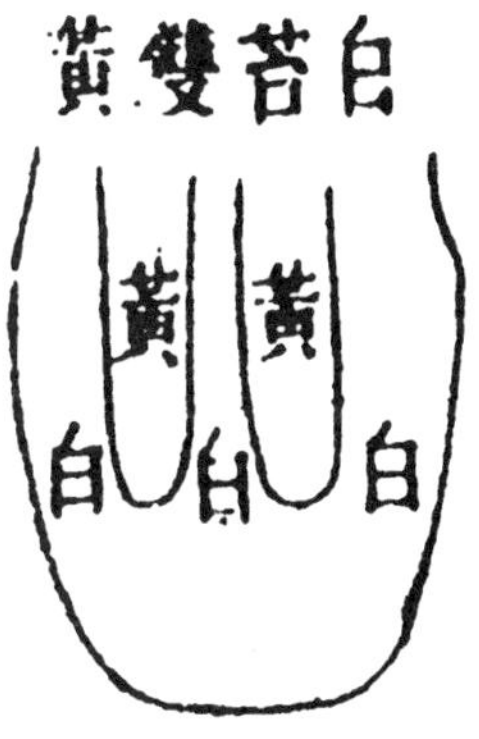

之。其説是也。若別証見此舌、是脾胃熱而諸経無病、宜用生大黄、三黄、枳殻、厚朴等薬（此是白中夾黄耳、未必如図式之整斉分明也。凡此等図当以意会之、不可拘泥）。

【口語訳】

第十七番、白苔双黄舌。

旧説ではこれは陽明の裏証だという。邪熱が上攻したために舌に黄苔が二つあるもので、悪熱が転じて放屁し煩躁する場合は、大柴胡湯や調胃承気湯を服用させてこれを下せとある。この説は正しい。

もし別の証でこの舌が現れれば、脾胃に熱があって諸経には病は無いので、生大黄・三黄・枳殻・厚朴などの生薬を用いれば宜い（図では白苔の間に黄色い苔が挟まれている例しかないが、必ずしも図のようにきれいに分かれるわけではない。これらの図は、その真意を理解すべきもので、図の形に拘泥してはいけない）。

【弁釈】

前述の白尖黄根舌やこの白苔双黄舌は、雑病でよく見受けられるが、白苔の方に注目すべきか、黄苔の方を注目すべきか、色々なケースがある。黄苔が出ている場合は軽く下法を行なってみる。白苔が中心であるとすれば、上焦（心肺）を温めてみる、というのが中心になる。

「邪熱が上焦を攻める」とあるが、ヘビースモーカーは上焦から中焦にかけて熱と湿（痰邪）をこもらせやすい傾向があるので、こういう黄苔が出てくれば早めに下すとよい。

〈18〉白苔双黒舌

【原文】

第十八、白苔双黒舌。乃寒邪入裏化火、熱逼脾胃也、実熱雑証皆有之、宜白虎湯去粳米、甘草加大黄治之（人尚能飯食、故去粳米、恐薬力薄、故去甘草）。旧説用理中湯、医家多如此、誤人不少、当明弁之。

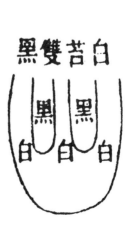

【口語訳】

第十八番、白苔双黒舌。寒邪が裏に入って化火し、熱が脾胃に逼まっている。実熱雑病でこの舌が現れる。白虎湯から粳米と甘草を抜いて大黄を加えたもので、これを治すのが宜い（人は米を食べるので粳米を取り除く。薬力が薄らぐといけないので、甘草を取り除く）。

旧説では、理中湯を用いるとし、医家の多くがそうしているが、それでは助かる者も助からないことが多い。はっきりと弁別するように。

【弁釈】

ここでも実熱と虚寒と大いなる違いを指摘し誤治のないようくれぐれも気を付けるよう述べている。正しい舌診の優位性を説く。

〈19〉白苔双灰舌

【原文】

第十九、白苔双灰舌。如滑潤一刮即亮浄者、中寒鬱滞也、宜薑、桂、附、厚朴、春砂、香附等薬。如乾厚無津刮不浄者、乃傷寒化火、鬱熱攻裏也、宜大承気急下、灰色退浄乃愈。旧説云無津者不治、非也。

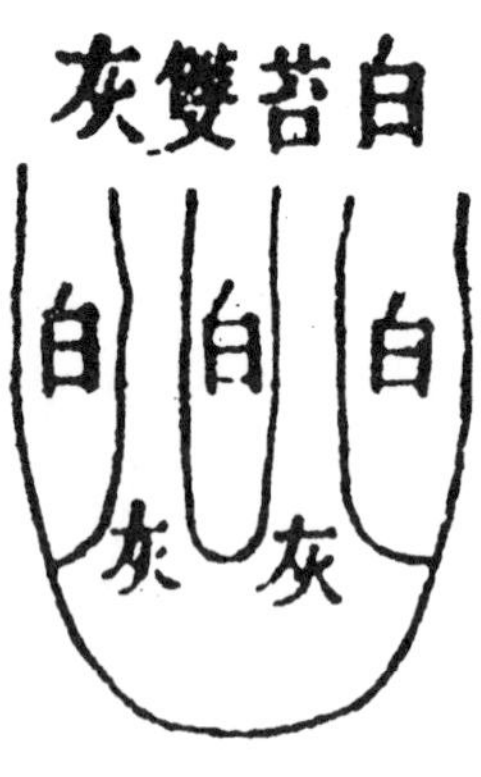

【口語訳】

第十九番、白苔双灰舌。潤った苔を一削りするとすっきりきれいになるものは、寒邪に中って それがうっ滞している。姜・桂・附・厚朴・春砂・香附子などの生薬が宜い。もし、苔が乾いていて厚く、津液が無く、削ってもきれいにならない場合は、傷寒が化火して鬱熱が裏を攻めている。大承気湯で急ぎ下すのが宜い。灰色がきれいに退けば癒える。

旧説では、津液が無い場合は治らないというが、そのようなことはない。

【弁釈】

肝臓癌で分厚い乾燥した黒苔のものに大承気湯を与えられた症例を見た。苔はとれてきたが結局乾燥したままだった。潤いが出てこないということは何を意味しているか、陰液を生じないということなのである。すなわち、熱邪が取りきれずに亡陰しているということだ。しばらくしてこの患者さんは死亡した。

『温病条弁』の中焦篇から下焦篇の温邪の病理過程を研究すると、早目に大承気湯なり十全苦寒救補湯で大いに下し、黒苔がとれて潤ってくれば、陰液を安定させることができると考えられる。陰液が安定すれば、それに沿うところの陽気も保つことができる。

多くの慢性消耗性疾患の最後は、亡陽ではなしに亡陰が中心になる。だから、『傷寒論』で言うところの厥陰病、少陰病で亡くなるというよりは、むしろ、温病学における熱邪が肝腎を犯して陰虚のきつい段階で亡くなるというふうに理解している。

大体は高熱を発し、舌は黒苔で乾燥し萎縮する。つまり、多くの場合、亡陰しているのである。そうなる前段階で、熱邪を取り去るために手を打つ。苔がとれ津液が出てくれば良いが、黒苔がとれても津液が出てこないともう手遅れだ。亡陰しているということである。

熱邪が確実に取り去られたならば、邪気は去り正気を守ることができるため、必ず苔がとれ潤ってくるというのがポイントである。

〈20〉白尖中紅黒根舌

【原文】

第二十、白尖中紅黒根舌。如舌尖白而根灰黒少者、乃少陽邪熱伝腑、熱極而傷冷飲也。水停津液固結而渇者、宜四苓散。自汗而渇者、宜白虎湯。下利而渇者、宜三黄解毒湯。旧説是也。若黒根多、白尖少、中鮮紅或不甚紅而乾渋者、宜大承気湯、不次急投、黒根退浄乃愈。

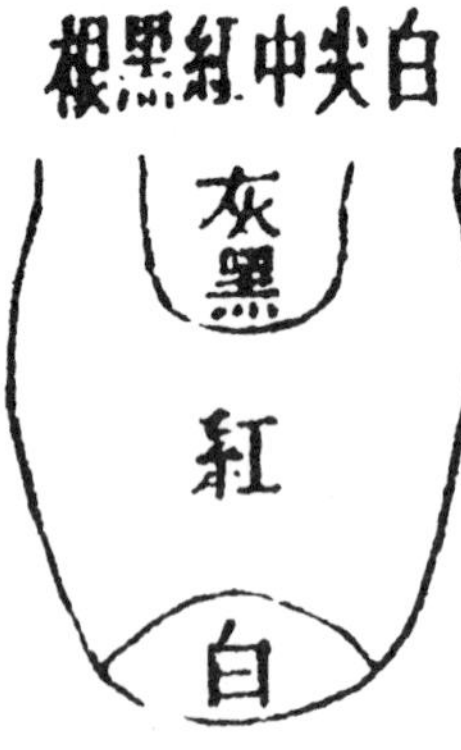

【口語訳】

第二十番、白尖中紅黒根舌。舌尖部に白苔があって中央が紅く、舌根部に灰黒色の苔が少しある場合は、少陽の邪熱が腑に伝わり、熱が極まって冷飲に傷られているのである。水が停滞し津液が固結して、口渇する場合は四苓散が宜い。自汗し、口渇する場合は、白虎湯が宜い。下痢して口渇する場合は、三黄解毒湯が宜い。

旧説は正しい。

もし、舌根部の黒苔が多く、白苔が舌尖部に少ししかなく中央が鮮紅、もしくは、真紅ではないが乾いてザラザラしていれば、大承気湯を通常の回数や量にとらわれることなく、急ぎ服用させると宜い。舌根部の黒苔がきれいに退けば癒える。

【弁釈】

熱が極まって、冷たいものをどんどん飲んだために、水分が停滞する。こういった場合に、四苓散がよい。「四苓散」とは、五苓散から桂枝を除いたものである。つまり、猪苓、沢瀉、白朮、茯苓から成り、水湿を利する方剤である。

ポイントは、舌根部の灰黒苔が段々とれてゆくか様子をみるということだ。苔がとれて津液がでてきて潤ってこなければいけない。

例えば、点滴をやっても舌が潤ってこない場合は、点滴が効いているようでも効いておらず、陰液を与えているようでも生体の陰分は補われていないということだ。よって点滴がどの程度効いているかは舌をみればわかるのである。

〈21〉白苔中紅舌

【原文】

第二十一、白苔中紅舌。太陽経初伝也、無汗者発汗、有汗者解熱。亦有在少陽者、小柴胡湯加減治之。旧説是也。

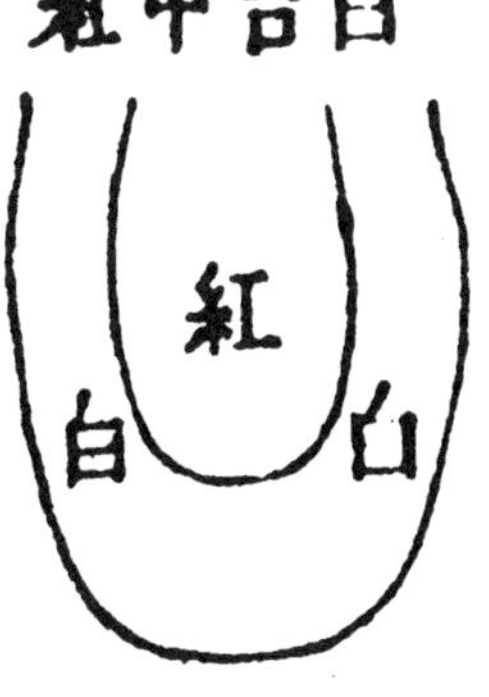

【口語訳】

第二十一番、白苔中紅舌。太陽経に初めて邪が伝わったもので、無汗の者は発汗させ、自汗する者は解熱させる。また、邪が少陽にある場合は、小柴胡湯の加減で治療する。旧説は正しい。

【弁釈】

病位が太陽か少陽かをどのように弁別するかというと、邪が太陽経にある場合には、必ず舌が潤っており、少陽経にある場合は、明らかに舌が乾燥してくる。このようにして弁別することができる。

〈22〉白尖紅根舌

【原文】

第二十二、白尖紅根舌。邪在半表半裏也、其証寒熱往来、耳聾口苦、脇痛、脈浮弦、小柴胡湯和解之。旧説是。

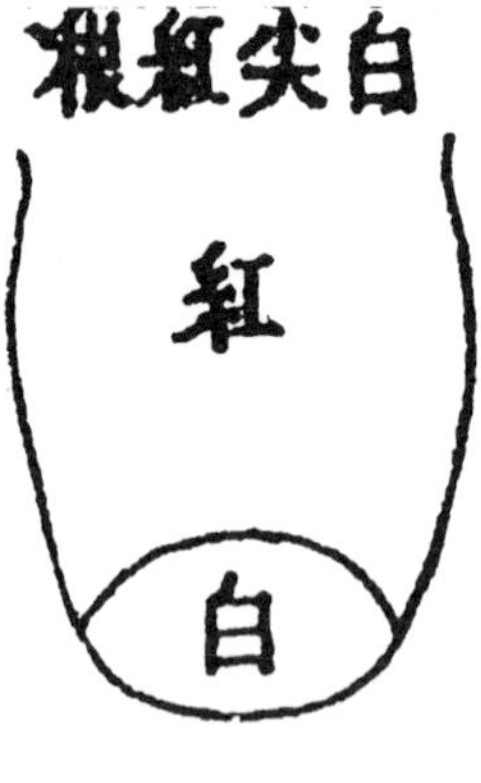

【口語訳】

第二十二番、白尖紅根舌。邪が半表半裏にある。その症状は、寒熱往来する、耳聾し口苦する、脇が痛む、脈が浮弦であるというもの。小柴胡湯で和解する。
旧説は正しい。

【弁釈】
舌尖部に白苔があり、舌中から舌根部は紅舌で無苔のものである。

〈23〉白苔尖灰根黄舌

【原文】
第二十三、白苔尖灰根黄舌。太陽経熱並於陽明也。如根黄色間白、目黄、小便黄者、宜茵陳蒿湯加減。旧説是。

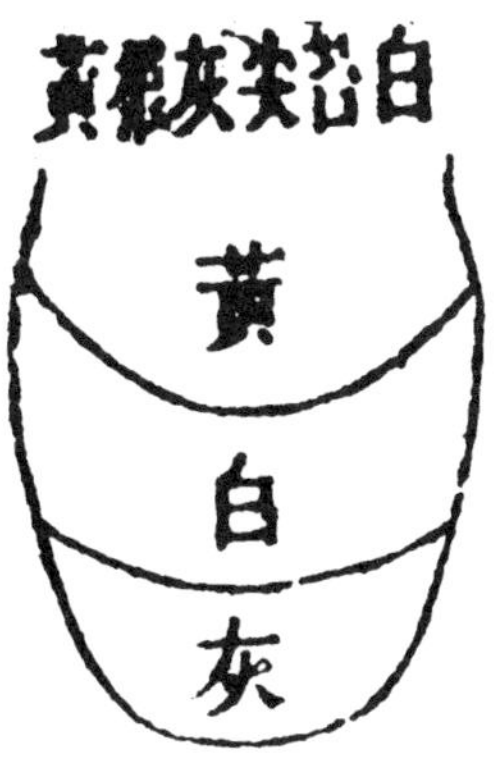

【口語訳】
第二十三番、白苔尖灰根黄舌。太陽経の熱に陽明病が加わったものである。舌根部が黄色で中間に白い苔があって、目が黄ばみ小便が黄色い場合は、茵蔯蒿湯の加減が宜い。
旧説は正しい。

【弁釈】

白苔が中央にあって、舌尖部に灰色の苔があり、舌根部が黄苔である。この黄色の部分が陽明経に入っていることを示すといっており、舌中と舌尖の白灰色の苔が太陽経の流れを示すということだ。

灰色の苔がどういう意味を示すかは定かではないが、恐らくは湿邪だと思われる。

また舌根部黄苔の中の白苔も湿邪を示している。

一般に、灰苔と黒苔というのは、よく似ていて非常に危険な徴候だとされるが、灰苔は湿邪だけに限られるものもあるようだ。

〈24〉白苔尖根倶黒舌

【原文】

第二十四、白苔尖根倶黒舌。乾厚刮不浄者、乃心腎熱極、脾胃真熱仮寒也。其証多発焼、譫語、呃逆、乾嘔、食物即吐、昏迷似睡而却非睡、惟十全苦寒救補湯（見第九舌）、不次急投、勿稍遅緩、黒色退浄方愈。旧説謂金水太過、火土気絶、乃臨証少、治法窮之論也、謬甚。

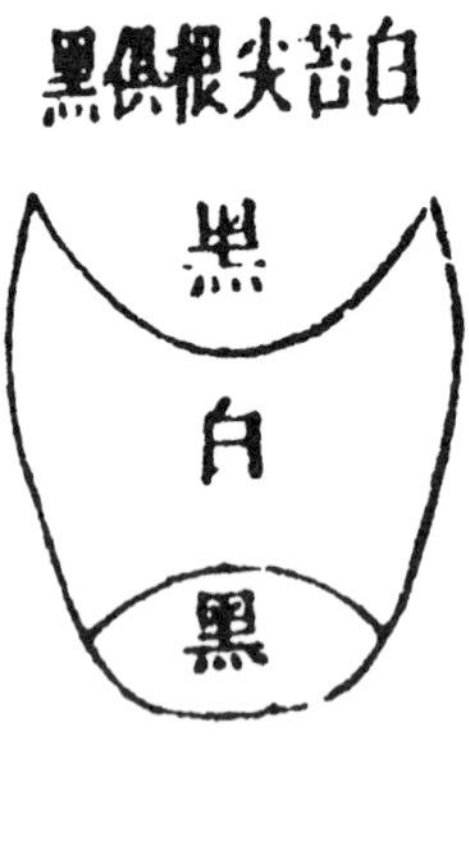

【口語訳】

第二十四番、白苔尖根倶黒舌。苔が乾いて厚く、削ってもきれいにならない場合は、心腎の熱が極まっており、脾胃の真熱仮寒である。そのよくある症状は、発熱し譫語する、シャックリし乾嘔する、物を食べるとすぐに嘔吐する、眠ったかのように昏迷するも眠ってはいないなど。十全苦寒救補湯（第九舌参照）を通常の回数や量にとらわれることなく、急ぎ服用させるしかない。少しでもためらってはいけない。黒苔がきれいに退けば癒える。

旧説は、金と水が度を越し、火と土の気が絶えたものといっているが、それは、臨床が足りず、治す方法を知らない者の論であり、間違いも甚だしい。

【弁釈】

舌尖部と舌根部に黒苔があって、舌の中央に白苔がある。実熱であるから、苔は乾燥していると思われる。目がうつろになって眠っているようで眠っておらず、ボーっとしているのは、非常に危険な状態である。

〈25〉純熟白舌

【原文】

第二十五、純熟白舌（光滑無苔）。乃気血両虚、臓腑皆寒極也、宜十全甘温救補湯（見第七舌）加薑、附、桂、不

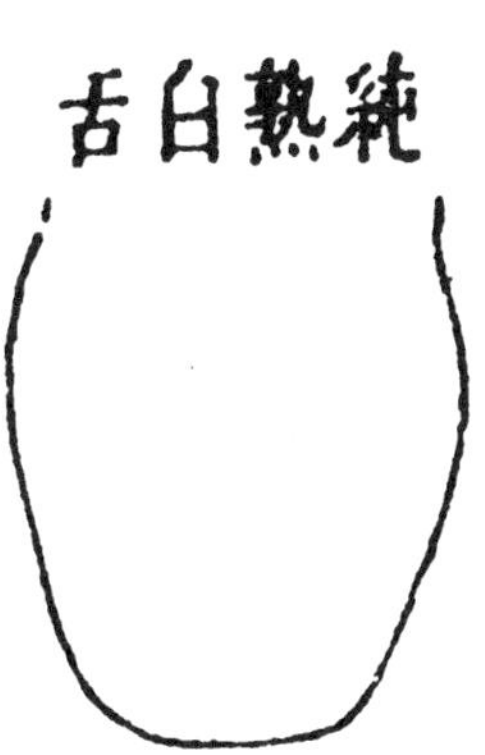

次急投、至白色生活（転淡紅）乃愈。若用薬遅疑、虚寒過度、即難治。傷寒証無此舌。如旧説謂冷食停積、用枳実理中湯、必致十無一生、所見多矣。

【口語訳】

第二十五番、純熟白舌（光滑で無苔の舌）。気血両虚で、臓腑がみな寒極まったものである。十全甘温救補湯（第七舌参照）に薑・附・桂を加えて通常の回数や量にとらわれることなく、急ぎ服用させると宜い。白色だったものが生気がでてくれば（淡紅色に転化すれば）癒える。もし、薬を与えるのを躊躇したり、虚寒が度を越えていれば難治である。傷寒の証にこの舌はみられない。もし旧説にいうように冷たいものを食して停積しているからと枳実理中湯を用いれば、絶対に十人に一人も助からない。そういう例をたくさん見てきた。

【弁釈】

これも定説を覆している。十全甘温救補湯というのは、非常に温補する薬であることがよくわかる。

純熟白舌というのは、淡白光蛍舌のことだ。淡白光蛍舌は中医舌診では、「脾胃の薄弱気血皆虚したもの」と説かれている。温補の薬でもその病気に適応した薬を与えなければ弁証が間違っていなくても、早く治せないのである。

これは非常に重要なことで、「処置がおおよそ間違っていなければよい」ということではない。

殊に重い病気においては、正しい処置とその時期が大事なのだ。
軽い慢性の病気であれば、当たらずとも遠からずの治療で効くこともあろうが、重い病気ではそうはいかないのである。これが、上手・下手の分かれ目だといえる。

〈26〉淡白透明舌

【原文】

第二十六、淡白透明舌。不論老幼、見此舌即是虚寒、宜補中益気湯加薑、桂、附治之。風寒、傷寒証均無此透明之舌。透明者、全舌明浄無苔而淡白湿亮。間或稍有白浮漲、似苔却非苔也、此為虚寒舌之本色。若感寒邪者、有薄浮滑苔、故云傷寒無此舌（以上二者、為虚寒白舌之準）。

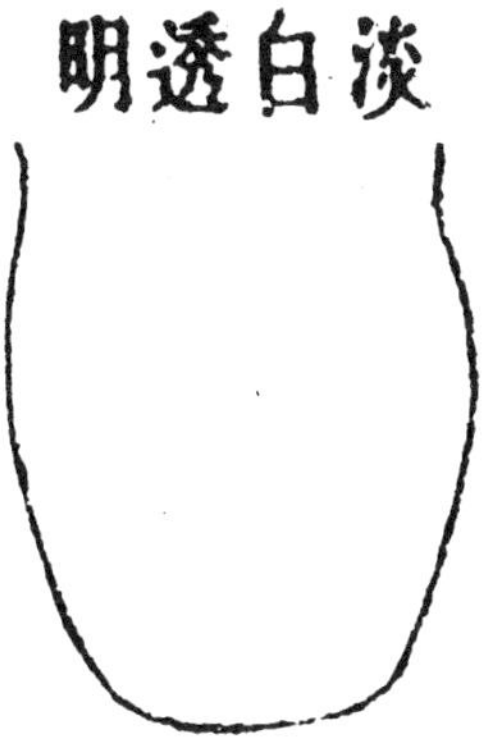

【口語訳】

第二十六番、淡白透明舌。老人であれ幼児であれ、この舌が現れれば、虚寒である。補中益気湯に姜・附・桂を加えて治療するのが宜い。風寒や傷寒の証ではこれほど透明の舌は現れない。透明というのは、舌全体がすっきりときれいで苔が無く、淡白で湿潤して明るいこと。少し白く浮いて漲っていることもあるがこれは苔のようで苔ではなく、虚寒舌の本来の色である。もし寒邪を感受したのであれば薄い浮滑苔が現れることから、傷寒ではこの舌は現れないと言われている（第二十五舌とこの第二十六舌は、虚寒の白舌の基準となるものである）。

【弁釈】

淡白舌、つまり赤味が少なすぎる舌というのは、虚寒を示しているということだ。

〈27〉白苔弦淡紅舌

【原文】

第二十七、白苔弦淡紅舌。其白苔薄滑者、在表証為邪初入裏、丹田有熱、胸中有気、乃少陽半表半裏証、宜小柴胡湯、梔子豉湯。旧説是也（凡邪在半表裏者、多宜散表防裏）。若裏証見此舌（白胎（※）一刮即光浄者）、乃寒結脾胃也、宜理中湯。

［註］

（※）胎は苔に同じ。

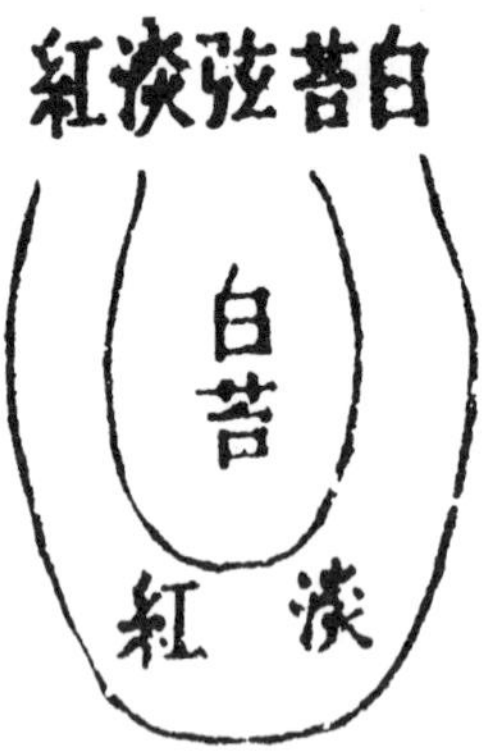

【口語訳】

第二十七番、白苔弦淡紅舌。その白苔が薄く滑であれば、表証で病邪が初めて裏に入ったもので、丹田に熱があり、胸中に気がある。すなわち少陽の半表半裏証である。小柴胡湯や梔子豉湯が宜い。旧説は正しい（邪が半表半裏にあるという場合、多くは表を散らして裏に伝変するのを防ぐのが宜い）。もし、裏証でこの舌が現れれば（白苔を一削りすればきれいになる場合）、寒邪が脾胃に結しているので、理中湯が宜い。

〈28〉白苔黒点舌

【原文】

第二十八、白苔黒点舌。傷寒白苔中黒小点乱生、尚有表証者、其病来之雖悪、宜用涼膈散微表之（連翹、梔仁、大黄、甘草、朴消、条芩、薄荷、竹葉）、表退即当下、用調胃承気湯。旧説是也。若裏証則倣第十三舌。

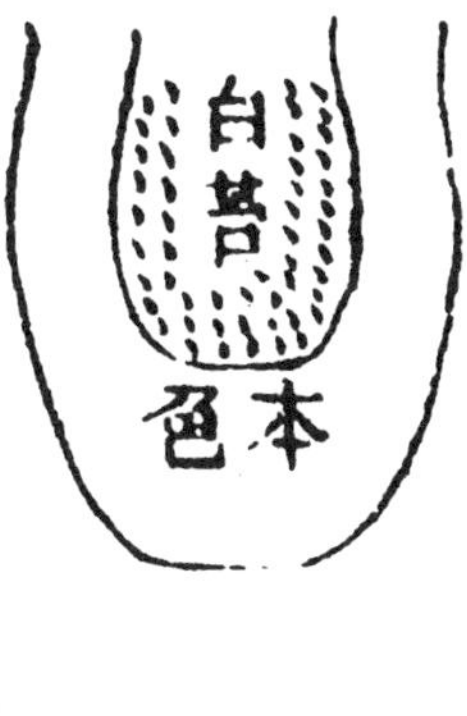

【口語訳】

第二十八番、白苔黒点舌。傷寒で白苔の中央に黒い小さい点が不規則にある。これで表証がある場合、その病態は重いが、涼膈散で軽く表邪を散らしておき（涼膈散は、連翹・山梔子仁・大黄・甘草・朴硝・条芩・薄荷・竹葉から成る）、表邪が退いたら、すぐに下して調胃承気湯を用いるのが宜い。

旧説は正しい。

もし、裏証であれば、第十三舌に倣う。

【弁釈】

本舌は、第十三舌と病の深刻さは同じなのだが、表証を伴うのでまずは涼膈散で軽く表邪を散らす（実際は表裏とも治療しているのだが）とよいとする。

表証と裏証が重なった場合、当然表証を取り除いてから裏証を治す（先表後裏）わけであるが、それは、裏証を下しすぎると、今度は表証が取りきれずこれが深刻になるからである。よって、裏証を意識しながら表を取るために涼膈散を軽く使っておいて、それでも残った裏証に調胃承気湯くらいの軽い薬で瀉下し様子をみよ、ということであろう。

結局表証に対しても裏証に対しても瀉法を加えているため、正気の消耗を意識し、加減はしている。しかし、文末にあるように、裏証ならば、十全苦寒救補湯の加減とあるから、効果が薄ければこのような激しい瀉法が必要になるということなのだろう。

〈29〉右白苔滑舌

【原文】

第二十九、右白苔滑舌。病在肌肉、邪在半表半裏、必往来寒熱、宜小柴胡湯和解之。旧説是。

【口語訳】

第二十九番、右白苔滑舌。病が肌肉にあり、邪が半表半裏にある。必ず寒熱が往来するので、小柴胡湯でこれを和解するのが宜い。

旧説は正しい。

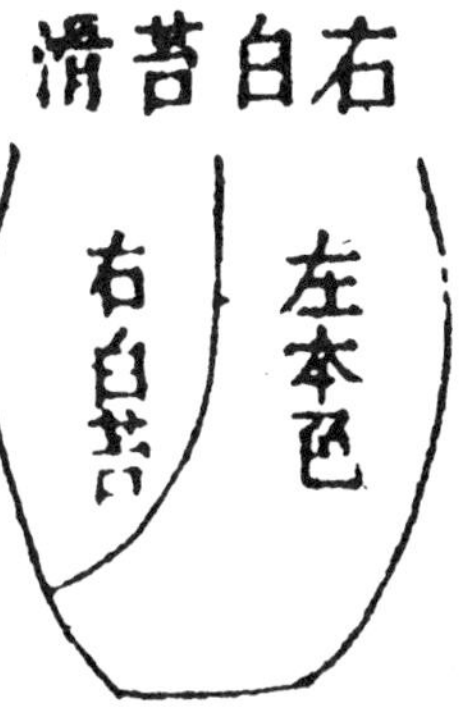

【弁釈】

右白苔滑舌とは、舌の右側に白苔があって、左側は淡紅舌であろうと思われる。まれに見受けられる舌である。

右舌辺の胆の部位（左舌辺の肝の部位）だけに白苔があるという場合、胆（肝）に邪があることを示している。

梁玉瑜舌診の臓腑配当では、右舌辺が胆に配当されている。邪が半表半裏にある。つまり、少陽病であるから、小柴胡湯で和解すればよい、とする。

〈30〉左白苔滑舌

【原文】

第三十、左白苔滑舌。此臓結之証、邪並入臓、最難療治。若属陽証、口渇腹脹、喜飲冷者、宜承気湯下之。若陰結、口渇而不喜飲冷、胸中痞満者、宜済川煎（当帰、川芎、蓯蓉、沢瀉、升麻、枳殻）。旧説是也。

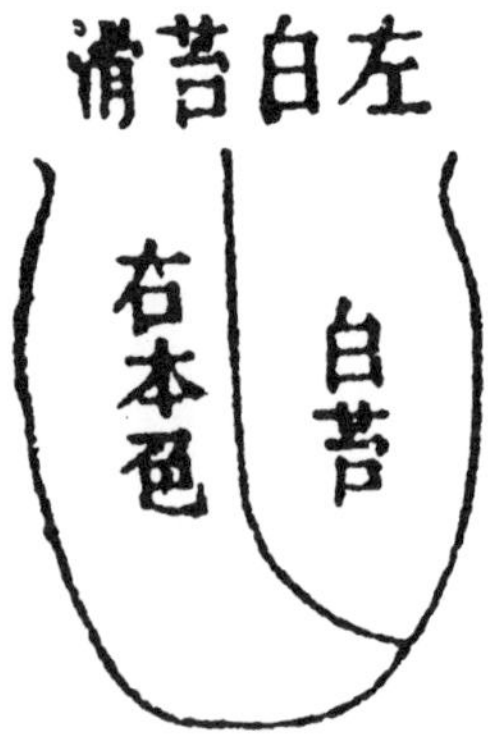

【口語訳】

第三十番、左白苔滑舌。これは、臓結の証で、邪がさらに臓に入り込んでおり、最も治療が困難である。もし、陽証に属し、口渇・腹脹があり、冷飲を好めば、承気湯で下すのが宜い。もし、陰結で、口渇するも冷飲を好まず、胸中痞満する(※)場合は、済川煎（当帰・川芎・肉蓯蓉・沢瀉・升麻・枳殻）が宜い。

旧説は正しい。

［註］

（※）胸が邪気で塞がれている状態。

【弁釈】

臓結は、結胸証によく似ているが、結胸証の場合は傷寒の病で寒下して邪気が内陥し、胸中において水邪と熱邪が塞がっておこるのに対し、臓結の場合は臓腑に直接邪気が結ばれたものであり、陽証と陰証がある。陽証の場合は承気湯で下す。

陰証の場合は、非常に難治性のものであり、済川煎を用いる。

〈31〉遍白舌

【原文】

第三十一、遍白舌。如全舌光白無苔、則虚寒也。如淡白兼微紅無苔、則無病人也。若瘟疫見此舌、則舌上必有煙霧、白色蓋満、而有悪寒発熱、胸腕不清、或嘔吐、頭痛身痛、日晡煩熱、口臭難聞等証、宜以十全苦寒救補湯急投之、非表証也。旧説云、疫邪在表、用達原飲二剤而安者（檳榔、厚朴、草菓仁、知母、白芍、黄芩各一銭、甘草八分）、或是白滑苔舌則可、否則謬、蓋弁色未明、懞然施治而偶中者也。倘舌白如積粉遍布、滑而不黄者、乃寒滞也、宜温中行滞。表証無此舌。旧説云、邪在胃家、

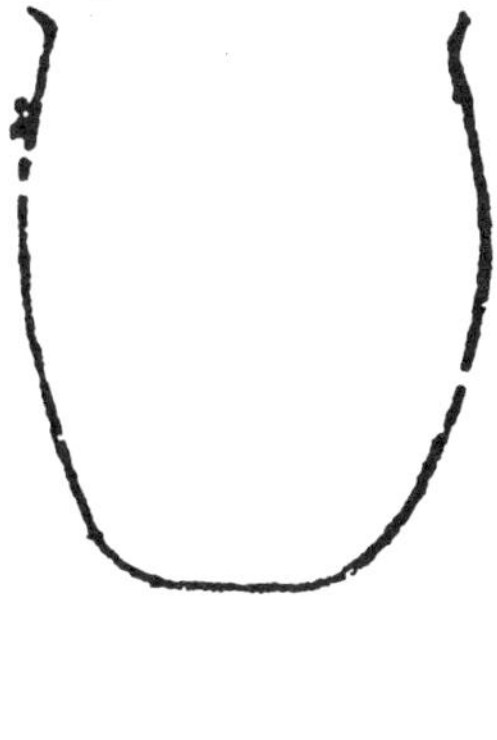

又三陽表証、用柴、葛、羌活、裏証加大黄、俱謬。

【口語訳】

第三十一番、遍白舌。舌全体が白くつるつるしていて無苔なら、虚寒である。淡白でやや紅く無苔なら、無病である。もし、温疫でこの舌があらわれれば、舌の上は必ず煙のような白色の苔でびっしりおおわれており、悪感発熱し、胸や胃がすっきりしなかったり、嘔吐し、頭痛身痛して、申の刻になると煩熱し、口臭が耐え難いなどの症状がある。十全苦寒救補湯を急いで与えるのが宜い。表証ではない。

旧説で、疫邪が表にあり達原飲（※）二剤（檳榔子・厚朴・草菓・知母・白芍・黄芩各一銭と甘草八分）を用いれば助かると言っているのは、白滑苔舌の場合はそれでよいが、そうでなければ誤りである。はっきりと色を弁別せず漫然と施治したのに、たまたまあたることもある。もし舌が白く、全体に白い粉が積もったようになっていて、滑ではあるが、黄色くない場合は寒滞である。中焦の脾胃を温め、気を巡らせて、停滞した未消化の飲食物を除くのが宜い。表証ではこの舌はみられない。旧説では、邪が胃・腸にあり、三陽も表証なら、柴・葛・羌活を用い、裏証なら大黄を加えよというが、ともに誤りである。

［註］

（※）明末の中医、呉有性（字は又可）が創った方剤。呉有性著の『瘟疫論』にある。

【弁釈】

この舌は、淡白光蛍舌だと解釈すればよい。淡白に少し赤味が入って来ると当然これは淡紅舌であるから無病の人である（この場合当然薄い白苔を伴っている）。

温疫の場合に出てくる症状の中に、「日哺煩熱」というのがあるが、これは、夕方になると何ともいえないだるさと熱が出てくるものである。

熱証で実邪を呈する場合は必ずきつい口臭がある。一見虚寒に見えて、疲れるとか言いながら口臭がきつい人がいるが、本当の寒証であればそんなに臭いはきつくならない。どこかに熱邪がある証拠である。熱邪の所在を明らかにし、下さなければいけない。

〈32〉白苔乾硬舌

【原文】

第三十二、白苔乾硬舌、有似砂皮（一名水晶苔）。凡厚白苔本能変黄色、若此苔当其白時、津液已乾燥、邪雖入胃、不能変黄、宜急下之（用承気）。如白苔潤沢者、邪在膜原也、邪微苔亦微。邪毒既盛、苔如積粉満布、此時未敢遽下。而苔色不変、口渇喜飲冷者、服三消飲（即達原

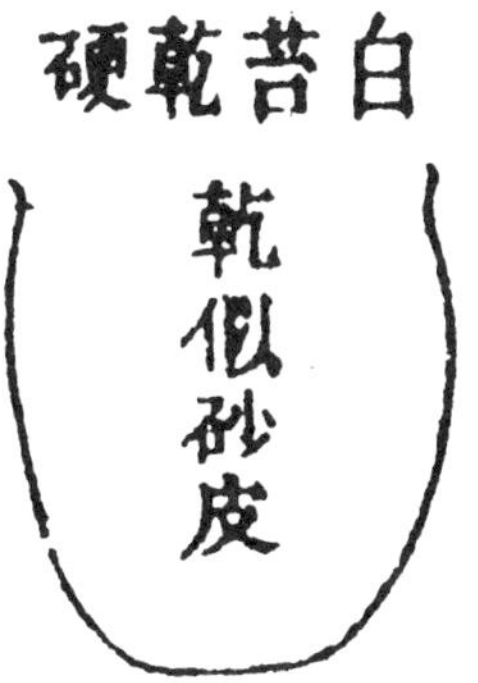

飲加大黄、羌、葛、柴胡、薑、棗）、次早即顕黄色。旧説是。

【口語訳】

第三十二番、白苔乾硬舌。紙やすりのような苔がある（別名水晶苔）。厚い白苔というのは、本来黄色に変わるものである。もし、苔が白色の時点で、津液がすでに乾燥していれば、邪気が胃に入っても、苔色が黄色に変わることはないので、急いで下すと宜い（承気湯を用いる）。白苔が潤沢であれば、邪が膜原にある。邪気が少なければ、苔も少ない。邪毒がすでに盛んであれば、苔も粉が全体に積もったようになっているが、この時にはまだ慌てて下しをかけないように。舌苔の色が白のままで、口渇して、冷飲を好むのであれば、三消飲（達原飲に大黄・羌・葛・柴胡・姜・棗を加えたもの）を服用させれば、翌朝には苔は黄色くなる。

旧説は正しい。

【弁釈】

この舌は、水晶苔ともいわれるとあるから、苔が一定あるのだが下が透けて見えるということだろう。透明苔というのがあるが、これに近いものだと著者は解釈している。水晶苔というのは水晶の結晶が無数にあるザラザラした状態なのだろう。

この苔が厚くなってくると黄色くなるが、乾燥してくれば白苔でも瀉下するようにとのことである。

邪気が盛んであれば、舌苔も分厚くなるというのは舌診学の基本であるが、無苔にして邪気がきつい場合もある。一般には、舌苔が分厚くあって簡単には剝がれないということは、邪が相当盛んであるということである。

私が実際に診たある重症患者は、最初この舌を呈していたが、中央部がまず剝げてきて、全体に剝げたら、今度は舌の中央部から舌尖にかけて変な苔が生えてきた。これが出現したり消失したりしていたのだが、苔が厚くとれにくいものはやはり邪気がきついということだ。

梁玉瑜は、常に、苔があったら削ってみてきれいに剝がれるか剝がれないか、潤いがあるか乾燥しているか、こういうことをよく観察している。

２ 黄舌

〔A〕総論

原文に区切りはないが、弁釈の都合上区切りを入れ、番号を付す。

【原文】黄舌総論

黄苔舌、表裏実熱証有之、表裏虚寒証則無。刮之明浄即為無病（必須清潔光明見淡紅潤沢之底、凡言浄者、皆倣此）。刮之不浄均是熱証（刮後仍留粗渋垢膩如薄漿糊一層者、或竟刮不脱者）。

①浅黄膩薄者、微熱也。乾渋深黄膩厚者、大熱也。芒刺、焦裂、老黄或夾灰黒色者、極熱也。黄苔見於全舌、為臓腑倶熱、見於某経、即某経之熱。表裏証均如此弁、乃不易之理也。

②治裏証分経弁準、対病用薬、必不差訛。表証風火暑燥皆有黄舌、惟傷寒邪在太陽、少陽時、均無黄苔、待邪伝陽明腑、其舌必黄、初浅久深、甚則老黄或夾変灰黒、其証多大熱大渴、

或無汗、或自汗、譫語、痞結咽乾目暗、大小便秘、衄血吐血、蓄血如狂、自利清水不等、以舌脈相較、審証無誤。

③若邪火裏逼、実熱裏結諸危証、其脈往往伏、代、散乱、奇怪難憑（重病久病亦然、更有軽病而脈即伏乱者）、則当舎脈憑舌、専経急治、斯為尽善。若泥於火乗土位、故有黄苔之説、迂執誤人矣。

【口語訳】黄舌総論

黄苔舌は表裏実熱の証にはあるが、表裏虚寒の証にはない。これを刮ってすっきりきれいになれば無病である。（刮った跡がきれいに輝いてその下に淡紅の潤った舌質が見られるということである。「きれい（原文は「浄」）」と言えば、いずれもこれに準ずる。）これを刮ってもきれいにならなければみな熱証である（刮ってもなおざらざらした汚い膩苔が薄い糊のように一層残っているか、あるいは、結局剥落させられなかった場合）。

①黄苔の中でもその色が浅くて膩苔が薄ければ熱証ではあるが、微熱である。乾いてざらつきがあり濃い黄色の膩苔であれば、大熱である。芒刺があり、焦げて裂け、濃い黄色または灰黒色が混じっていれば、極熱である。

黄苔が舌全体を覆っていれば、臓腑ともに熱であり、ある経に黄苔が見えれば、その経が熱である。表証裏証ともにこのように弁証するのが、不変の理である。

②裏証のものを治療する際は、経を見極め、正しく弁証して、病に合わせて薬剤を用いれば、か

ならずや間違いはない。表証で風邪・火邪・暑邪・燥邪全て黄苔が現れるが、傷寒の邪が太陽や少陽にあるときはいずれも黄苔はなく、邪が陽明腑（※）に伝わるとその舌は必ず黄色になる。

この場合、初めは色がうすく、時間が経つと色が濃くなり、黄土色になったり、灰黒が混じったりすることもある。そのよくある症状は、大熱・大渇し、汗が出なかったり、自汗したり、また譫語したり、痞結して咽が乾いたり、目が見えにくかったり、大小便が出なかったり、出血吐血したり、瘀血が非常にひどかったり、水瀉したりとさまざまである。舌診と脈診を較べながら、証を診れば誤りはない。

③もし邪火が裏に逼れば実熱が裏に結して諸々の危うい証があらわれてくる。そのときの脈状は往々にして伏脈や代脈など乱れており、奇妙であてにならない（重病や長患いもしかり。さらには軽病なのに脈が伏脈で乱れていることもある）。そのようなときは脈診に依るのをやめ舌診に依るべきで、経を見極めてその治療にあたるのが最善の方法である。もし火が土にまさってから黄舌になるという説にこだわれば助かる者も助からなくなることが多い。

［註］

（※）胃のこと。

【弁釈】

黄苔舌は虚寒の証にはあらわれないとあるが、特殊な例として、脾の陽虚証の場合には淡黄苔が現われる。

①舌質も紅舌の段階が過ぎて絳紫になる。苔が変われば舌質も変化するのである。浅黄・深黄・老黄と熱がきつくなるにつれて舌質の色も紅・絳紅・絳紫と深くなる。

②ある経に苔が生えたらその部分に熱があると本書は主張する。舌のみで判断し絶対とするのではなく多面的観察をした上で判断を下すべきである。殊に初心者はよくよく気をつけるべきだ。

③傷寒病の太陽病少陽病の段階では黄苔が出ることはまずない。太陽病で薄白苔であったものが、少陽病になると白膩苔で少し厚くなり潤っていたものが乾燥していくのである。黄苔が出て来るのは陽明病の経証からであると考えてよい。太陽病、少陽病ならば黄苔はあらわれないので、病は深くないといえるであろう。邪火が裏に迫り実熱が裏に結して非常に危険な症状になったとき——例えばB型肝炎で黄疸を発して陽明のきつい実熱証をおこしたようなとき——脈が伏せて散乱し速くて打ち切れ按じても力がないような、わけのわからない脈を拍つときがある。このような場合は脈診による診断を一度横におき、舌診に頼るとよいであろう。

〔B〕各論

〈33〉純黄微乾舌

【原文】

第三十三、純黄微乾舌。傷寒伝経至陽明腑、寒邪已化火、故舌中尤黄、其証多大熱、大渇、譫語不等、宜白虎湯、不次急投、至黄苔漸退乃愈。若弁舌不準、過於遅疑、邪必伝入更深也。如雑病裏証見此舌者、是臓腑皆熱、宜三黄承気酌用。

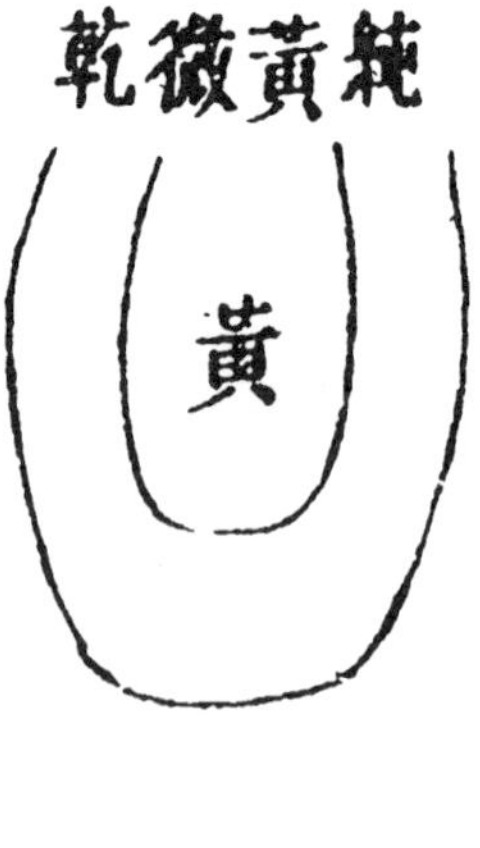

【口語訳】

第三十三番、純黄微乾舌。傷寒の病が伝経して陽明の腑に至り、寒邪がすでに化火しているため、舌の中央が殊に黄苔になる。そのよくある症状は大熱、大渇、譫語とまちまちである。白虎湯を通常の回数や量にとらわれることなく急いで与えるのが宜い。黄苔が徐々に退けば、癒える。もし、舌の弁別が不正確で躊躇しすぎると、邪は必ずより深くに入っていく。

雑病裏証でこの舌が現れれば、臓腑がみな熱である。三黄承気湯を適宜加減して用いるのが宜い。

【弁釈】

この場合は傷寒がいよいよ陽明の腑に伝わったという事を示している。即ち邪が已に裏に伝わって化火となり、火に転じた為に舌中が特に黄色くなるのである。

この場合陽明の腑に転じるのに何故白虎湯を使うのかという疑問が起こるが、陽明経、経証のことを指しているためだと思われる。軽い場合は経証のことである。熱がきつい場合は陽明の腑に入るので、決して白虎湯では治せない。

もし舌をよく弁ぜずして、そしてその治療が遅れれば、必ず邪気は深い処へ入ってしまうので、注意が必要である。

いずれにしても裏に熱が籠って来るものであるから、このような場合には裏熱を冷ますようにもっていくということがポイントである。

〈34〉黄乾舌

【原文】

第三十四、黄乾舌。全舌乾黄、臓腑均大熱、有病皆属裏証（無表証）。不論傷寒、雑証、見此舌即為実熱、宜十全苦寒救補湯（見第九舌）、不次急投。雖大熱、喘躁、頻瀉亦不慮、以服至黄退色潤為愈、十無一失。旧説云、下

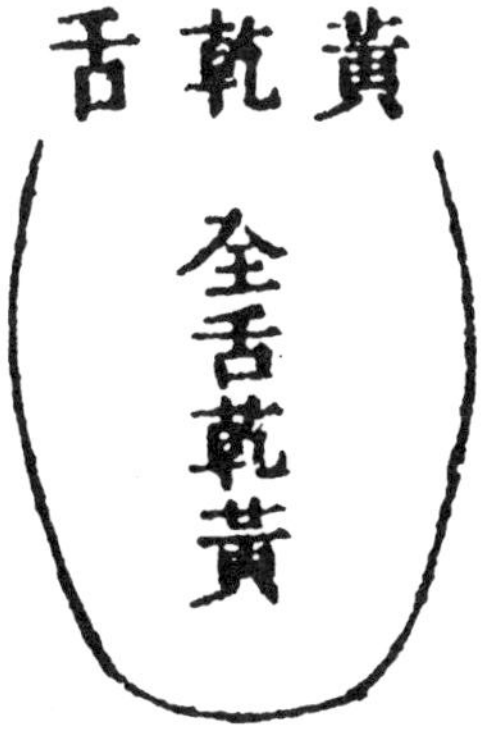

後脈静者生、大熱喘躁者死、是未知舎脈憑舌之法、又不敢連用苦寒、何以望生。

【口語訳】

第三十四番、黄乾舌。全舌が乾いていて黄色いのは、臟腑いずれも大熱があり、全て裏証である（表証は無い）。

この舌があらわれれば、傷寒病か雑病かにかかわらず実熱であり、十全苦寒救補湯（第九舌参照）を通常の回数や量にとらわれることなく、急いで与えるのが宜い。大熱、喘躁、頻瀉という症状が出てもかまわず、黄色の苔が取れて潤ってくるまで服用させれば、癒える。十に一つの間違いもない。

旧説は、下した後、脈が静かならば助かり、大熱し喘躁すれば死ぬと言っているが、これは、脈診に依るのをやめて舌診に依るという方法を知らないのに、苦寒の薬剤の連用にも躊躇するからである。それでは助かるはずがない。

【弁釈】

症状として高熱と、それから煩躁とか喘ぐとかいろんな症状があっても、怖がることはないとする。

薬を飲んで黄色の苔が取れて潤ってくることがポイントである。

色だけが変わってもいけないし、潤うだけでもいけない。両方がよくならないといけないのである。必ず、黄苔が退いて潤ならば癒える。症状が一時的にまだ取れないからといって不安になることは無いのである。

「十に一失なし」。絶対間違いなく治るので安心して十全苦寒救補湯に頼ってやればよいとする。

梁玉瑜の、舌診学に対する臨床経験の自信から導かれた真実である。このように道を求める者は、自らが「こうだ！」と確かめた上で間違いなければ信じていけるのである。

我々の医療も多面的観察といっているが、結局そういうことを信じていっているのである。実践の中できちんと一つずつ確かめていく。「十に一失なし」というところまでいかなくてはいけないのである。

大変厳しい世界であるが、人の命が懸かっているのであるから当然である。

〈35〉黄苔黒滑舌

【原文】

第三十五、黄苔黒滑舌。其黒滑在中者、均陽明胃裏証（無表証）、宜白虎湯（去粳米）加三黄、不次急投、至舌浄而止。如大便閉則加大黄（大便不閉、未可急下）。旧説謂下後身涼脈静者生、大熱脈躁者死、舍舌執脈、以判生死、

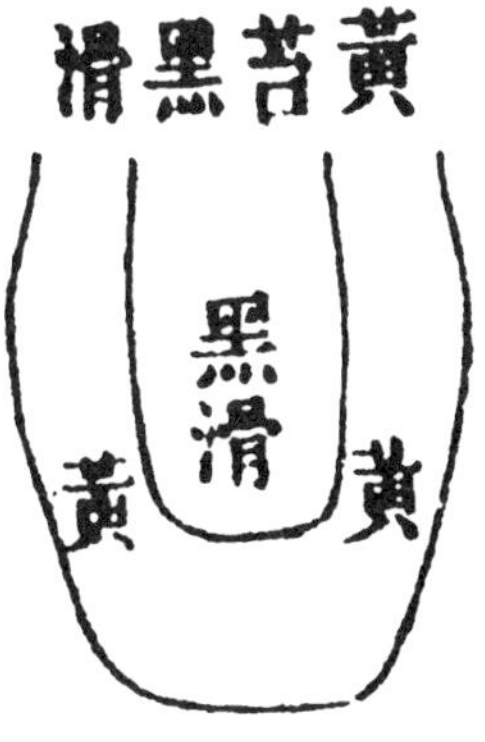

実因閲歴未深、欺己欺人耳。

【口語訳】

第三十五番、黄苔黒滑舌。黒滑が中央にあればいずれも陽明の裏証（表証はない）である。白虎湯（粳米を取り除く）に三黄を加えて、通常の回数や量にとらわれることなく急いで与え、舌がきれいになるまで飲ませると宜い。もし大便が秘結している状態であれば大黄を加える（大便が秘結していなければ急に下してはいけない）。

旧説で、下した後、身体の熱が取れて脈が静であれば助かり、大熱して脈が躁であれば死ぬというのは、舌診に依らず、脈診で生死を判定してそう言っているのだが、実際には経験が不充分なことによる。自分をも人をも欺くのみ。

【弁釈】

「脈躁」の「躁」というのは騒がしいという字であるが、ここでは「早い」という意味であり、つまり数脈という意味である。

〈36〉黄苔黒斑舌

【原文】

第三十六、黄苔黒斑舌。在雑病為臓腑實熱、在傷寒為邪伝陽明、転入三陰、其証或大熱大渇、譫語狂乱、口燥咽乾、循衣摸床、身発黄黒斑不等。医書多云不治。如見此舌、即用十全苦寒救補湯倍加生石膏、限定時刻、不次急投、服至黄黒胎漸退、則病立愈。旧説治譫語発斑者、用升陽散火湯（人参、当帰、黄芩、柴胡、麦冬、白朮、芍薬、陳皮、甘草、茯苓）、誤人多矣、願勿惑於其説。

黄苔黒斑

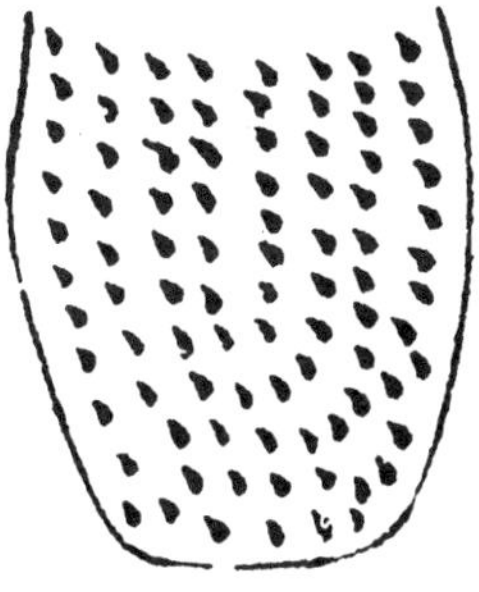

【口語訳】

第三十六番、黄苔黒斑舌。雑病で見受けられる場合は臓腑に実熱があり、傷寒病で見受けられる場合は邪が陽明に伝わり三陰に転入している。その症状は大熱し大渇する、譫語し狂乱する、口燥し咽乾する、循衣し摸床する、身体に黄黒斑ができる、などまちまちだが、医書では多くが不治という。この舌が現れれば、十全苦寒救補湯の生石膏を倍量にしたものを時間を限って通常の回数や量にとらわれることなく、急いで与え、黄黒苔が退いていくまで服用すれば、病はすぐに癒える。

旧説では譫語して発斑すれば、昇陽散火湯（人参・当帰・黄芩・柴胡・麦門冬・白朮・芍薬・陳皮・甘草・茯苓）を用いるとあるが、それでは手遅れになることが多い。その説に惑わされることがないように。

【弁釈】

黄苔の中に黒い斑点様の黒苔が点々とあるということである。

この場合の三陰というのは所謂温病でいう、営血に入ったという意味で、深いところという意味である。

循衣摸床というのは、なんとなく苦しいため衣をはねのけたり、なにか暴れたりするような格好をするということである。

梁玉瑜はこのように苦寒剤を使う場合に生石膏を巧みに量を変えて用いている。臨床の妙といえよう。

昇陽散火湯というのは人参、当帰、黄芩などが入っており、トータルでみると陽気を引き上げて火を散らすというやり方であるが、そのようなやり方では手緩い。

この場合は、十全苦寒救補湯を用いなければいけない程の深い熱邪なのである。

〈37〉黄苔中黒通尖舌

【原文】

第三十七、黄苔中黒通尖舌。乃心、肺、脾、胃、腎、大小腸均熱極也、皆裏証、無表証。若両感傷寒見此舌、則邪已入陰矣、治法与実熱証同。凡昏懞、或悪寒、或不

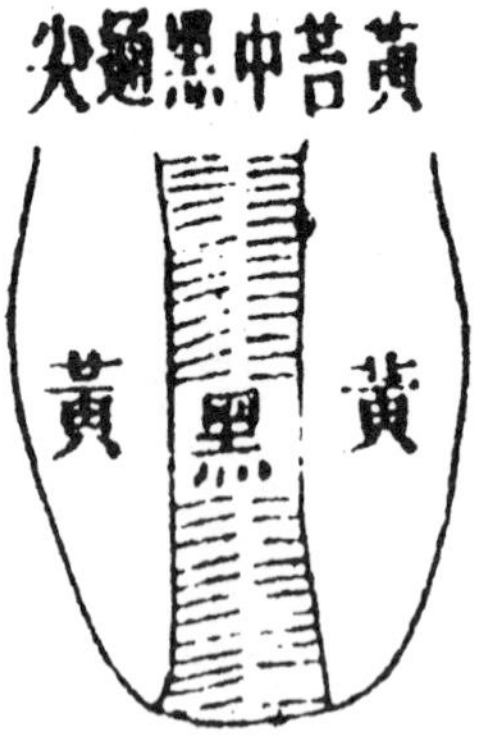

悪寒、口乾苦、歯燥咽乾、頭面自汗如珠出、至頸而止、大小便秘、下利臭水、六脈怪奇伏代、各証若見此舌、医書俱云難治、不治。然用十全苦寒救補湯分為三黄白虎湯、大承気湯、白虎湯三剤（分之則力足）、循環連服、不次急投（約一個時辰内、三剤各飲一服、如舌中黒漸退、則可略疏）、至黒苔退浄乃愈（此舌多為危病、能対証用薬、十可救七。旧説用調胃承気、又不急投、十中恐難救一）。

【口語訳】

第三十七番、黄苔中黒通尖舌。これは心・肺・脾・胃・腎・大腸・小腸いずれも熱が極まったもので、すべて裏証で、表証は無い。もし両感傷寒でこのような舌が現れれば、邪が已に陰に入っており、治療は実熱の証と同じである。昏迷し、人によって悪寒があったりなかったりし、口は渇いて苦く、歯が燥して咽が乾く、頭や顔から首まで汗が珠のように出る、大小便が出ない、下痢便が臭い、六脈が異状な伏脈や代脈をするなどの症状があってこの舌が現れれば、どの医書も難治・不治と言うが、十全苦寒救補湯を三黄白虎湯・大承気湯・白虎湯の三剤に分け（分けることで十分に作用する）、通常の回数や量にとらわれることなく、繰り返し、急いで服用させる（大体二時間以内に三剤を各々一服ずつ飲ませ舌中央の黒色が次第に退いていけば少し間隔を空けてもよい）。黒苔がきれいに退けば癒える。この舌が現れたら多くは危険な病状であるが、病状に合わせて薬を用いれば、十人の内七人は治る。

旧説では調胃承気湯を用い、かつ急いで与えることをしないので十人の内一人も助からないだろう。

〈38〉黄尖舌

【原文】

第三十八、黄尖舌。邪熱初伝胃腑也、宜調胃承気湯（大黄、芒硝、甘草）。如脈浮悪寒、表証未尽、則宜大柴胡湯両解之。旧説是也。

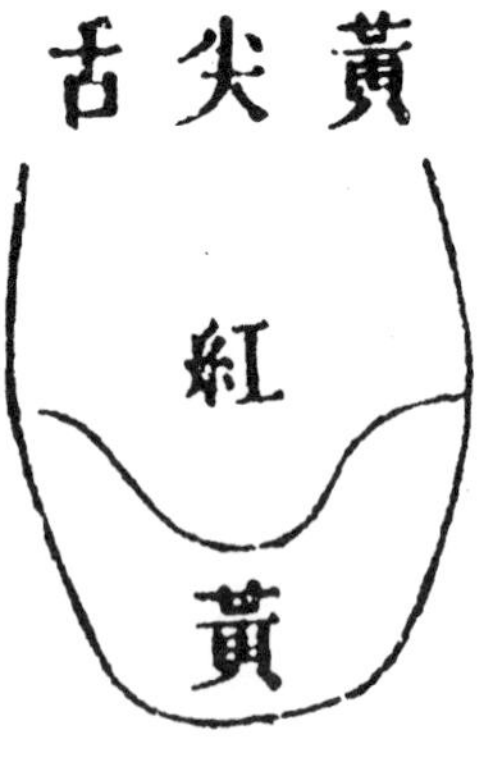

【口語訳】

第三十八番、黄尖舌。邪熱が胃の腑に初めて伝わったものである。調胃承気湯（大黄・芒硝・甘草）が宜い。浮脈で、悪寒があり、表証がまだ残っていれば、大柴胡湯で表証と裏証を同時に解くのが宜い。

旧説は正しい。

【弁釈】

この黄尖舌というのは舌の中央から前が黄苔でその後に舌質の紅舌が露出している筈である。調胃承気湯を使っておいて徐々に小承気湯・大承気湯を使うのが大体常套の使い方であるが、ここにあるように表証があり且つ裏実熱がある場合は大柴胡湯で解くのである。この裏証があっても表証が残っている場合に大柴胡湯で解くというのは非常に重要な意味がある。

また、脈診について厳しい評価をくだしているが、必要なところでは適当に脈診も大事にしている。だから、全面的に脈診を否定している訳ではない。

梁玉瑜はこの点を忘れないことだ。

常に「脈を捨て、舌を取る」というふうに言っているが、実際、個々の臨床の中では脈診も大事にしていたのだろう。

〔四逆散と大柴胡湯〕

あるリウマチの患者がいた。肝鬱気滞証と表証の両方があり、柴胡桂枝湯を処方してもらったが、ある程度までは効くけれど、スカッとしないので思い切って四逆散を処方してもらい飲ませてみた。

その後電話が掛かってきて「先生、半日で痛みがスカッと全部とれてしまった。そんな事あるか？」といわれた。その後また少し痛みが出たけど、前と問題にならないほどリウマチが楽になったというのである。これは非常に重要な意味を持っている。

四逆散の働きこそが大柴胡湯に近いものであると考える。そして大柴胡湯以上に、もう一つ巧みな使い方である。

〈39〉黄苔灰根舌

【原文】

第三十九、黄苔灰根舌。雖比黒根少軽、其実裏熱已急、如脈沈有力而不煩躁直視者、宜大柴胡加減治之。如煩躁直視、宜大承気下之。旧説是也、惟祇挙一端耳。

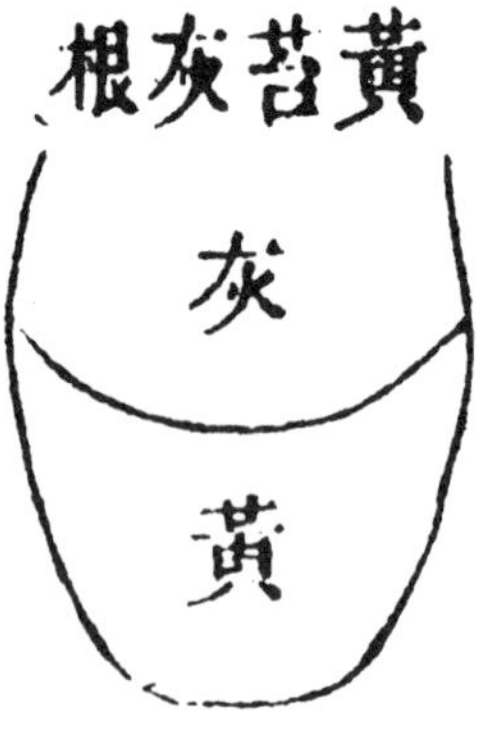

【口語訳】

第三十九番、黄苔灰根舌。黒根舌に比べれば軽いとはいえるが、裏の実熱はすでに急迫している。もし脈は沈脈だが力強く、煩躁して一点を見つめているというようなことがなければ、大柴胡湯を加減して治療するのが宜い。煩躁し一点を見つめている場合には大承気湯で下す。旧説は正しいが、一部しか挙げていない。

【弁釈】

舌根部に灰苔があり、舌の中央から前に黄苔があるという舌である。それが黒苔よりはまだよいというけれども、実際にはやはり裏熱はひどいものである。

大体、黄苔が乾燥してこういった黒苔、灰苔などが出てくるものはやはり重い。熱も非常に重いものだ。

〈40〉黄尖紅根舌

【原文】

第四十、黄尖紅根舌。湿熱乗火位也。瘟熱初病多有此舌、宜涼膈散（連翹、大黄、芒硝、甘草、梔子、黄芩、薄荷、竹葉）、解毒湯（黄芩、黄檗、黄連、山梔）等薬消息治之。旧説是也。

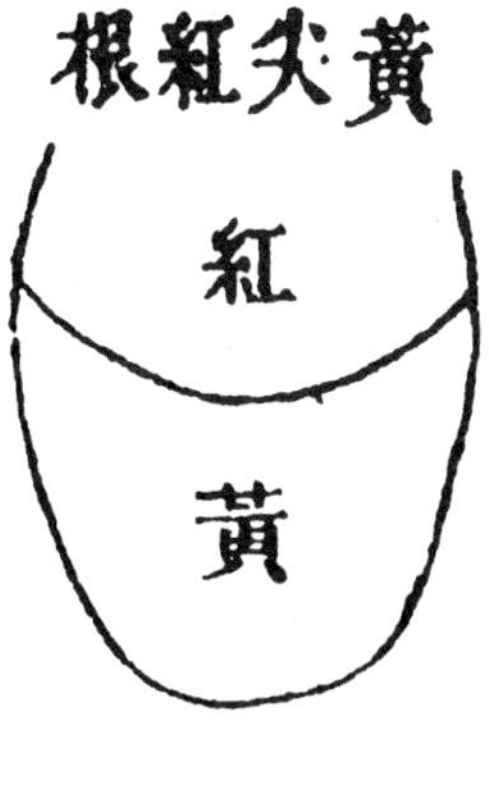

【口語訳】

第四十番、黄尖紅根舌。湿熱が強く、火位に乗じている。温熱病の初期にこの舌がよく現れる。涼膈散（連翹・大黄・芒硝・甘草・山梔子・黄芩・薄荷・竹葉）や解毒湯（黄芩・黄柏・黄連・山梔子）などの薬剤を加減し、治療するのが宜い。

旧説は正しい。

【弁釈】

舌根部の紅舌が露出しており、舌の中央から前が黄苔である。

〈41〉黄尖黒根舌

【原文】

第四十一、黄尖黒根舌。黒処多而尖尚黄、是各経皆極熱、而心経尚未極也。不論何病、皆属裏証、即用苦寒救補湯分単間服（以大承気另為一単也）、不次急投、以服至黒根退浄為準、病即愈、可保万全。若畏用苦寒、雖胃気未竭、亦必転瞬而絶也。如旧説之迂、甘心坐視、見死不救矣。

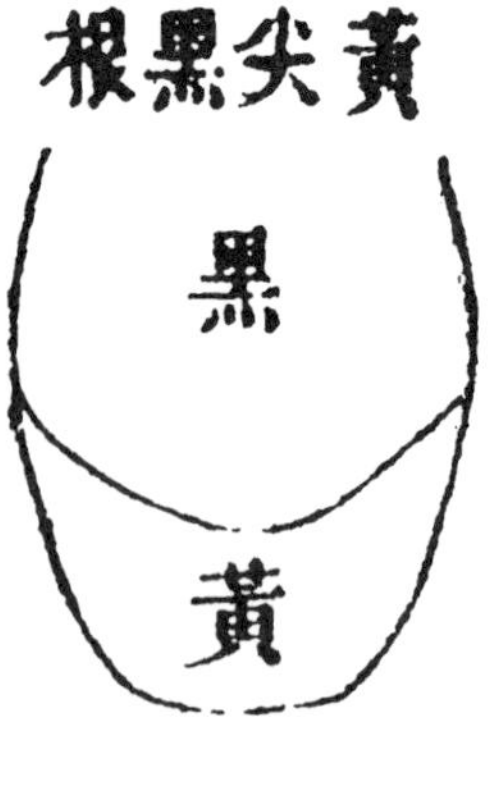

【口語訳】

第四十一番、黄尖黒根舌。黒いところが多いが舌尖部はまだ黄色い。

これは各経がみな極度の熱なのに対し、心経だけが未だ極まってはいない状態である。病が何であれみな裏証である。十全苦寒救補湯を一服ずつに分けて、間をあけて交互に（大承気湯を別の一服とし）服用させる、通常の回数や量にとらわれることなく急いで与え、舌根部の黒色がきれいに退くのを目安に続ければ、病は癒え、万全を期することができる。もし、苦寒薬を怖れて使わないでいると、その時点では胃の気が尽きていなくても、必ずあっという間に尽きてしまう。旧説のように引き延ばして、何もせずにいると、みすみす死なせることになる。

【弁釈】

先程の、第三十九舌のもう一つ深刻化したものである。大柴胡湯で解いたからといっていいわけではないのである。胃の気があるから大丈夫というような甘い見方をしていると死んでしまうということである。

だから瀉法をやる時には厳しく徹底的にやらなければいけないのである。それを甘く見積もって、まだ大丈夫だ、大丈夫だと思っていると、病が重くなっており、気付いて十全苦寒救補湯を使おうとしたときにはもう既に死んでしまっていたというのでは遅いのである。

〈42〉黄苔黒刺舌

【原文】

第四十二、黄苔黒刺舌。臓腑極熱也、不論何病（在雑病為実熱裏結、在傷寒為邪已伝裏）、均宜白虎湯及大承気湯循環間服、至苔刺退浄乃愈。旧説用調胃承気、僅微下之而不敢連投苦寒、臓腑必壊。逡巡亦足誤人。

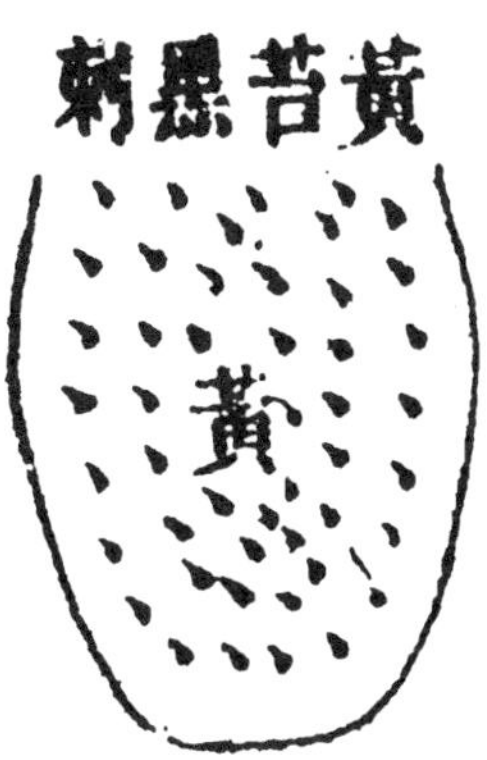

【口語訳】

第四十二番、黄苔黒刺舌。臓腑が極度の熱である。病が何であれ（雑病なら実熱が裏に結し、傷寒なら邪が已に裏に伝わっている）、白虎湯と大承気湯を間をあけて交互に服用させ、黄苔や黒棘がきれいに退くまで続ければ、癒える。

旧説は調胃承気湯で少し下すだけで、苦寒薬の連服には躊躇しているが、それでは臓腑は必ず壊死する。ためらっていると手遅れになる。

【弁釈】

黄苔黒斑舌と、黄苔黒刺舌とは、よく似ているのだが、斑と刺では恐らく黒斑の方は黒苔が点々とあり、黒刺の方は所謂乾燥してトゲ状になっており、耳状乳頭と糸状乳頭が乾燥して黒くなっているものを指すと思われる。ほぼ同じ病証を示すが、黒刺舌の方が、熱がより盛んである。

〈43〉黄大脹満舌

【原文】

第四十三、黄大脹満舌。陽明胃経湿熱也、其証為眼黄身黄、便閉煩躁者、宜茵陳蒿湯（茵陳蒿先煎、梔子、大黄後入）。若小便不利而発黄者、宜四苓散（茯苓、猪苓、沢瀉、白朮）加茵陳、梔子、黄連、木通。旧説是也。如

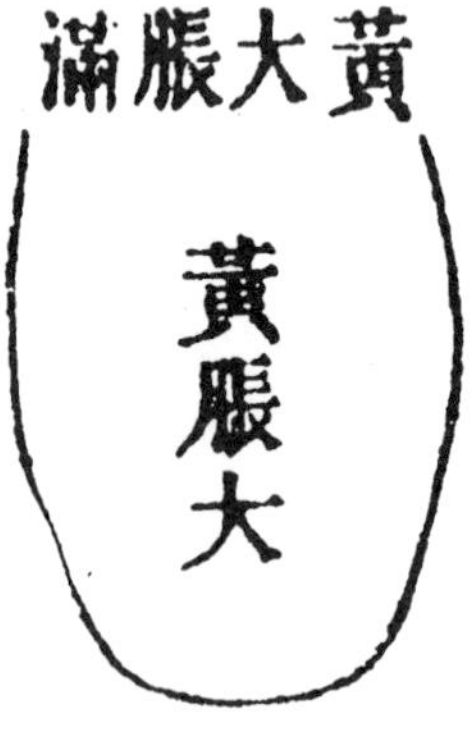

無上各証而発熱煩躁、胸中満、困倦不安者、宜大承気。

【口語訳】

第四十三番、黄大脹満舌。陽明胃経が湿熱である。眼や身体が黄色く、大便が秘結し、煩躁する場合は、茵蔯蒿湯（茵蔯蒿を煎じてから山梔子と大黄を入れる）が宜い。もし小便が出ず発黄すれば、四苓散（茯苓・猪苓・沢瀉・白朮）に茵蔯・山梔子・黄連・木通を加えるのが宜い。旧説は正しい。

もし以上のような症状はないが、発熱し煩躁し、胸が塞がり、眠くてだるく落ちつかない場合は、大承気湯が宜い。

【弁釈】

黄苔で舌が大きく腫れあがっている舌である。元来、陽明の経証や腑証においては多くは大体発汗が多く見られるのだが、この発汗が出来なければ湿邪が内に停滞し、それが発黄の原因になるのだ。

現代中医学では胆汁との関わりで無理に説明しているが、そういう必要は無く、やはり湿熱として考えればよいだろう。

慢性消耗性疾患の場合に、発黄までいかないにしても、少し顔が黄色くなってくることがあるが、やはり脾が弱り湿邪が停滞するためである。

〈44〉黄尖白根舌

【原文】

第四十四、黄尖白根舌。傷寒少陽胆経伝陽明腑病也。若陽明証多者（口苦咽乾、腹満微喘、発熱悪寒、脈浮緊）、宜大柴胡湯（見第五舌）。少陽証多者（頭痛、発熱、脈弦細）、宜小柴胡湯（柴胡、黄芩、人参、甘草、生薑、半夏、大棗。若胸煩外熱者、勿用参）。如譫語煩躁内熱者、宜調胃承気湯。旧説是也。

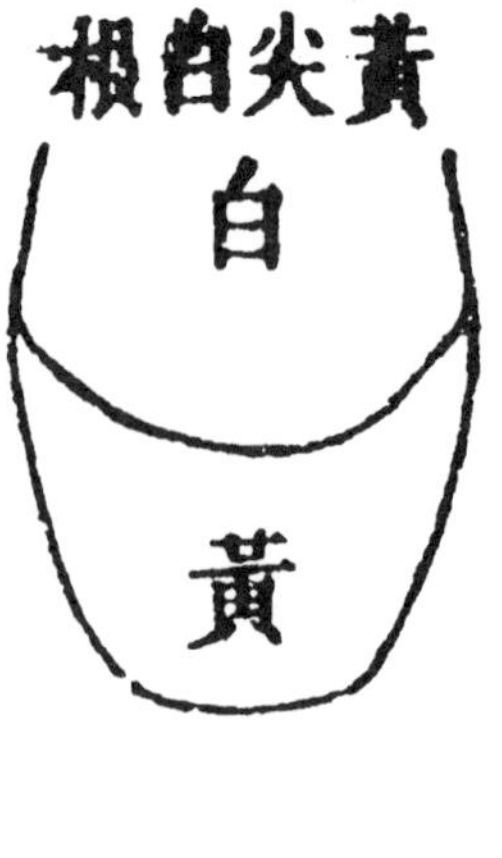

【口語訳】

第四十四番、黄尖白根舌。傷寒の少陽胆経病が陽明の腑に伝わったものである。もし陽明病の症状（口苦し咽乾する、腹満ちてやや喘ぐ、発熱し悪寒する、脈は浮緊）が多ければ、大柴胡湯（第五舌参照）が宜い。少陽の病状（頭痛、発熱する、脈は弦細）が多ければ、小柴胡湯が宜い（柴胡・黄芩・人参・甘草・生姜・半夏・大棗。もし胸煩し外熱する場合は人参は使うべからず）。もし譫語し煩躁し、内熱する場合は、調胃承気湯が宜い。旧説は正しい。

【弁釈】

中央から前が黄色く、中央から舌根にかけて白苔がある舌である。

本書では常々脈診に依らず、舌診に頼れといったことがよく言われているが、必要な時にはきちんと脈診に従うよう指示している。

〈45〉黄根白尖舌

【原文】

第四十五、黄根白尖舌。在傷寒為表邪少而裏邪多也、宜益元散（滑石六両、甘草一両為末、加辰砂少許）与涼膈散（見四十舌）合用。如陽明無汗、小便不利、心中懊煩者必発黄、宜茵陳蒿湯（見前）。旧説是也。如大便難、胸中悶、睡時多夢者、裏証実熱也、宜調胃承気湯。

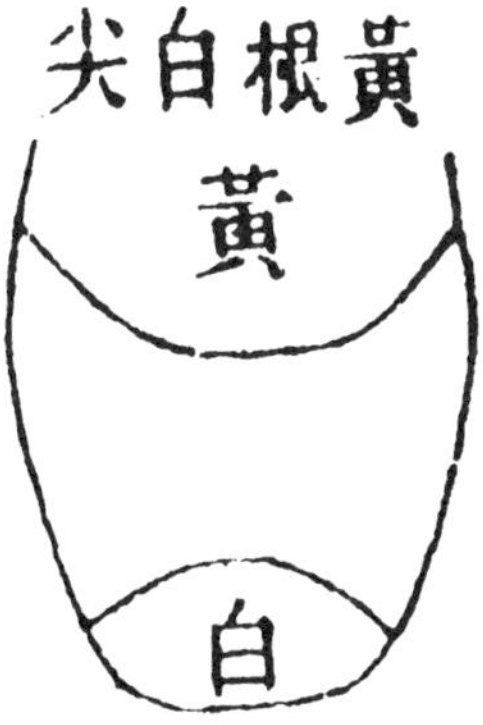

【口語訳】

第四十五番、黄根白尖舌。傷寒で、表邪が少なく裏邪が多い。益元散（滑石六両・甘草一両を粉末にし、少量の辰砂（※）を加える）と涼膈散（第四十舌参照）を合わせて用いるのが宜い。陽明病で無汗、小便が出ず、胸のあたりがすっきりしない場合は、必ず発黄する。茵蔯蒿湯（第四十三舌参照）が宜い。

旧説は正しい。

もし大便が出難く、胸中悶え、睡眠時に夢を多く見るのであれば、裏証実熱であり、調胃承気湯が宜い。

［註］

（※）朱砂の別名。

【弁釈】

舌根部が黄苔で舌尖部が白苔である。舌の中央は恐らく舌質が露出しているのだと思われる。これは慢性の雑病でも案外見受けられるもののようだ。

胃に実熱があるために、夢をみることが多く。落ち着いて眠れない人が意外と多い。夢を多く見るという人には心神あるいは魂が不安定な人が多い。場合によってはこのように裏に実熱が停滞していて胃に熱が籠って眠ることができないことがある。胃が休まっていないのである。

心腎不交の不眠では心気と腎気が上手く交わらない為に、上下のバランスが崩れて、その為に不安定になって心神が不安定になるために眠れないのだ。

当然のことながら裏の実熱によるものであれば、こういう調胃承気湯、あるいは桃核承気湯などの類で下すのがよいと思われる。

〈46〉黄根灰尖舌

【原文】

第四十六、黄根灰尖舌。如不吐不利、心煩而渇者、胃中有鬱熱也、宜調胃承気（見三十八舌）加黄連（灰色在尖、舌尖属心、故兼清心）。旧説是也。

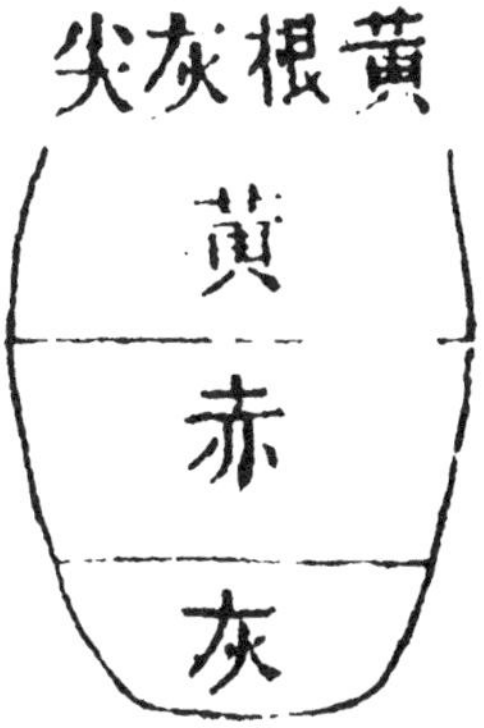

【口語訳】

第四十六番、黄根灰尖舌。嘔吐も、下痢もせず、心煩して口渇する場合は、胃中にうつ熱がある。調胃承気湯（第三十八舌参照）に黄連を加える（舌尖は心に属し、その舌尖に灰色の苔があるので、清心を兼ねる）のが宜い。

旧説は正しい。

〈47〉黄根白尖短縮舌

【原文】

第四十七、黄根白尖短縮舌。短而硬、不燥不滑、但不能伸出、其証多譫語煩乱、乃痰夾宿食占拠中宮也、宜大承気加生薑、半夏治之。旧説是也。

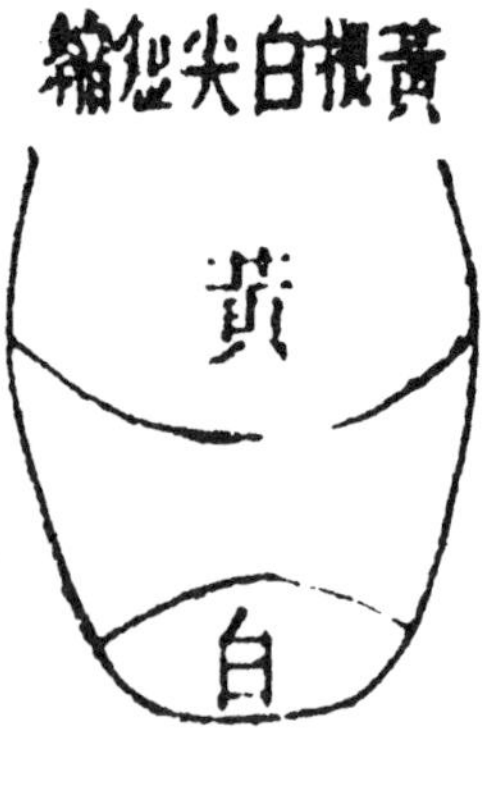

【口語訳】

第四十七番、黄根白尖短縮舌。舌が短く硬くなって、燥でも滑でもないが、伸ばして出すことができない。そのよくある症状は譫語し心が乱れる。これは痰が宿食をはさんで、中宮(※)を塞いでいる状態である。大承気湯に生姜・半夏を加えたもので治療するのが宜い。旧説は正しい。

[註]

(※)胃の腑のこと。

【弁釈】

舌根部に黄苔があり、舌尖部が白苔がある。しかも舌が縮んできて伸びなくなるのである。この短縮舌は熱邪が襲ってきたため舌が伸びないのである。

〈48〉黄苔舌

【原文】

第四十八、黄苔舌。如傷寒見尖白根黄、則表証未罷也、宜先解表、然後攻裏。如大便塞者、宜涼膈散（見四十舌）。小便渋者宜四苓散、益元散合用加木通。旧説是也。若雑病見此舌、色黄結実者、均属実熱裏証、宜分経審病、用苦寒薬（凡黄舌皆為実証、熱証、無虚証、寒証、弁舌者当知之）。

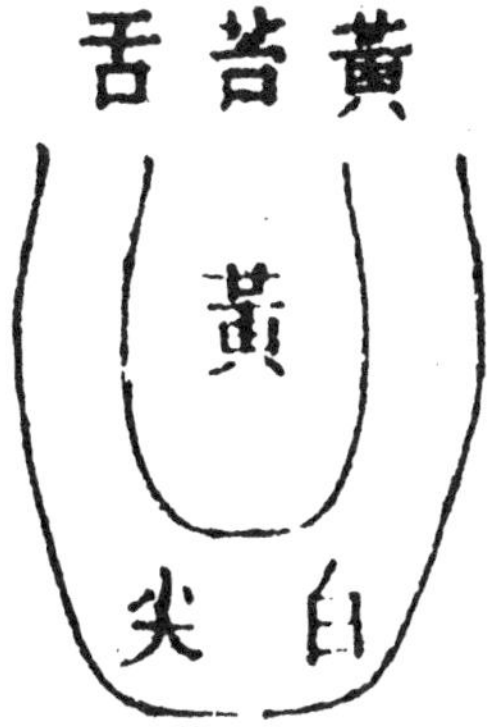

【口語訳】

第四十八番、黄苔舌。傷寒で舌尖が白苔、舌根部が黄苔の舌が現れるのは、表証が未だ残っているということなので、表を治した後に裏を攻めるのが宜い。便がつまっていれば涼膈散（第四十舌参照）が宜い。小便が出にくい場合は、四苓散に益元散を併用し、木通を加えるのが宜い。

旧説は正しい。

もし雑病でこの舌が現れ、黄色で結実していればどれも実熱裏証である。経を見極めて病を審らかにして苦寒の薬剤を用いるのが宜い（黄舌はみな実証熱証であり、虚証寒証は無い。舌診するものは、これを知っておくべきである）。

【弁釈】

黄苔が中央にあり、舌先とその周辺に白苔があるものだ。一般に黄苔は熱と見てよいが、淡黄苔に限り脾胃の弱りとみる。「黄結実」とは黄苔が非常に頑固に固まって取れにくいという意味である。そういった場合は均しく実熱の証であり、当然乾燥しているだろう。実熱で重篤な劇症肝炎などで意識昏迷に陥ったものなどはかなりきつい黄苔が現れる。熱の極みであるため、黄苔のみならず黒苔、あるいは老黄苔を呈す場合もあり、紅舌で乾燥しているのみである。重症のものはこのような舌を呈すことが多いため注意が必要である。

「黄苔を現すものは殆ど実証熱証であり、虚証寒証というのはまず無い。弁舌に頼るものは心すべきである」とは実に明解だ。

〈49〉初病微黄舌

【原文】

第四十九、初病微黄舌。傷寒初病失汗（謂当用表散之時、失誤未表也）、表邪入裏見此舌者、毎発譫語、宜並用

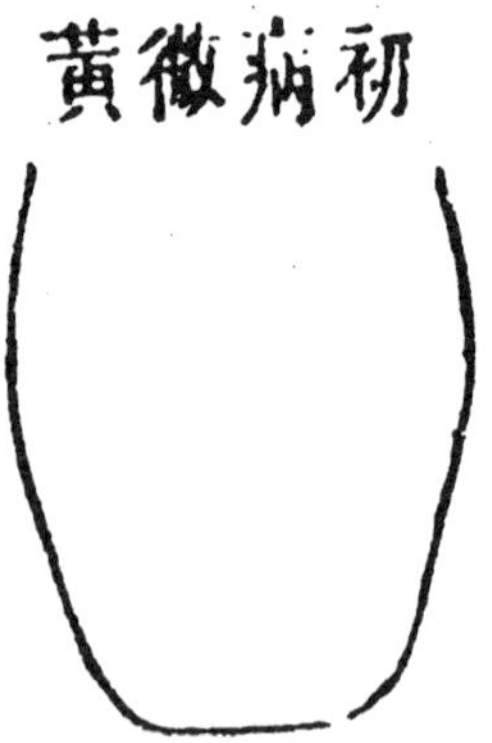

双解散（防風、荊芥、連翹、麻黄、薄荷、川芎、当帰、白芍、白朮、山梔、黄芩、石膏、桔梗、甘草、滑石、解表兼解裏、和血復調気、故曰双解散。本方加大黄、芒硝名防風通聖散、治表裏倶実熱、河間方也）、解毒湯（見四十舌）、汗下兼行。旧説是也。若邪伝入深及雑病裏証見此舌、均為実熱、宜白虎三黄等湯。

【口語訳】

第四十九番、初病微黄舌。傷寒病の初期に失汗（表散すべき時を逸したため、まだ表のままである）し、表邪が裏に入ってこの舌が現れた場合は、頻繁に譫語する。双解散（防風・荊芥・連翹・麻黄・薄荷・川芎・当帰・白芍・白朮・山梔子・黄芩・石膏・桔梗・甘草・滑石が成分で、解表と解裏を兼ね、和血して再び気を調えることから双解散という。この双解散に大黄、芒硝を加えたものを防風通聖散といい、表裏いずれの実熱も治す。河間（※）の処方である）と解毒湯（第四十舌参照）を併用し、発汗攻下を兼ねるのが宜い。旧説は正しい。

もし邪が深く入っていたり、あるいは雑病の裏証でこの舌が現れれば、みな実熱であり、白虎湯や三黄湯等の湯薬が宜い。

［註］

（※）金代の名医劉完素のこと。河北省河間の出身なので、劉河間と呼ばれる。

【弁釈】

初病微黄舌というのは、病の初期に僅かに黄苔が現れる舌のことである。

ここのポイントは表証で発汗すべき時に発汗させる時期が遅れ、表証がありながらしかも裏にも邪気が伝入した場合にこのような実熱を呈するということである。表と裏を両方治そうとするときには双解散や解毒湯を用いるのである。

「汗下兼行」というのは発汗と攻下を両方行って病を治さないといけないということである。

〈50〉日久微黄舌

【原文】

第五十、日久微黄舌。如傷寒表病未罷者、宜小柴胡湯合益元散。若微黄而兼膩者、宜大柴胡湯下之。若身目倶黄者、熱湿也、宜茵陳湯、表裏並除。旧説是也。如雑病裏証見此舌者、均為実熱。如黄色一刮極浄者、為無病、可以勿薬。

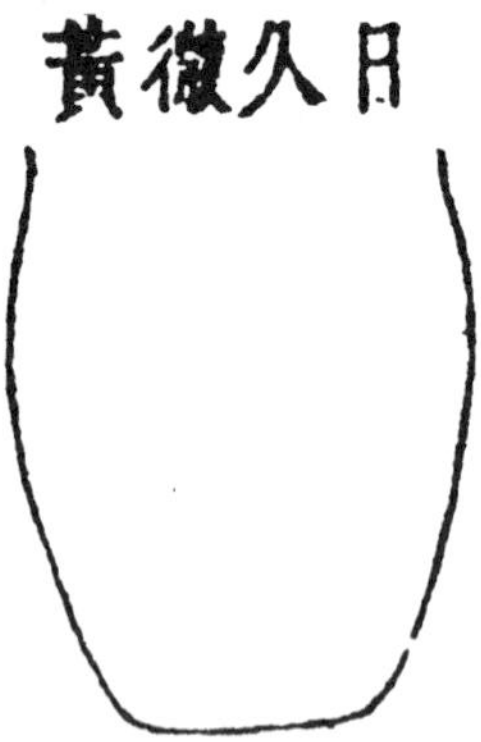

【口語訳】
第五十番、日久微黄舌。傷寒病で未だ表証が残っている場合は、小柴胡湯に益元散を合わせる

のが宜い。もしやや黄色で且つ膩苔であれば、大柴胡湯でこれを下すのが宜い。もし身体も目も黄色なら湿熱である。茵蔯蒿湯で表裏ともにそれを取り除くのが宜い。

旧説は正しい。

雑病の裏証でこの舌が現れればいずれも実熱である。黄舌を一刮りすればすっきりときれいになるのであれば、病は無いので、投薬せずともよい。

【弁釈】

病が段々長引いているが、黄苔は僅かにしか黄色くならない舌である。

このような舌でも刮ってみると後に残らずきれいに取れて、舌質がきれいなものは実熱のように見えても決して実熱ではない。

梁玉瑜の舌診学は舌苔を刮って取れるか取れないかを重要視している。

邪熱がある場合、その邪熱がどの程度のものか、刮るとよくわかる。同じような舌苔でも取れそうで取れないもの、あるいは取れないようで実は刮るときれいに取れるものなど色々ある。舌苔を刮るということは邪気の有無とその程度を知るのに非常に有効な手段である。

〈51〉白苔変黄舌

【原文】

第五十一、白苔変黄舌。傷寒表邪、失於汗解、初伝入陽明、寒邪已化火、其証多大熱大渇、宜竹葉白虎湯（生石膏、知母、竹葉）、従陽明経発汗清解之、自愈。此邪在半表半裏、不可驟下。如旧説急下之、必致陥胸矣。如全舌皆変黄而苔渋、則宜大承気湯以下之。望舌者宜留意、勿誤。

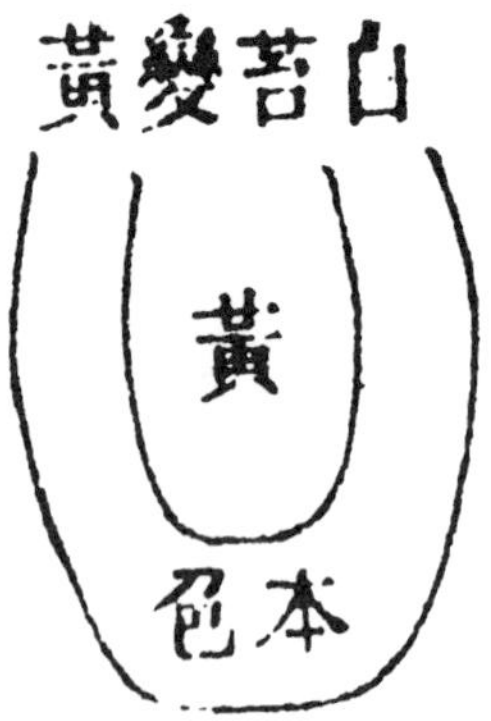

【口語訳】

第五十一番、白苔変黄舌。傷寒病の表邪で、汗解に失敗し、初めて陽明に伝入し寒邪がすでに化火したもので、症状としては大熱し大渇することが多い。竹葉白虎湯（生石膏・知母・竹葉）が宜い。陽明経より発汗、清解すれば自ずと癒える。この邪が半表半裏にあれば、急に下してはならない。

もし旧説の如く、これを急に下せば、必ずや陥胸（※）をおこす。もし舌全体がみな黄色に変じて、苔がザラザラしていれば、大承気湯でこれを攻下するのが宜い。舌診をする者は注意し誤らないように。

［註］
（※）邪が内陥し結胸をおこしている状態。

【弁釈】
正しい弁舌診断ができないと大いに誤診する。気をつけねばならないことだ。

〈52〉黄苔白弦舌

【原文】
第五十二、黄苔白弦舌。此舌常有黄在中、脾胃熱也。白在弦、別経無熱、或有寒也（白滑無苔為寒、若乾厚或渋、則亦熱）、為病尚軽。如感熱邪表証、宜涼散之。若雑病実熱裏証、宜清涼脾胃。旧説専指煩渇嘔吐表証、則迂矣（上二条当与第五、第十六、十七、第四十四、五、第四十八、五十四諸条参看）。

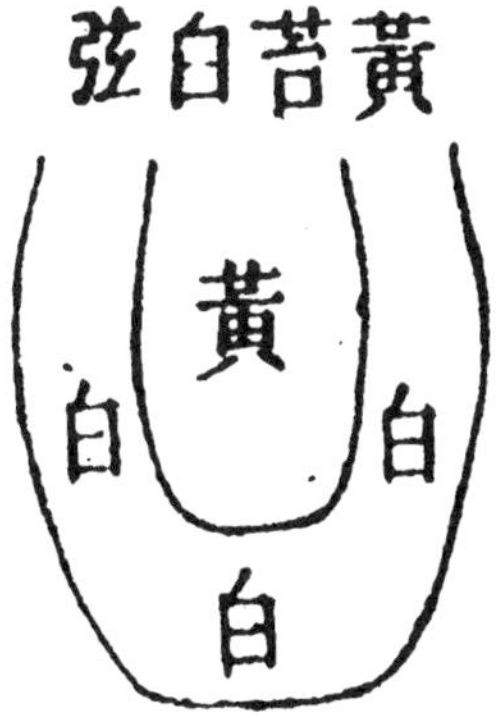

【口語訳】

第五十二番、黄苔白弦舌。本舌では、黄苔が中央にあることが多い。脾胃に熱がある。舌の縁が弓状に白ければ、他の経は無熱もしくは寒である（白滑で無苔であれば寒であり、白苔が乾いていて厚いか、あるいはザラついていれば熱である）。これらは病としてはまだ軽い。もし熱邪を感受した表証ならば涼散するのが宜い。もし雑病で実熱の裏証なら、脾胃を清涼するのが宜い。旧説では煩渇し嘔吐するから表証だとしているが、あたらない（上の二条、つまり第五十一・第五十二の各舌は第五・第十六・第十七・第四十四・第四十五・第四十八・第五十四の各条を参照のこと）。

〈53〉黄苔黒点舌

【原文】

第五十三、黄苔黒点舌。臓腑全熱也、不論何病（或傷寒伝裏化火、或感暑熱邪逼裏、或雑病実熱裏証）、均宜白虎湯（去粳米）与大承気湯間服、不次急投、候黒点退浄方愈。若旧説投調胃承気後、即進和解散、恐十難救一也（与第三十五、三十六、三十七、三十九、四十一、四十二諸舌互考）。

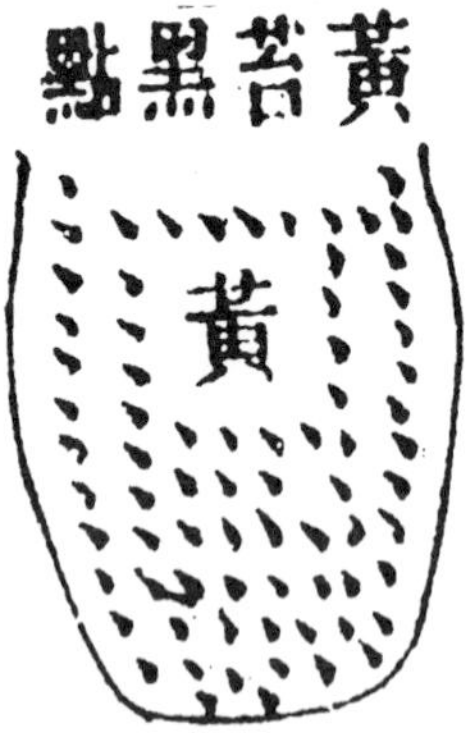

【口語訳】

第五十三番、黄苔黒点舌。臓腑いずれも熱がある。病が何であれ（傷寒が裏に伝わり化火したものや、暑熱を感受し邪気が裏に迫っているもの、または雑病で実熱裏証のもの）、白虎湯（粳米を取り除く）と大承気湯を、通常の回数や量にとらわれることなく、交互に急いで与える。黒点がきれいに退けば、癒える。

もし旧説のように調胃承気湯を投じた後すぐに和解散を飲んでも、おそらく十人に一人も救えないだろう（第三十五・三十六・三十七・三十九・四十一・四十二の各舌を相互に参考にすること）。

〈54〉黄苔尖白舌

【原文】

第五十四、黄苔尖白舌。如表証未去、宜先解表、後攻裏。如大便秘宜涼膈散、小便不利宜四苓散加木通、車前。旧説是也。若雑証見舌中黄為脾胃熱、舌根黄為腎腸倶熱、宜白虎湯加大黄涼瀉之（黄苔退浄、舌尖之白即反紅色、本治則末亦治也。与第四十八、五十二両舌参看）。

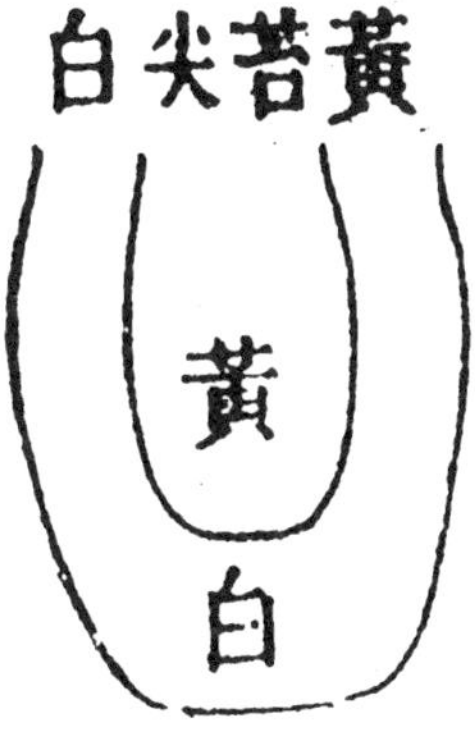

【口語訳】

第五十四番、黄苔尖白舌。もし表証が消えていなければ、先ず表を解いてから裏を攻めるのが宜い。

もし大便が秘結していないのであれば涼膈散が宜い。小便が出ないのであれば四苓散に木通・車前を加えるのが宜い。

旧説は正しい。

もし雑病で舌の中央が黄色であれば脾胃の熱、舌根が黄色ならば腎と腸ともに熱がある。白虎湯に大黄を加えて涼瀉するのが宜い（黄苔がきれいに退き、舌尖の白色が紅色に転ずれば、本治とともに、標も治ったということである。第四十八・五十二の両舌参照）。

〈55〉黄苔生弁舌

【原文】

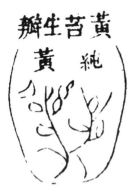

第五十五、黄苔生弁舌。苔黄而渋、中有花弁形者、熱入胃腑、邪毒深矣、心火煩渇、宜大承気急下之。身黄如橘、目黄如金者、宜茵陳湯。如下焦蓄血者、宜桃仁抵当湯（熱在下焦、少腹鞭満、瘀血在裏、小便自利、屎鞭、如狂、善忘諸症宜之。大黄、生地、帰尾、桃仁、穿山甲、元明

粉、桂心)。蓄水在脇内腫脹者、宜十棗湯(芫花(酢炒)、甘遂(麺煨)、大戟(蒸晒)、大棗(先煮))。結胸甚者、宜大陥胸湯。(傷寒当表而誤下之膈痛煩躁、心下鞕而痛者為結胸、用大黄、芒硝、甘遂、先煮大黄)。有痞血者、宜大黄瀉心湯(大黄、黄連)。旧説尽善(諸方皆重剤、勿妄用、須熟於傷寒、随症詳審)。

【口語訳】

第五十五番、黄苔生弁舌。苔が黄色でザラザラし、中央に花弁のような形があれば、熱が胃の腑に入っていて邪毒が深い。心火煩渇する場合は大承気湯で急ぎこれを下すのが宜い。身体がミカンのように黄色く目が金のように黄色ければ茵蔯蒿湯が宜い。もし下焦に蓄血していれば、桃仁抵当湯(熱が下焦にあって、少腹鞕満し、瘀血が裏にあって、小便の勢いが異常に強く、よく物忘れするなどの症状にはこれが宜い。大黄・生地黄・当帰尾・桃仁・穿山甲・元明粉(※1)・桂心)が宜い。水が脇にたまって腫れていれば、十棗湯(芫花は酢で炒め、甘遂は麺煨(※2)し、大戟は蒸して晒し、大棗は先に煮ておく)が宜い。結胸がひどい場合は大陥胸湯が宜い(傷寒病で解表すべきところ誤ってこれを下し、膈痛煩躁し、心下硬く痛むのは結胸である。大黄・芒硝・甘遂を用い、一番に大黄を煮る)。痞血あるものは大黄瀉心湯(大黄・黄連)が宜い。

旧説はすべて正しい(これらの処方の薬剤はみな激しいので妄りに用いてはいけない。必ず傷寒を熟知し、証に従って、審らかにしなければならない)。

［註］
（※1）玄明粉に同じ。
（※2）麺煨とは、中薬製法の一つ。薬物を練った小麦粉で包み、晒して半乾きにしてから、熱した滑石粉か、熱砂の中で外側が焦黄色になるまで煎り、篩にかけてから外皮を剝く。その目的は、油分を取り除いて、止瀉作用を強めることにある。

〈56〉黄変沈香舌

【原文】

第五十六、黄変沈香舌。焦燥之状也。若熱甚、則全舌将変黒、生芒刺、邪毒最深、宜三消飲（見三十二舌）加重大黄、或以大承気下之後酌用養営諸湯（見後）。旧説是。

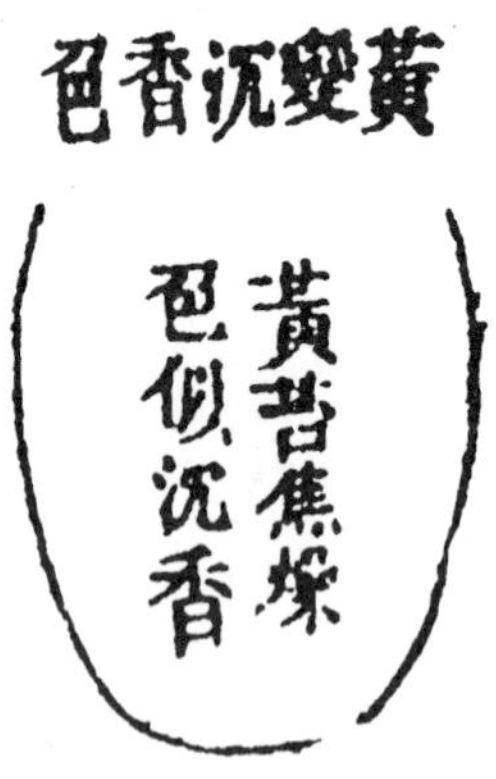

【口語訳】
第五十六番、黄変沈香舌。焦燥の状態である。もし熱がひどければ、舌全体が黒く変わり、芒刺が生じる。邪毒が最も深いので三消飲（第三十二舌参照）が宜い。これに大黄を多く加えるか、あるいは大承気湯でこれを下してから、養営の諸湯（後ろの条を参照）を適宜加減して用いる。
旧説は正しい。

〈57〉根中漸黄舌

【原文】

第五十七、根中漸黄舌。外有白厚苔、熱邪伝入膜原也。舌根漸黄至中央、邪初入胃也。如有疫症、已伝三陽、宜達原飲（見三十一舌）。如胸膈満痛、大渇煩躁者、伏邪内攻也、宜急用三消飲下之。如既下後、大便燥結又難再攻者、宜清燥養営湯（知母、花粉、当帰、白芍、陳皮、地黄汁、甘草、灯心）。疫為熱病、暴攻之後、余邪未尽、陰血未復、不可遽補、致生異症。凡陰枯血燥者宜此湯）或承気養営湯（即小承気加知母、当帰、白芍、生地、治伏邪未尽、攻補両難者）。如痰壅不清、胸悶脇脹者、宜蔞貝養営湯（知母、花粉、貝母、瓜蔞霜、橘紅、白芍、当帰、蘇子、生薑、如痰中帯血、加藕節、茅根）。旧説是也（与第五十一、五十二参看）。

【口語訳】

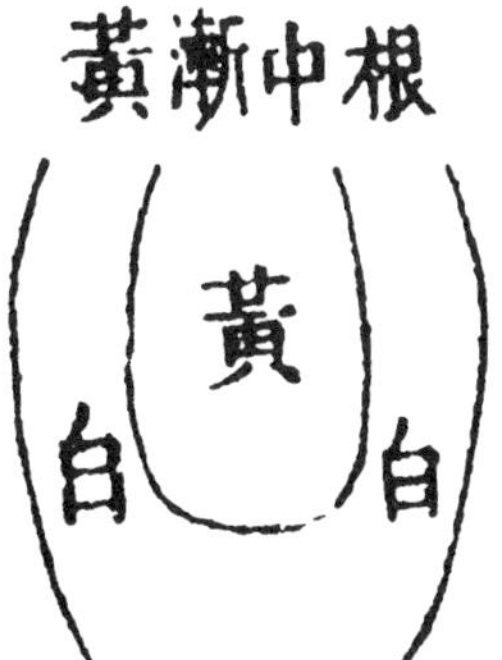

第五十七番、根中漸黄舌。外側に白厚苔があるのは、熱邪が膜原に伝入したものである。舌根がしだいに黄色になり中央に至るのは、邪が初めて胃に入ったものである。もし疫症があってすでに三陽に伝わっていれば、達原飲が宜い（第三十一舌参照）。もし胸膈満痛し、大渇し煩躁すれば、伏邪が内を攻めているので、急ぎ三消飲を用いてこれを下すのが宜い。もし下した後に、大便が燥結し、再び攻め難ければ、清燥養営湯（知母・花粉・当帰・白芍・陳皮・地黄汁・甘草・灯心（※）。疫は熱病であり、これを激しく攻下しても、余邪が尽きず、陰血も回復していない場合は、異なる症状を生じさせることになるので、急激に補してはいけない。陰枯血燥する場合はすべからくこの湯薬が宜い）か、承気養営湯（小承気湯に知母・当帰・白芍・生地黄を加える。伏邪が尽きておらず、攻補ともに難しい者を治療する）が宜い。もし痰が引っかかってすっきりせず、胸がつまり脇が脹れていれば、蔞貝養営湯（知母・花粉・貝母・瓜蔞霜・橘紅・白芍・当帰・蘇子・生姜。痰に血が混じる場合は藕節・茅根を加える）が宜い。旧説は正しい（第五十一舌・第五十二舌参照）。

［註］

（※）灯心を加えるのは呉氏清燥養営湯の処方。

【弁釈】

亡き娘の悪性リンパ性白血病と最後まで戦った。補っても補っても補血できなかった。邪熱が営血を蝕んでいたのだ。難病であればあるほど正邪の抗争は激しく複雑なものだ。『舌鑑弁正』は舌診学を用い、見事にこれを克服してゆく。おそらく温病学、温病治療はこれに極まってきているのではないか。

3 黒　舌

〔A〕総論

【原文】黒舌総論

凡舌苔見黒色、病必不軽、寒熱虚実各証皆有之、均属裏証、無表証也。在傷寒病、寒邪伝裏化火則舌苔変黒、自舌中黒起延及根尖者多、自根尖黒起者少。熱甚則芒刺、乾焦、罅裂、其初必由白苔変黄、由黄変黒、甚至刮之不脱、湿之不潤者、熱極傷陰也。病重脈乱、舎脈憑舌、宜用苦寒以補陽火之偏、急下以救真陰之弊。在雑病、見黒苔皆因実熱傷裏也。亦惟連瀉熾火、毋使枯竭。若虚寒而舌黒者、則必湿滑無苔（多津、口不苦、唇不燥）、無朱点、無芒刺、無罅裂、刮之明浄、如水浸猪腰、有淡淡瀜瀜之形、是臓腑極寒之舌也、宜用十全辛温救補湯（伝薪集）。亦有真寒仮熱証而見黒舌者、其舌必全黒而不分経、且必由淡白之時忽然転黒、其初無変黄之一境、約略望之、似有焦黒芒刺乾裂之状、然刮之必浄、湿之必潤、環唇皆白而不紅焦、寒結在臓也。其証亦周身大熱、煩躁悪衣被、与実熱邪火証相似、実則中宮寒極、陽気尽発於外也、口大渇、喜冷飲水却不多、与実熱諸証略異、外仮熱而裏極寒也。患此仮証之人、必煩乱昏沈、六脈必遅弱無力、大便結、常欲下而不下、宜甘温救補湯（甘温除大熱之法也）。更有陰虚腎水虧而舌黒者、頗似寒舌之光亮無苔、又似熱舌之焦乾無津、詳細審察、乃可無誤（其病状必不同、宜参看医学答問巻二弁陰火内傷篇）、治宜六味地黄湯加減急投（然陰虚内傷之舌、大都絳色無苔）。若腎絶舌黒過尖、言帰於命、別無治法（有煙癮之人常多黒舌、看法当比平常病人之黒舌減一二等算。又有誤食物而染黒者、宜明弁之）。

【口語訳】黒舌総論

舌苔に黒色が現れれば病は必ず重い。寒熱虚実の各証、すべてにこの舌は現れるがみな裏証であって表証はない。

傷寒病で寒邪が裏に伝わって化火すれば舌苔が黒くなる。この黒苔は舌の中央から舌根に向けて伸びるものが多く、舌尖や舌根部から舌の中央へ伸びるものは少ない。熱がひどくなると芒刺が生え、乾いて焦げ亀裂が生じる。その場合、必ずまず白苔から黄苔に変わり、その後、黒苔に変わる。刮っても剥落せず、水を含ませても潤わないようなことがあれば、それは熱が極まって陰を傷っているのである。重病となり脈が乱れてきたら、脈診に依るのをやめ舌診に依拠して、苦寒剤で陽火の偏りを補し、急下して真陰が傷られているのを救うのが宜い。

雑病で黒苔が現れるのはみな実熱が裏を傷っているのである。熾火を瀉し続けるしかないが、枯渇させてはいけない。もし虚寒で舌が黒ければ、必ず湿滑で無苔である（津液が多く、口苦がなく、唇が乾燥していない）。紅点も芒刺も亀裂もなく、これを刮るとすっきりきれいになり、水に浸かった豚の腎臓のように色が薄く膨らんで見えれば、臟腑が寒が極まった舌であり、十全辛温救補湯が宜い（『伝薪集』(※)）。

また真寒仮熱の証があって黒舌がみられることもあるが、その場合、舌は必ず全体が黒くなっていて、経で分かれていない。且つ、必ず、薄い白色であったものが、突然黒くなるのであって、黄色に変わる過程を経ない。一見、焦げて黒く芒刺があり乾いて裂けたように見えるが、これを刮ってみると必ずきれいになり、湿らすと必ず潤い、唇の周りはみな白で、紅く焦げているのでなければ、寒邪が臓に結している。症状としては全身が大熱で、煩躁し服を脱ごうとするなど、実熱邪火の証とよく似ているが、実際は、中宮に寒が極まり陽気が外に出尽くしたのである。大渇しているのに、冷飲を好むことが少ない点が、実熱の諸証とはやや異なる。外は仮熱で、内側は極寒なのである。このような真寒仮熱の患者は必ず煩躁したり意識がボーっとしたりし、六脈は必ず遅弱で無力、大便は秘結し、出したいのに出ない。このような場合は甘温救補湯（甘温は大熱を取り除く手立てである）が宜い。

更には、陰虚で腎水が不足して黒舌になることがあるが、それは虚寒舌がツルツルで無苔なのに非常によく似ており、また熱舌が焦げて乾き津液が無いのにもよく似ている。詳細に観察して判断すれば、誤ることはない（その病状は必ず異なる。『医学答問』巻二「陰火内傷篇(※)」を参照すると宜い）。その場合は、六味地黄湯を加減して急いで与えると宜い（陰虚内傷の舌は、その大方は絳紅色で苔がない）。

もし腎気が絶え、舌尖まで黒くなった場合は、天命が尽きたということで、他に手立てはない。（タバコ好きの人には黒舌の人が多いので、普通の病人の黒舌から一、二割差しひいて見るべきだ。また、誤食によって黒く染まる場合もあるので、はっきりさせ弁証すべきである。）

［註］

（※）『医学答問』については凡例第十一項の註を参照。巻二で「然則内傷之分別若何、薬之宜忌若何」（それならば、内傷の別は如何に、薬の適否は如何に）という問いに対し、陰火内傷・陽火内傷各二十症について解説している。

【弁釈】

黒苔があらわれる病に軽症はない。黒苔というのは急性病でも雑病でも非常に重病であることを示している。寒にも熱にも虚にも実にも見られるが表証では現れない。必ず裏証の重症である。仮苔（刮るとスッと取れる仮の苔）は実証で出る場合は邪気があってもそうひどくはないことを示し、虚証で出る場合は正気が著しく弱った非常に重い病気であることを示す。

慢性の仮苔はなかなか取れにくいのである。

〔B〕各論

〈58〉純黄黒苔舌

【原文】

第五十八、純黄黒苔舌。乃実熱已極、逼傷真陰也。不論何病何脈（均裏証、無表証、病人気血不舒、脈多伏乱難憑）、確見其舌純黄兼黒、苔厚乾渋、刮不浄（謂底子不清潔光明、不顕淡紅潤沢之色也）或刮不脱者、即用破格三黄白虎湯（黄芩、黄檗、黄連、生石膏、知母、均破格重用也）与大承気湯（大黄、芒硝、厚朴、枳実）、循環間服、不次急投、服至黒苔退浄、則立効。若旧説云、火極似水、臓気已絶、脈必代結、一二日中必死、是泥於五行、拘於六脈、罔知補救、誤人多矣。

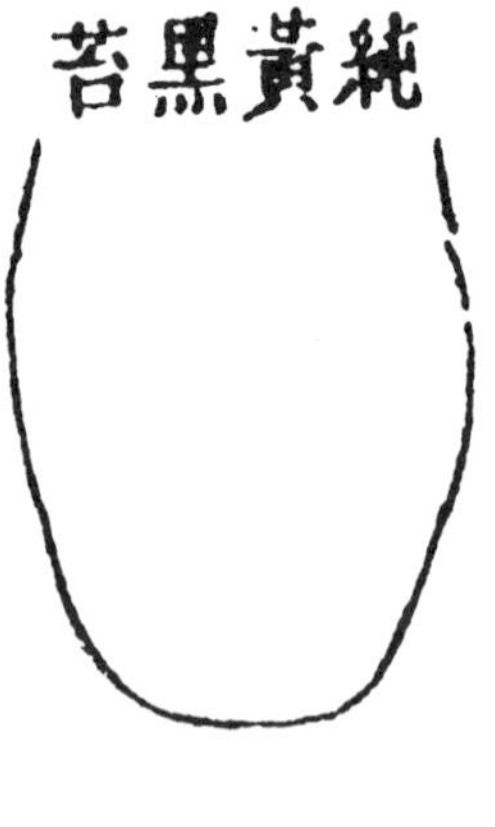

【口語訳】

第五十八番、純黄黒苔舌。これは実熱が極まり真陰を傷ろうと迫っている。病や脈の如何にかかわらず（いずれも裏証で表証はなく、病人は気血が滞り、伏して乱れた脈のため、脈がとりにくい）、舌が純黄で黒色がまじり、苔が厚く乾いていてザラザラし、削ってもきれいにならない（いわゆる舌底が暗く汚く、淡紅で潤沢な色が見えない）、あるいは剝落させられない場合は、破格三黄白虎湯（黄芩・黄柏・黄連・生石膏・知母、いずれも破格、重用する）と大承気湯（大黄・芒硝・厚朴・枳実）を与える。この破格三黄白虎湯と大承気湯を通常の回数や量にとらわれることなく急いで与え、黒苔がきれいになれば、薬が効いたということだ。

旧説では、「火極まれば水に似る」で、大熱なのに寒がれば臓の気がすでに絶えており、脈は必ず結代を打ち、一両日中に必ず死ぬと言う。これは五行に拘泥し、六部の脈診に拘泥するあまり助ける手立てがわからなくなっているのであり、手遅れになることが多い。

【弁釈】

脈が伏せてしまって非常に診にくいが、その場合に純黄黒苔舌、つまり純黄苔に黒苔が厚くついて乾燥して（乾渋とは乾ききったという意味）削っても完全に取りきれないということになれば、完全な裏証の実熱である。

しかも非常に実熱がひどい為に所謂傷陰が起こりかかっている状態である為に実邪を取って正気を守るしかないというのが梁玉瑜の説である。

だからこの舌の場合は十全苦寒救補湯ではなく、三黄白虎湯や大承気湯を用いるのである。陰気を補いながら実邪を取るのではなく、一気に実邪を取る。そうすれば自ずと陰気も救われるであろうという考えである。

多くの慢性消耗性疾患（癌や肝硬変など）や劇症肝炎などでも邪実が激しく、一部正気の弱りがあっても思い切って瀉法を積極的に使い、結果として正気を守りきることができるケースが多い。

〈59〉黒苔弁底紅舌

【原文】

第五十九、黒苔弁底紅舌。臓腑熱甚、灼血銷津也。多因実熱人誤服温補燥薬、逼傷陰血、故弁底見淡紅。其証口開目閉、煩躁譫語、狂妄便閉不等、勿論脈之伏代怪奇、即用破格三黄白虎加暹羅真犀角与大承気湯、循環間服、不次急投、黒弁脱浄方愈。若旧説僅以承気下之、而不敢重用苦寒急涼血分、知其一不知其二、救人安能救澈乎。

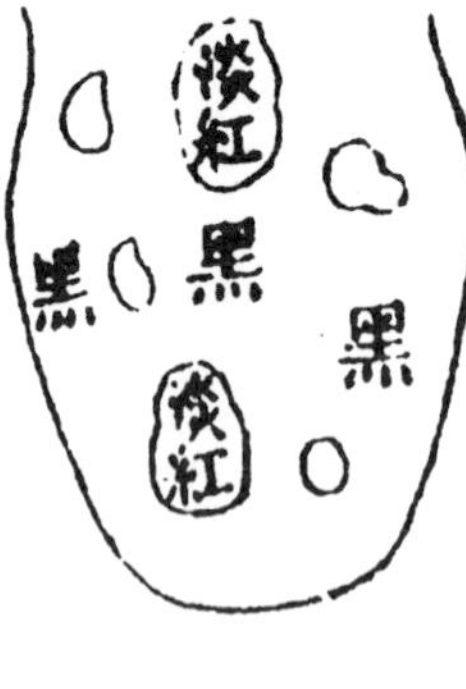

【口語訳】

第五十九番、黒苔弁底紅舌。臓腑の熱がひどく、血を灼き津液を消耗している。多くは実熱の人が誤って温補燥の薬剤を服用し陰血を傷られたために、舌質に淡紅が現れるのである。その症状は口開き目は閉じる、煩躁譫語する、威張りちらし便が出ない、などまちまちである。

伏脈だろうが代脈だろうが脈が異常なら、破格三黄白虎湯に暹羅真犀角を加えたものと大承気湯を通常の回数や量にとらわれることなく、間をあけて交互に急いで飲ませる。黒い花弁のような苔がきれいに剝落すれば、癒える。

もし旧説にあるように、承気湯だけで下し、苦寒の薬剤を多く使って血分を速やかに冷やすのをためらえば、一を知って二を知らないのと同じである。それでは人を救うことはできない。

【弁釈】

黒苔が花弁のように乾燥して塊になっていて、舌質の紅舌がある程度現われている舌である。原文では淡紅とあるが恐らく紅舌だろうと思われる。

瀉法治療というものは、間髪を入れず、ここぞというときは徹底的に完膚なきまでに叩いておくものである。この舌が現れたら、脈よりも舌がはっきりと病態を教えているのだからそれに従うべきである。

しかもこの舌が現れるということは実熱のものに温補薬や燥薬などを用いて誤った治療法をしてしまっている証拠である。だからここまで来て更に手ぬるい方法ではいけない。この場合は徹底して叩かなければならない。

ここぞという時にタラリタラリとやっているようでは病気は治らない。徹底的にやらなければいけない。

攻める時は一気に、そして引き際はさっさと引く。しつこくやるのは良くない。

ここでいっているように、舌が変われば病は癒えるから、そうなったら直ちに劇しい治療は止める。それが結局、正気を傷つけることなく、下すべき邪気を下して回復に向かわせる方法なのである。

ところが下手なものはそのやらなければいけない時にやらなくて、やりかけたらしつこく、ちょうど良いタイミングを失ってしまうのである。

そうなると正気は消耗し邪気を盛んにしてしまい、結局、病気が治らないということを非常に厳しい口調で言っている。

〈60〉黒苔弁底黒舌

【原文】

第六十、黒苔弁底黒舌。家訓云、此乃臓腑実熱已極、或因六気之燥火侵淫、或因百薬之燥火逼迫、燥火与陽火（病人素有実火曰陽火、虚火為陰火）交戦於中、薫蒸於上、而成此舌。猶之当暑炎熱、土木生菌、惟大雨時行、即自銷滅、可知舌有黒弁、非大寒涼薬、断難起死回生。此証多大熱大渇、口開吹気、或絞腸痛絶、或頭脳脹痛求死、或口噤不言、或渾身発臭難聞、或猝然仆地、不省人事、

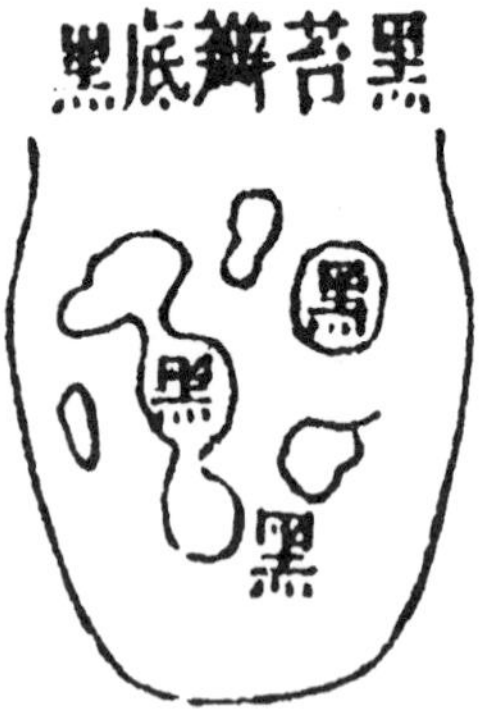

双目直視不等。不論見何怪脈、舎脈憑舌、看黒弁尚未敷満、仍可救治。急用十全苦寒救補湯（生石膏八両（研粉）、生知母六銭（去毛）、黄檗四銭、黄芩六銭、黄連、生大黄、芒硝各三銭、生陳厚朴一銭、生枳実銭半、暹犀角尖四銭）、四倍石膏（或分為三黄白虎湯及大承気湯、用両缶煮之）、不拘時刻、不次急投（凡言不次者、皆不限定剤数、須輪流急灌）、服至黒弁漸退、舌底漸紅、則病愈。知此法者、雖危不死。倘不明利害、忌服苦寒、或不敢多服、必死無疑、別無救法也。如旧説云、見此舌不可用薬、雖無悪候、脈亦暴絶、不治、此拘於切脈、無知妄断、医家卸肩之積習耳（余於辛卯七月、道出清江浦、見船戸数人同染瘟病、渾身発臭、不省人事。医者倶云不治、置之岸上、徐俟其死。余目撃心憫、姑往診視、皆口開吹気、舌則黒苔黒弁底、其親人向余求救、不忍袖手、即教以用十全苦寒救補湯、生石膏加重四倍、循環急灌、一日夜連投多剤、病人絡続瀉出極臭之紅黒糞、次日舌中黒弁漸退、復連服数剤、三日皆全愈。是時清江疫癘大作、未得治法輒数日而死。有聞船戸之事者、群来求治、切其脈皆怪絶難憑、望其舌竟皆黒弁底、均以前法告之、其信者皆二三日即愈、其稍知医書者、不肯多服苦寒、仍帰無救。余因稍有感冒、留住十日、以一方活四十九人、頗得仙方之誉）。

【口語訳】

第六十番、黒苔弁底黒舌。家訓では、これは臓腑の実熱がすでに極まり、六気の燥火が次第に進んだか、諸々の薬の燥火や陽火が迫ったかである。燥火と陽火（病人にもともと実火があれば陽火、虚火ならば陰火という）が中で交戦し、それが薫蒸して上にあがってできる舌である。それは、夏非常に暑いと土や木にキノコが生え、大雨が降ると自然に消え去るのと同じである。舌に黒い花弁状のものがあるときは、強い寒涼の薬剤を用いなければ起死回生させることは到底出来ない。症状は、大熱大渇し、口をパクパクさせたり、腹痛が非常に激しかったり、頭が腫れて死ぬほど痛んだり、口をぎゅっと閉じておしだまっていたり、身体中から耐えがたい悪臭がしたり、突然卒倒して人事不省になりじっと一点を見つめる、などまちまちである。

そういう時は、どんなに異状な脈が出ていても、脈診に依るのをやめ、舌診に依拠すること、黒苔が舌の全面を覆いきっていない状態であれば助けられるので、急いで十全苦寒救補湯（生石膏八両を砕いて粉末にし、生知母六銭（ひげ根は取る）・黄柏四銭・黄連・生大黄芒硝各三銭・生陳厚朴一銭・生枳実銭半・暹犀角尖四銭）を石膏量を四倍にし（または三黄白虎湯と大承気湯とに分け二つの薬缶で煎じる）通常の回数や量や時間にとらわれることなく、急いで与える（「不次」という場合は、いずれも薬剤の分量や回数を制限せず、順番に急いで服用させなければならない）。この黒苔が徐々に退いて舌質に紅味が出てくるまで服用させれば、病は癒える。この方法を知っていれば、極めて危ない状態でも助かるが、もしこの薬の利と害を知らずに、苦寒の薬剤を服用させなかったり、多く服用させることをためらったりすれば、必ず死んでしまう。ほかに術はないのである。

旧説では、このような舌が出ていれば、薬は使ってはならず、悪候をしめす脈が出ていなくても、脈が突然絶えて治らないとあるが、これは、脈診にこだわる無知で愚かな医家がよくやる責任逃れにすぎない。

私は辛卯の年一八九一年の七月に清江浦(※)を出たが、その時に船の中で数人の瘟病にかかった者を見た。その人達は全身悪臭を発し、人事不省になっていた。診察した医者はみな、治らないからと、その人達を船から降ろさせ、放ったらかしにした。私は放置された人達を目の当たりにして、気の毒になり、とりあえず診察した。みな口をパクパクさせており、舌を診ると黒苔弁底黒舌であった。病人の身内の人達が私に助けを請うてきたので、見殺しにもできず、十全苦寒救補湯を生石膏を五倍にして飲ませるよう教えた。急いで一昼夜、繰り返し多量に連服させたところ、病人は、ひっきりなしに極めて臭い紅黒の便を排泄した。すると次の日には、舌の中央の黒弁が徐々に退いたので、また数回連服させたところ、三日でみな全快した。当時、清江では疫病が大流行しており、治療法がなく数日で死ぬという状況だったので、船上での事例を聞いた人たちが、列をなして私に治療を求めてきた。脈を診たが、みな非常に異常で当てにならなかった。そこで舌を診るとやはり全て黒弁底舌であったので、前のやり方を教えたところ、それを信じて実行したものはみな二、三日で治った。しかし中には幾分か医学を知る者がおり、彼らは頑として苦寒の薬剤を多く飲ませようとしなかったため、結局救えなかった。私は風邪気味だったので、十日程そこにとどまり、この処方で四十九人を助け、仙術の処方と讃えられた。

［註］
（※）現江蘇省淮安市の清河地区と清浦地区の古称。当時の交通の要衝。

【弁釈】

この黒苔弁底黒舌と第五十九番の黒苔弁底紅舌とはよく似ているが、違いは黒苔弁底黒舌の方は黒苔が花弁のようにあって乾燥した上に舌質自体も赤紫から黒い色になってきている状態であり、黒苔弁底紅舌の方は黒苔が花弁のようにあるのだけれども、刮ると舌質は深い赤味（本文では淡紅と表現している）が現れるのである。

著者の患者で膵臓癌の末期のものがいたが、息も絶え絶えで、その人の場合はもう黒苔も無かった。舌質は紅紫、つまり黒舌であった。蛇の舌のようにザラザラとして乾燥しきっていて潤いというものが全く無かった。そのような患者に鍼をしたが結局はうまく行かずに半月で亡くなってしまったという経験がある。

家訓というのは、梁玉瑜の家の家訓であり、それを陶保廉が記録したのである。梁玉瑜は大変な名医の家系で、そして陶保廉は梁玉瑜の治療を受けて、起死回生の治験を得て助かった。そこでどういうふうにして治してくれたのか知りたくて、舌診を色々調べ、それを梁玉瑜に伝えた。そうすると梁玉瑜は、それは参考になるかもしれないが、私の方がもっと正しい、と答えたため、陶保廉は梁玉瑜に教えを請い、教授されたことを記録したわけである。つまり代々伝わってきた梁玉瑜の家の家訓、秘伝をもらったのである。

十全苦寒救補湯の石膏の量が四倍になっているところが重要である。梁玉瑜が実熱を下す時は攻下薬もかけるのだが、石膏に非常にこだわっている。この鉱物質の石膏とか芒硝は熱を清し、下す効果が著しい。

黒苔の範囲で順逆を診ており、黒苔が大いに広がるときは非常に危ないときであり、全体に広がっていなければ尚救う可能性はある。

やらなければいけない時には躊躇なくやる。それから決して薬の量は加減してはいけない、一気にやるのである。昔からの説や脈診などに拘ってばかりいては、正しい真の臨床医学を行うことはできない。

原著者（梁玉瑜）は本当の名人であり、大変優れた臨床家である。本当の名人というのは意外なほど論が簡単明瞭である。また、こういう人は自画自賛するものだ。そのくらい十全苦寒救補湯の使い方に自信がある。

同じようなことを『鍼灸則』の著者菅沼周圭（一七〇六～一七六四）がいっている。

〈61〉満黒刺底紅舌

【原文】

第六十一、満黒刺底紅舌。全舌黒苔、乾燥而生大刺、手揉之有声、掘開刺底、尚見紅色、不論何病皆裏証、臓腑熱極、宜合用破格三黄白虎、大承気、不次急投、以黒刺退浄為止、病必愈、万無一失。旧説但知以大陥胸湯下之、而不知寒涼急投、其黒刺必不退、倘能十救一二、亦

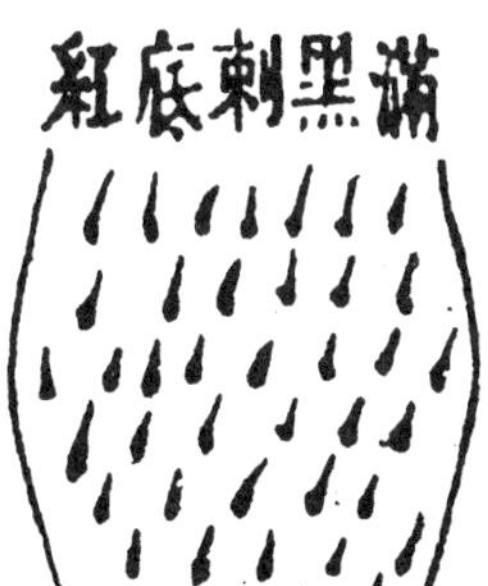

幸事耳。

【口語訳】

第六十一番、満黒刺底紅舌。舌全体に黒苔が生え、乾燥していて大きな刺があり、手で触ると音がする程だが、その根元をめくって紅い舌質が現れるなら、病が何であれ、全て裏証で、臓腑の熱が極まっているので、破格三黄白虎湯と大承気湯を通常の回数や量にとらわれることなく、合わせて急いで与えると宜い。黒い刺が退き、舌上がきれいになるまで服用させれば、病は癒える。万に一つの間違いもない。

旧説はこのような場合に、大陥胸湯を用いて下すというだけで、寒涼の薬剤を急いで服用させることを知らないので、黒刺は絶対退かない。大陥胸湯では十人の内一人か二人でも治ればそれは幸運というのみ。

【弁釈】

当然この場合は裏実で熱の極みである。

この梁玉瑜がいうように三黄白虎湯、大承気湯を合用して一気に服用させねば、実際救えるようなものも救えない、という戒めを説いているのである。

〈62〉刺底黒舌

【原文】

第六十二、刺底黒舌。刮開芒刺、底下舌色倶黒也。用六十舌苦寒急救之法、尚有可医。旧説謂不必弁其何経何脈、雖無悪候、必死勿治。此固医家搪飾之常法、然病家往往見重症、安於必死、惟謀進独参湯、以尽人事、執定勿用苦寒、亦足以釀成時医之悪習也。

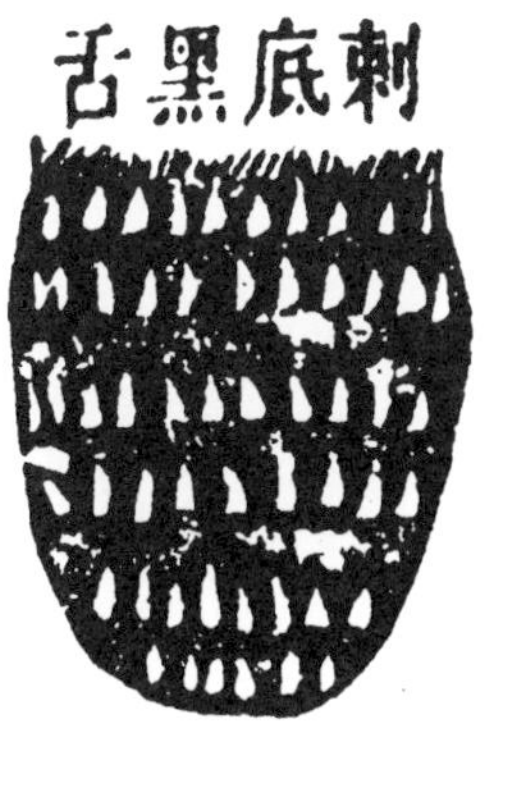

【口語訳】

第六十二番、刺底黒舌。芒刺の刺をめくると、舌質も黒色である。この場合は第六十舌にある苦寒急救の方法を用いれば、まだ治療は可能である。

旧説は、悪候がなくとも必ず死ぬので何経、何脈か弁別する必要も治療する必要もないという。これは医者が使うごまかしの常套手段なのだが、病人の家族は、本人の病状が重いことが多いので、死んでも不思議ではないと思い、独参湯を飲ませ人事を尽くすしかない。苦寒の薬剤を使ってはいけないと決めつけること、これも、いまどきの医者を作り出す悪しき風習である。

【弁釈】

先程の六十一舌よりも更にもう一つ熱がひどいものであり、この場合の舌質の色は紅紫である。熱の極みに黒みがかるのは紅紫舌である。

〈63〉黒爛自齧舌

【原文】

第六十三、黒爛自齧舌。臟腑極熱、兼受穢毒也。患楊梅瘡者多有之、他症罕見、宜三黄、銀花、承気等剤、土茯苓作茶飲。治如不効、則将如旧説所云、黒爛而頻欲齧、必爛至根而死也。

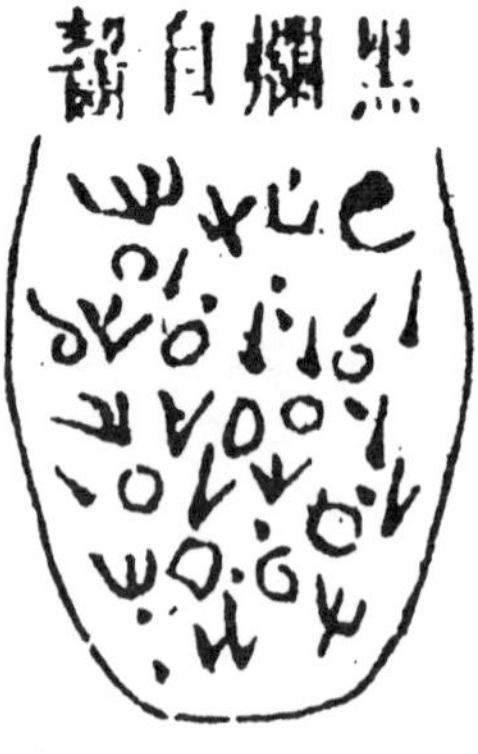

【口語訳】

第六十三番、黒爛自齧舌。熱の極みであるだけではなく、穢毒を受けている。梅毒で、できものが出きている者に多く、他の症ではあまり見られない。この場合は三黄・金銀花・承気湯などの生薬や薬剤を与え、土茯苓をお茶として飲ませるのが宜い。もし、治療しても治らなければ、旧説で言うように、黒苔が爛れて頻繁に舌を噛もうとするようになり、必ず根元まで腐って死んでしまう。

【弁釈】

黒苔が乱れてバラバラになっており、まばらな舌である。

楊梅瘡というのは梅毒にかかったときにできるおできのことである。

因みに梅毒は中国でも日本でも昔からあるものではなく、コロンブス時代、シャルル八世のナポリ攻撃（一四九四年）以来欧州から世界に広がり、日本では竹田秀慶は『月海録』の中で、一五一二年のこととして、唐瘡・琉球瘡として言及している。

問題は、このような昔から無かった病気をどうやって治すかということである。伝統医学は昔の病気に対しては強いが今の病気には弱いということではない。病気を治す原理は、気を調えることであり、陰陽を調えることなのであるから、どんな新しい病気が出てきても結局は同じなのである。新しい病に対しての、伝統医学の屈伸性のある考え方と強靭な精神力が病気を克服していく。このような精神はやがて治らない病をも治していく気運を作っていくのである。

〈64〉中黒辺白滑舌

【原文】

第六十四、中黒辺白滑舌。旧説謂表裏倶虚寒、脈必遅弱、証必畏寒、附子理中湯温之（人参、白朮、附子、乾薑、甘草）、夏月過食生冷而見此舌者、則酌用大順散（肉桂、杏仁、乾薑、甘草、治虚寒人夏月停冷食嘔吒者）、冷香散

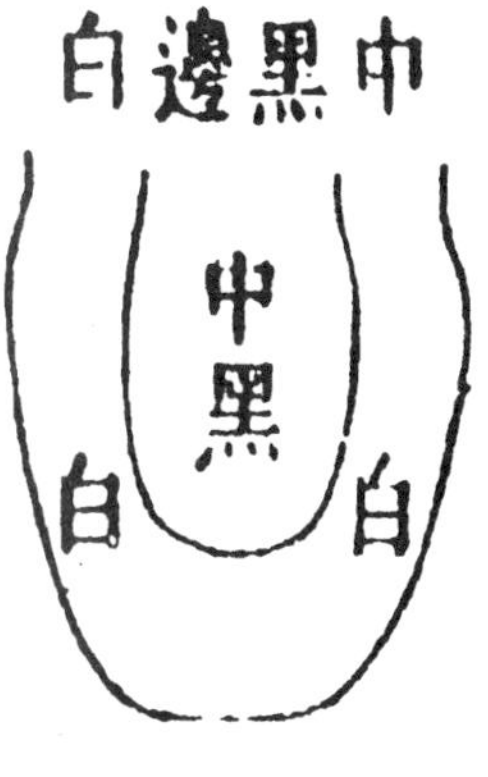

（生附片、草果仁、橘紅、甘草、炙生薑）。然此舌必当慎弁、若黒色潤沢、光滑無苔、刮之平浄者、是寒也、可遵旧説治之。若黒苔微厚粗膩、雖滑而刮之不浄（口苦唇燥）、外無寒証、脈非遅弱者、則是実熱、宜用清涼脾胃薬。寒熱之判、勢如氷炭（当参看黒舌総論）。

【口語訳】

第六十四番、中黒辺白滑舌。旧説によると表裏ともに虚寒で、脈は必ず遅弱を示し、必ず寒があるので、附子理中湯（人参・白朮・附子・乾姜・甘草）でこれを温める。夏に生もの冷たいものを過食してこの舌が現れた場合は、大順散（肉桂・杏仁・乾姜・甘草。虚寒の人が、夏に生もの冷たいものを食べるのを止めて嘔吐したりシャックリの出る者を治療する）や冷香散（生附片・草果仁・橘紅・甘草・炙生姜）を適宜加減して用いる。しかしこの舌は必ず慎重に弁別しなければいけない。

もし、黒色で潤沢で、光滑で無苔で、これを刮れば色がもどる場合は、寒である。旧説通り治療してよい。

もし黒苔が少し厚く、ザラつく膩苔で、滑なのに刮ってもきれいにならず（口苦し、唇燥する）、他に寒証がなく脈が遅弱でない場合は実熱である。脾胃を冷ます薬剤が宜い。寒か熱かの判別は、炭と氷を判別するのと同じである（黒舌総論を参照）。

〈65〉紅辺中黒滑舌

【原文】

第六十五、紅辺中黒滑舌。是脾胃肝胆倶熱而夾有湿邪也。若傷寒証見譫語者、為初伝陽明、宜白虎湯、発汗自愈。大渇大熱則倍用之。旧説謂冷食結滞、虚人用黄竜湯（即大承気加甘草、党参、当帰、薑、棗、桔梗。邪熱伝裏、譫語、発渇、身熱、心下硬痛、下利皆清水、此名結熱利証、非内寒而利也、宜此湯。衰老者去芒硝）、壮実人用備急丸（巴豆一銭（去浄油）、生薑三銭、大黄三銭、共為末、作丸如豆大、治熱邪暴死）、夏月中暍者用人参白虎湯、三法雖不甚謬、然難見効。

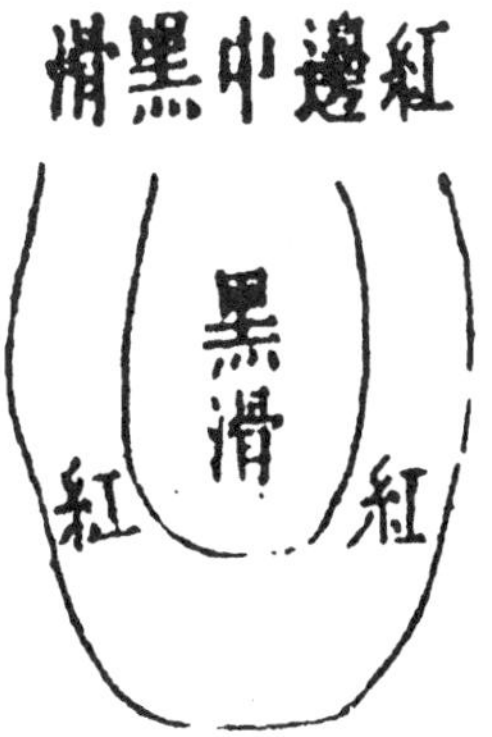

【口語訳】

第六十五番、紅辺中黒滑舌。脾胃肝胆の全てに熱があり、しかも湿邪を兼ねている状態である。傷寒病で譫語する症状があれば、邪が陽明に伝わったばかりである。白虎湯が宜い。汗が出れば癒える。大渇し大熱があれば、これを倍にして用いる。

旧説では、冷たいものを食べてそれが滞っているので、虚の人には黄竜湯（大承気湯に甘草・党参・当帰・姜・棗・桔梗を加えたもの。邪熱が裏に伝わって譫語し、口渇し、熱があり、心下が硬痛し、水様の下痢があれば、それは結熱利証と言い、内寒による下痢ではないので、この黄竜湯が宜い。衰弱していたり、老人であれば、ここから芒硝を取り除く）を用い、壮実の人には備急丸（巴豆一銭（油を取り除いたもの）・生姜三銭・大黄三銭、全て合わせて粉にし豆粒大にする。熱邪で暴死するのを治す）、中暍すなわち暑気あたりの場合は、人参白虎湯を用いる、と言う。この三つの方法はひどいまちがいというわけではないが、効果は現れにくい。

【弁釈】

紅辺中黒滑舌というのは舌質が舌辺に露出しており、潤った黒苔が中央に生えている状態である。

備急丸は大黄や巴豆などが入っており、全体として熱邪を泄らすようになっているのである。梁玉瑜は自分に自信のあるところは言いきり、自信の無い部分は旧説を持ち出し、持ち出しておいてまたその旧説も疑ってかかる。自分は治験例がないので、紹介に止めておいておきながらも、おそらくは理論的にはこれでは上手くいかないであろう、といっているのである。

これは実力のある人の言葉である。実力の無いものは格好ばかりつけ、突っ張らなければいけないから、良いことしか言わないのだが、これだけ自分をさらけ出して自信が無いということを言えるということが、実際は大変な臨床家であって、自信を持っている証拠である。こういう臨床家の姿勢を我々はもう一度学ばなければいけないであろう。

弁証論治のあり方、伝統医学の継承発展の問題、そして医学とは如何なるものか、医者の正直な心、これらのことがこの本には全部出てくる。

本邦における舌診文献に徳川末期に出された『舌体統志』というものがあるのだが、『舌鑑弁正』を良く読んで臨床を追試した内容が展開されている。

「この『舌鑑弁正』は素晴らしい本であるが、総論の中にある臓腑配当は誤りである」と指摘している。「舌診の最たる臨床意義、診断意義は八綱陰陽を見つけることにある」のだというように話が展開していく。

我々も気付かなかったのだが、そのような観点から本邦における舌診の概況をもう一度調べなおさなければいけないと考えている。

勿論、当時舌診をする人達は主流ではなかったという事は事実ではあるが、舌診に目を向けた人達もいたということである。

また、華岡青洲先生の舌診要訣は口伝になっていたが、実際のところ従来の中国の舌診の内容を敷衍したものにすぎないということが判ってきた。外科医であれだけの大手術をやっていたのだから、舌診が大きな参考になったと考えている。舌診要訣だけが青洲先生の舌診学の全てだとは思えない。むしろ手術などする場合は術後の回復の程度をしらべるのに脈診よりも舌診のほうが頼りになるのではないだろうか。

〈66〉通尖黒乾辺白舌

【原文】

第六十六、通尖黒乾辺白舌。是臓腑実熱、感触火燥、薫蒸湿気、故辺白也。其証多大熱大渇、譫語煩躁、便閉咽乾不等、宜白虎湯、大承気湯合用連服、以黒退為度。如旧説指為陰陽両感傷寒、用大羌活湯（羌活、防風、独活、細辛、防已、黄芩、黄連、蒼朮、白朮、甘草、知母、川芎、生地黄）及衝和霊宝飲（即大羌活湯去独活、防已、黄連、蒼白朮、知母、加柴胡、白芷、葛根、石膏）、誤人多矣。蓋拘定白黒判陰陽、而不知黒舌均裏証無表証、況既乾而通尖、裏急已極、尚可雑投駆風之燥薬乎。

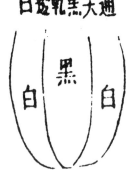

【口語訳】

第六十六番、通尖黒乾辺白舌。臓腑に実熱がある。火燥に触れて湿気が薫蒸したために、縁が白くなったものである。よくある症状は大熱し大渇する、譫語し煩躁する、便が出ず咽が乾く、などまちまちである。そのような場合は白虎湯と承気湯を合わせて連服し、黒苔が退くのを目安とするのが宜い。

旧説では陰陽両感の傷寒であるから大羌活湯（羌活・防風・独活・細辛・防已・黄芩・黄連・蒼朮・白朮・甘草・知母・川芎・生地黄）及び衝和霊宝飲（大羌活湯から独活・防已・黄連・蒼朮・白朮・知母を取り除き、柴胡・白芷・葛根・石膏を加えたもの）を用いると言うが、それでは助かる者も助からなくなることが多い。白か黒かで陰陽を判別することにこだわり、黒苔はいずれも裏証であって表証はないことがわかっていない。ましてや舌の先まで乾き、裏証が急激に極まっているのに、駆風の燥薬剤を与えてよいはずがない。

【弁釈】

通尖黒乾辺白舌というのは中央に黒苔が細長くあり、両辺に白苔がある舌である。このような黒苔が生えれば、いずれも裏証のみであって、表証は無いというのが梁玉瑜の説である。旧説では、陰陽両感としている。陰陽両感とは三陽の方も三陰の方も両方とも病んでいる状態である。

例え白苔を交えたり黄苔を交えたりしても、あくまでもこれは裏証であって、裏を中心にものごとを考えるべきだということを主張しているのである。そのようなときに表証にこだわっていては誤治するということを言いたかったのだろう。

〈67〉黒辺暈内微紅舌

【原文】

第六十七、黒辺暈内微紅舌。邪熱入於心包之候、宜涼膈散（見四十舌）合大承気湯下之。旧説是也。凡黒舌偶有寒者、紅舌則無寒証、故黒暈間紅可断為熱。

【口語訳】

第六十七番、黒辺暈内微紅舌。邪熱が心包に入った状態である。涼膈散（第四十舌参照）に大承気湯を合わせてこれを下すのが宜い。

旧説は正しい。

黒舌ではたまに寒証の場合もあるが、紅舌なら寒証ではない。黒色の輪の中間に紅舌があれば熱と判断してよい。

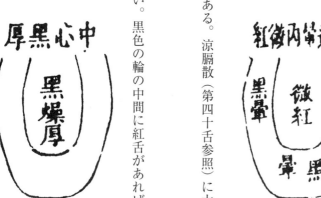

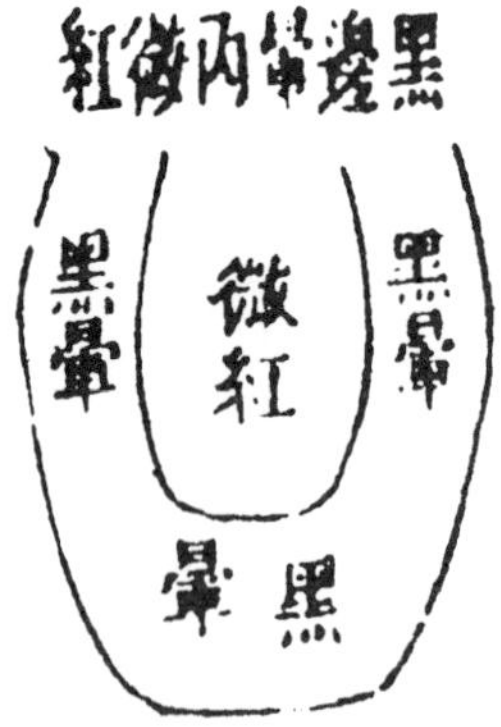

〈68〉中心黒厚舌

【原文】

第六十八、中心黒厚舌。黒苔燥厚、脾胃極熱也、宜破

格三黄白虎、大承気湯相間連服、至黒浄乃愈。如旧説用生脈散（党参、麦冬、北五味）合黄連解毒湯（黄連、黄芩、黄檗、梔子仁）、雖無大誤、然病難愈也。

【口語訳】

第六十八番、中心黒厚舌。黒苔が燥して厚いのは脾胃に極度の熱がある。破格三黄白虎湯と大承気湯を間をあけて交互に連服させるのが宜い。黒苔がきれいに取れれば癒える。旧説では生脈散（党参・麦門冬・北五味子）と黄連解毒湯（黄連・黄芩・黄柏・山梔子仁）を合わせて用いるとあるが、これは大きなまちがいではないものの、病は癒え難い。

【弁釈】

中心黒厚舌とは中心に黒い乾いた厚い苔がついている状態である。舌辺には紅舌の舌質が露出していると思われる。

この場合も薬を服用させて、黒苔が取れて、潤いが出てくることが大切である。

〈69〉中黒無苔乾燥舌

【原文】

第六十九、中黒無苔乾燥舌。此舌宜詳弁。如中黒無苔、而舌底乾燥有小点紋可見者、乃胃

経実熱、並無六気侵擾也、宜破格白虎三黄治之。如中黒無苔、而舌底湿嫩光滑無点紋者、乃胃経虚寒（舌中属胃）、亦非六気所擾也、宜附子理中湯（見六十四舌）加肉桂、黄耆治之。旧説不弁寒熱、専用生脈散合附子理中、誤人不少。

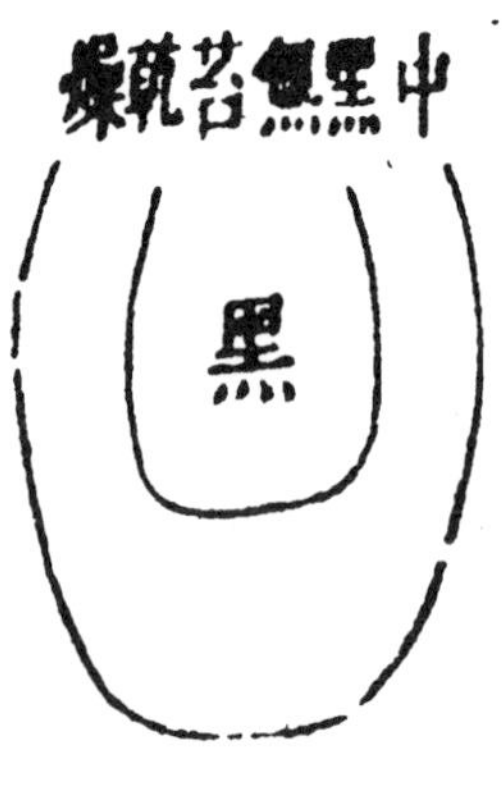

【口語訳】

第六十九番、中黒無苔乾燥舌。この舌は仔細に弁別すべきである。

中央は黒いが無苔で、舌質が乾燥して小点紋が見える場合は、胃経に実熱があるものの、風寒熱湿燥火の六気に侵されているわけではないので、破格白虎三黄湯で治療するのが宜い。

中央は黒いが無苔で、舌質が湿っていて柔らかく光滑で、点紋が無い場合は、胃経の虚寒（舌の中央は胃に属す）であって、六気に傷られているわけではないので、附子理中湯（第六十四舌参照）に肉桂と黄耆を加え治療するのが宜い。

旧説は、寒熱を弁別せず、専ら生脈散と附子理中湯を合わせて用いているが、それでは手遅れになることも少なくない。

〈70〉黒中無苔枯痩舌

【原文】

第七十、黒中無苔枯痩舌。傷寒八九日、過汗、津枯血燥、舌無苔而黒痩、大便閉、腹中却不硬満、神昏不寐、或時呢喃歎息者、宜炙甘草湯（炙甘草、桂枝、人参、生地、寸冬、麻仁、生薑、大棗）。旧説是也。若雑病裏証見此舌者、乃脾胃素熱、而又誤服温補辛燥薬、傷其真陰也、宜大承気湯下之、弁舌宜留意。

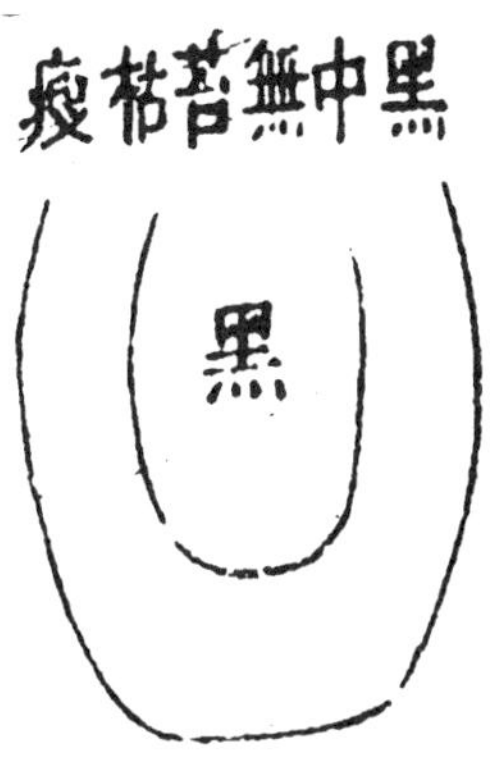

【口語訳】

第七十番、黒中無苔枯痩舌。傷寒病で八日九日たって、発汗過多により津液が枯渇、血が燥し、舌は無苔で黒く痩せ、大便は出ないのに腹部は硬くなく、朦朧とするも眠らなかったり、ぶつぶつ言ってため息をつくような時がある場合は、炙甘草湯（炙甘草・桂枝・人参・生地黄・寸冬(※)・麻子仁・生姜・大棗）が宜い。

旧説は正しい。

もし、雑病の裏証でこの舌が現れた場合は、脾胃に元々熱があるところに、誤って温補辛燥の薬剤を用い真陰が傷られたのである。大承気湯で下すのが宜い。舌の弁別に際し留意しておくこと。

［註］
（※）麦門冬に同じ。

【弁釈】

普通はこのような陽明病になってくると腹部が硬く緊張感があるのだが、この場合は、腹部は柔らかくなるという。これは実ではなく虚だからである。

普通陰虚の場合は陰虚を補うのであるが、梁玉瑜の特徴として、真陰を守るとき、真陰だけの弱りの場合は必ず苦寒救補湯で真陰を補う薬を使っている。ところが、脾胃に熱があるものに誤って辛燥薬を与えてしまった時のような真陰の傷られ方をした場合は大承気湯で陽気を取ることによって陰気を守るという二通りの手法を使っているのである。

炙甘草湯のような温補の薬を用いる場合と、大承気湯のような薬で瀉下する場合があるので、弁別するには舌を良く診て治療すべきであるとする。

〈71〉黒乾短舌

【原文】

第七十一、黒乾短舌。旧説謂厥陰熱極、或食塡中脘腫脹所致、急用大剤大承気下之。所論甚是。又云十中可救

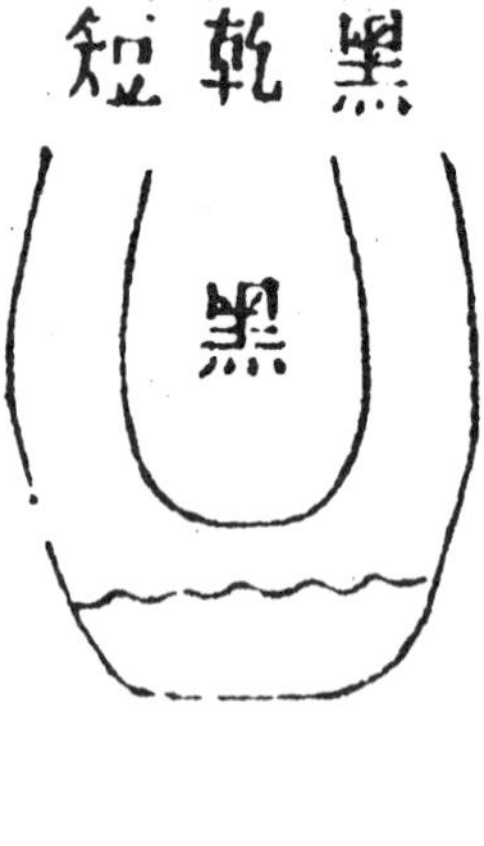

一二、服後糞黄熱退則生、否則死者、此識見未透、僅知試用承気而不敢多投、若能連服、十中必能救八九。

【口語訳】

第七十一番、黒乾短舌。

旧説では厥陰の熱が極まったか、食物が入って胃が腫脹したかなので、急いで大剤の大承気湯を用いて下すという。全く正しい。また、十人中一人二人は救うことができ、服薬後に、黄色い大便が出て熱が退けば助かるが、そうでなければ助からないともいう。こちらは、見識が不十分で、承気湯を使うことしか分かっておらず、多く与えることができていない。もし連服させれば、十人中八、九人は必ず助かる。

【弁釈】

短舌というのは短縮舌のことである。

図には、本来あるべき姿を線で現しており、そこからこれだけ短くなった、これだけしか出ないというのを波線で示している。

このような短縮舌をした者を治すのに大承気湯を使うというところまでは正しいのであるが、それでは十人のうち一、二人しか助からないのである。それは徹底した捉え方ではないからである。助かるまで徹底して服用させれば十のうち八、九人まで助かるというのである。

だから論は正しいのであるが、その加減が大事なのである。実践から得た理論が正しければ、自信をもって治療に徹底するところが、梁玉瑜の優れたところである。

従来、我々は短縮舌の場合は非常に重くて治らない、助からないと考えていたが、『舌鑑弁正』の立場ではこの短縮舌ですら、やりようによっては助かるのだといっている。

真陰の大いなる不足による肝血虚を守るために、大承気湯などで邪熱を取って陰血を守れば舌が修復すると考えている訳である。

最後に残っている生気を振り絞って出すためには、陰液を補った方が上手くいくか、逆に相対的な陽を思い切って下すことによって陰液を守るか、そのあたりの陰陽の使い方が重要になってくる。

だから補と瀉というのは実際には繋がっているのである。補は瀉なり、瀉は補なり。その辺は治療家の腕なのであろう。

この大承気湯を使う場合は黒苔がしっかりしていると思われるが、このようなことは本当に死んでいくようなものをたくさん診ないとはっきりとは言えないのである。頭の中で考えていても分からないものである。やはり現場で直接真摯に試すしかないのであろう。

梁玉瑜の素晴らしいところは、旧説と対応して誉められるところは誉めるし、ダメなところはダメだといい、また半分は正しいけれど徹底していないなどと客観的に述べている点である。

〈72〉中焙舌

【原文】

第七十二、中焙舌。其色純紅、内有黒形如小舌者、乃邪熱結於裏、君火熾盛、宜涼膈散（見四十舌）、大柴胡湯（見第五舌）。旧説是也。

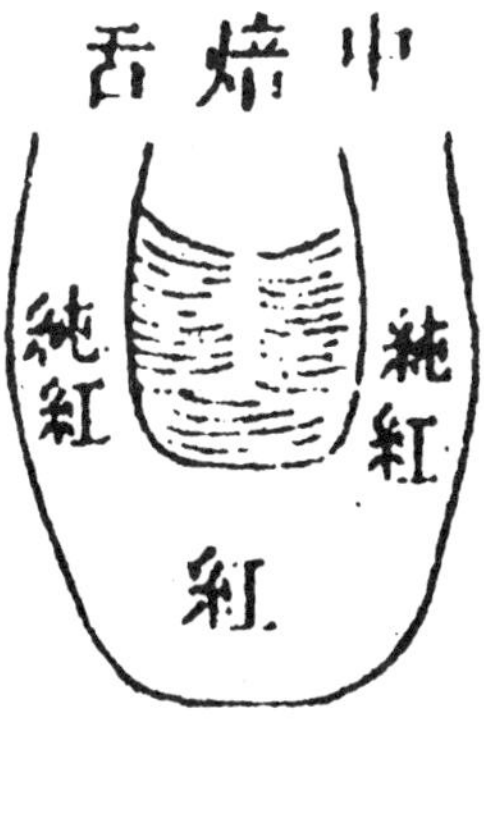

【口語訳】
第七十二番、中焙舌。舌質の色が真紅で、内側に黒色で小さい舌のような形のものがあれば、それは邪熱が裏に結して、君火が熾盛している。涼膈散（第四十舌参照）と大柴胡湯（第五舌参照）が宜い。
旧説は正しい。

【弁釈】

焙は「はい」と漢音で読む。炙るとか煎るなど火にかざすという意味である。この場合の苔は盛り上がっていると思われる。この状態は邪熱が裏に結して君火が熾盛している姿である。

君火とは少陰君火のことで、心の臓のことを指しているのである。

〈73〉裏黒舌

【原文】

第七十三、裏黒舌。外見紅色、内有乾硬黒色似小長舌、其上有刺者、熱毒盛熾、堅結大腸、急用調胃承気湯下之。旧説不謬、然不如用白虎湯、大承気相間連服、必愈。

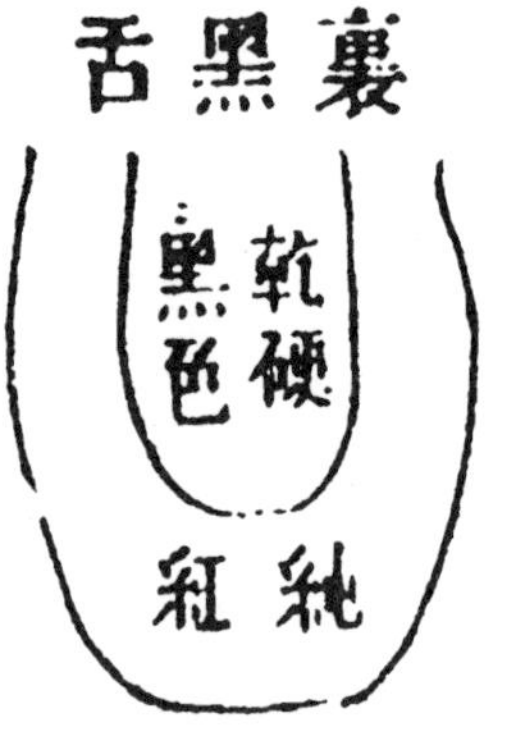

【口語訳】

第七十三番、裏黒舌。外側に紅色の舌質が見え、内側に乾いた硬い小長舌のような形の黒い苔があって、その部分に棘があれば、熱毒が熾盛し大腸に堅く結しているので、調胃承気湯を用いて急いでこれを下す、という旧説は間違いではないが、白虎湯と大承気湯を間をあけて連服させる方がよい。必ず癒える。

【弁釈】

舌の上に小舌のようなものが生える場合がある。こういったものが盛り上がっている状態を指していると思われる。

舌が乾いて硬く、更に棘があるというふうに強調しており、先程の七十二舌と比べて七十三舌の方が、熱が盛んなのである。

〈74〉満黒舌

【原文】

第七十四、満黒舌。凡舌色全黒、本為陰絶、当即死而有遅延未死者、非臓腑極熱、即為極寒、尚留一線生機、苟能弁準、補偏救弊、却可不死。如全黒無苔、而底紋粗渋乾焦、刮之不浄者、極熱也、不論何証何脈、皆宜十全苦寒救補湯（見第九舌）、数倍生石膏急投、必愈。如全黒無苔、而底紋嫩滑湿潤如浸水腰子、淡淡瀜瀜、洗之不改色者、極寒也、不論何証何脈、宜十全辛温救補湯（見第十舌）重加薑、桂、急投可愈。旧説謂水剋火、百無一生、則迂矣（参看総論）。

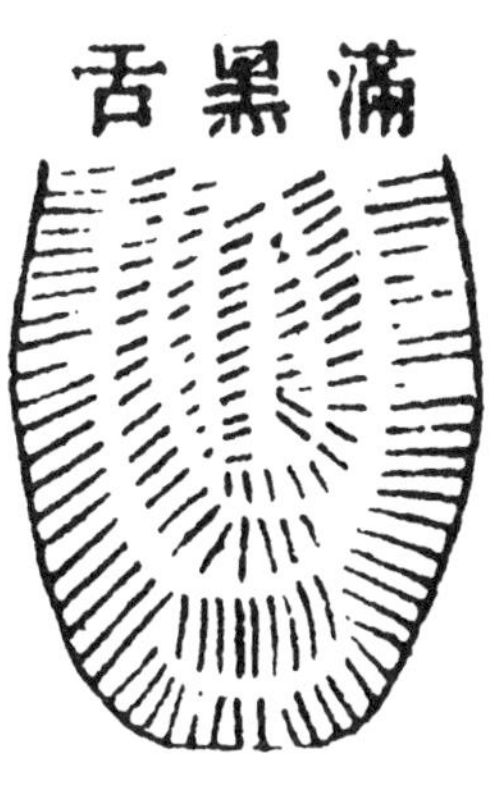

【口語訳】

第七十四番、満黒舌。舌全体が黒いというのは、もともと陰が絶えた状態で、じき死ぬはずがまだ生きているという場合は、臓腑極度の熱か極度の寒かのどちらかで、少しは生きる望みがある。正しく弁証し、偏りを整えることができれば、死ぬことはない。

舌全体が黒くて苔が無く、舌底はザラザラして乾いて焦げており、これを削ってもきれいにならなければ、極度の熱である。証や脈の如何にかかわらず、いずれも十全苦寒救補湯（第九舌参照）を、生石膏を数倍にして急いで与えれば、必ず病は癒える。

もし舌全体が黒くて苔が無く舌底はやわらかく滑で湿潤しており、水に浸かった腎臓のように色が薄く膨れて見え、洗っても色が変わらなければ、極度の寒である。証や脈の如何にかかわらず、十全辛温救補湯（第十舌参照）に更に姜と桂を加えたものを急いで与えれば病は癒える。

旧説では、「水が火を克しているので、百人に一人も助からない」というが、それは間違いである（黒舌総論参照）。

【弁釈】

この場合、熱の極み、寒の極みどちらも黒舌とあるが、熱の極みの場合は紅紫舌、寒の極みの場合は青紫舌と思われる。紫舌であるから黒舌といっているのであろう。

寒と熱、両方とも寒極熱極であるので重症で危険な状態であるが、熱極の方が速やかである。熱は陽だから動であり、冷えは陰だから静であるので、熱の方が病の進行が速いのである。これは非常に重要な意味を提起している。

所謂寒極か熱極か、いよいよ慢性消耗性疾患が陰陽共に弱っていく場合にどちらが勝っているかで予後の判定が決まる場合がある。これは陰陽の機微であり、非常に微妙な差でしかないのである。

熱と寒の極みに移行するので、両方あるがどちらが勝っているのかというところに注目すべきである。

もしこのような舌が出てくれば、熱極と寒極がよく似ているが、潤っているのか乾燥しているのか、棘があるのかないのか、紋が粗いのか滑らかなのか、という点で熱と寒を分けているのである。

ある膵臓癌末期患者の舌を見たことがあるが、このような舌質であり、もうほとんど苔が無く、ちょうど蛇の鱗の様な、赤黒い舌でカサカサした状態であった。無論この場合熱の極みである。

〈75〉弦白黒心舌

【原文】

第七十五、弦白黒心舌。在傷寒為邪入陽明、化火已久、熱逼太陰、少陰也、宜破格白虎湯及大承気湯輪服、不次急投、黒心退浄則愈。在雑病為実熱証、如吐血者、宜三黄白虎加犀角。大便閉者、宜大承気。大熱大渇者、宜白虎湯（勿用甘草）。若拘於弦白為寒、而不用苦寒薬、則無救法。旧説兼用五苓散、謬也（若舌底光滑湿潤、刮之明浄、無点罅焦紋者、則為寒、宜与上条参看）。

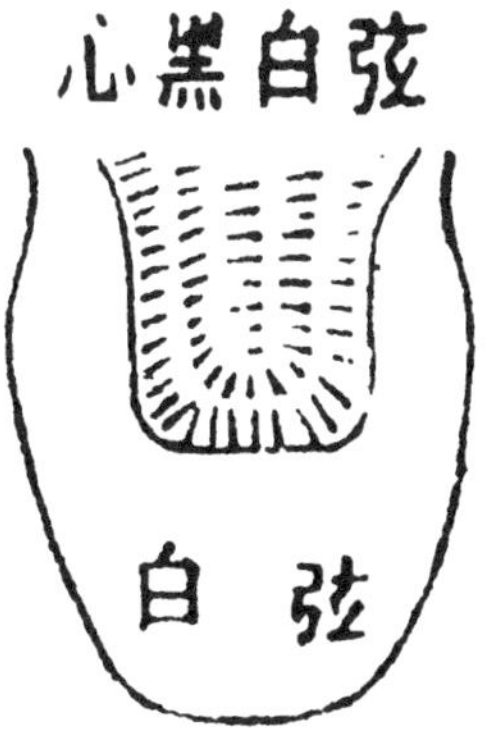

【口語訳】

第七十五番、弦白黒心舌。傷寒病なら、邪が陽明に入り化火してすでに久しく、熱が太陰少陰に逼っている状態である。破格白虎湯と大承気湯を通常の回数や量にとらわれず、急ぎ交互に服用させる。黒心がきれいに退けば癒える。

雑病なら実熱証であり、もし吐血する場合は、三黄白虎加犀角湯が宜い。大便が出ない場合は大承気湯が宜い。大熱し大渇する場合は、白虎湯（甘草は用いてはいけない）が宜い。もし舌の縁が白いから寒だとこだわって、苦寒の薬剤を用いなければ、救う方法はない。

旧説では五苓散を兼用するとあるが、間違いである（もし舌底が光滑で湿潤していて、刮るとすっきりきれいになり、点やひび割れや焦げが無ければ寒なので前条を参照すると宜い）。

【弁釈】

弦白黒心舌というのは、中央に黒苔があり、その周囲を白苔が囲んでいる状態である。黒苔と白苔がくっきりと分かれており、それがちょうど弓の弦のようなものである。

難しい舌になると、必ず熱と寒を峻別する方法を述べているのである。

潤っているのか、潤っていないのか？　亀裂の有無、棘の有無。苔を刮ってどうなるか？

これらが非常にポイントになるのである。

〈76〉弦紅中微黒舌

【原文】

第七十六、弦紅中微黒舌。外淡紅中淡黒者、如悪風則表証未罷、用双解湯（見四十九舌）、解毒湯（四十舌）各半以微汗之、汗罷即下之。旧説是也。如結胸煩燥、目直視者、宜大陥胸湯（見五十五舌）及大承気間服。旧説云不治者、非也。

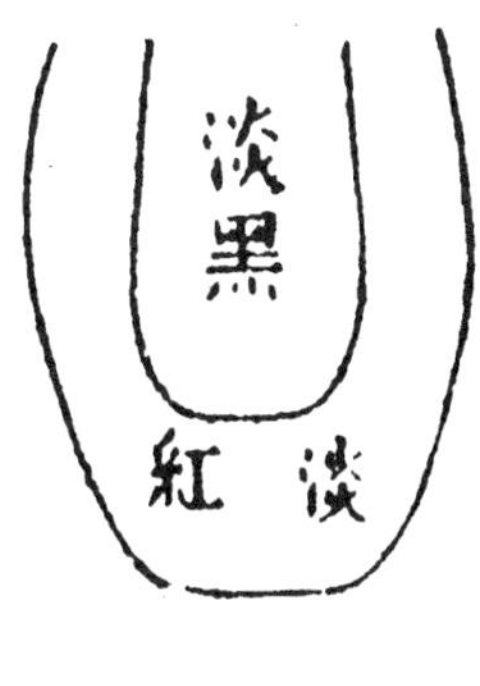

【口語訳】

第七十六番、弦紅中微黒舌。舌の外側は淡い紅で、中央が淡い黒の場合、もし悪風があれば表証がまだ取れていないので、双解湯（第四十九舌参照）と解毒湯（第四十舌参照）を半分ずつ用い、少し汗を出し、その汗が止まればすぐに下す。

旧説は正しい。

結胸し煩躁して目が一点を見つめているような場合は、大陥胸湯（第五十五舌参照）と大承気湯を間をあけて交互に服用させるのが宜い。

旧説ではこのようなものは治らないというが、そんなことはない。

〈77〉灰色黒紋舌

【原文】

第七十七、灰色黒紋舌。旧説謂、脈実者急用大承気下之、若脈浮、渇飲水者涼膈散解之、十人可救一二。依此法、不過如斯而已。実則見此舌、不論何証何脈、用十全苦寒救補湯、不次急投、服至黒灰退浄、則立愈。非臨証多者、不知其妙也。

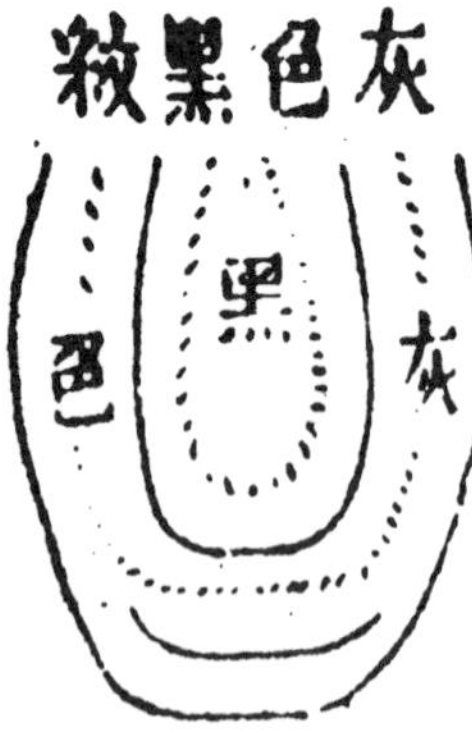

【口語訳】

第七十七番、灰色黒紋舌。

旧説では脈が実であれば急いで大承気湯で下し、もし浮脈で口渇し、水を飲む場合は涼膈散でこれを解けば、十人のうち一人か二人は助かるという。この方法ではそれくらいしか助からない。しかし実際は、この舌が現れれば、証や脈の如何にかかわらず、十全苦寒救補湯を通常の回数や量にとらわれることなく、急いで与え、黒灰苔がきれいに退くまで服用させれば、すぐに癒える。臨床経験を積んだものでなければ、その妙が分からないのである。

【弁釈】

地道に臨床をやって、そこから理論を引いてくるのが正解なのである。場数を何度踏んでも下手なものもいるが、大体のものは多くの場数を踏むと上手くなるものである。それは同じ過ちを繰り返さないからだ。下手なものは同じことを繰り返すのである。

〈78〉根黒尖黄舌

【原文】

第七十八、根黒尖黄舌。乃臓腑実熱之最顕者、不論何証何脈、宜十全苦寒救補湯（見第九舌）、不次急投、服至黄黒退浄、則立愈、万無一失。若見識不到、畏苦寒薬如猛虎、遅疑失機、或偶爾嘗試、舌色不退、病仍不愈、反謂余言之謬、不知大熱内熾、必須苦寒、必須多服、連服、否則自誤耳。旧説養陰退陽、微汗、微下諸術、皆緩不済急矣。

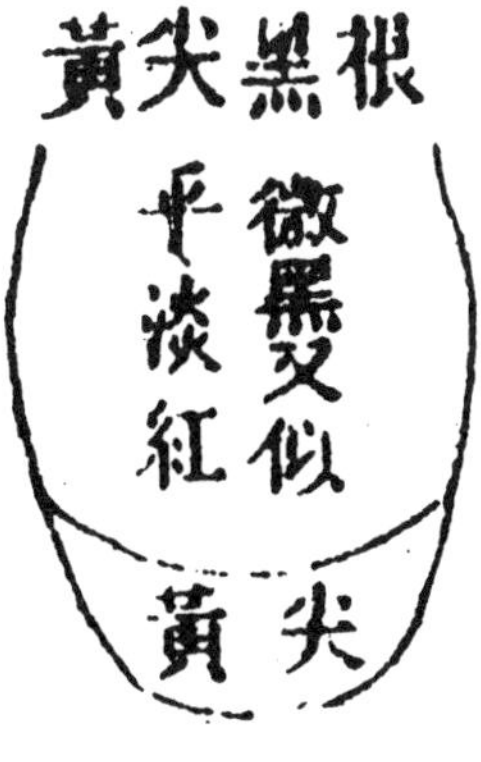

【口語訳】

第七十八番、根黒尖黄舌。これは臓腑の実熱が最も顕著なものである。証や脈の如何にかかわらず、十全苦寒救補湯（第九舌参照）を通常の回数や量にとらわれることなく、急ぎ与え、黄苔や黒苔がきれいに退くまで服用すれば、すぐに愈える。万に一つの間違いもない。

見識不足から、苦寒の薬剤を猛虎の如く畏れためらっているうちに使うタイミングを逸してしまったか、あるいはたまたまちょっと使ってみたという程度なのにもかかわらず舌の色が退かないし、病も癒えないといって、逆に私の説が間違っていると言う。大熱で内熱が非常に盛んなものには苦寒の薬剤が必須で、多服連服が必須であり、さもなくば手遅れになることを分かっていない。

旧説では陰を養って陽を退かせ、少し発汗させ少し下すというが、いずれも手緩いので手遅れになり救えない。


【弁釈】

舌根部が少し黒く、その他は淡紅であり、舌尖部は黄苔が生えている状態である。

よく鍼を用いるときに「虎の尾を握るが如し」と言われるが、猛獣使いが虎の目を見て、ここぞという時に鞭でバシッと脅かすのと同じで、非常に慎重にやりながらここぞという時には間髪入れずにやらなければいけないのである。その時期を失すると逆に自分が虎に噛まれてしまう、つまり患者を死なせてしまうのである。

臨床経験を多く経て、その中から理論を引き出して出来る人でなければ簡単には出来ない。

〈79〉中心黒苔舌

【原文】

第七十九、中心黒苔舌。若刮之即浄、湿潤多津者、真寒仮熱也（間或有之）、治宜十全辛温救補湯、不次急投、至舌色不黒則病愈。若刮之不浄、乾焦膩厚者、脾胃熱極也、不論何病何脈、宜破格苦寒救補湯倍加石膏、不次急投、服至黒浄則立愈。旧説但知以承気下之、而不兼涼脾胃、勢難全愈也。

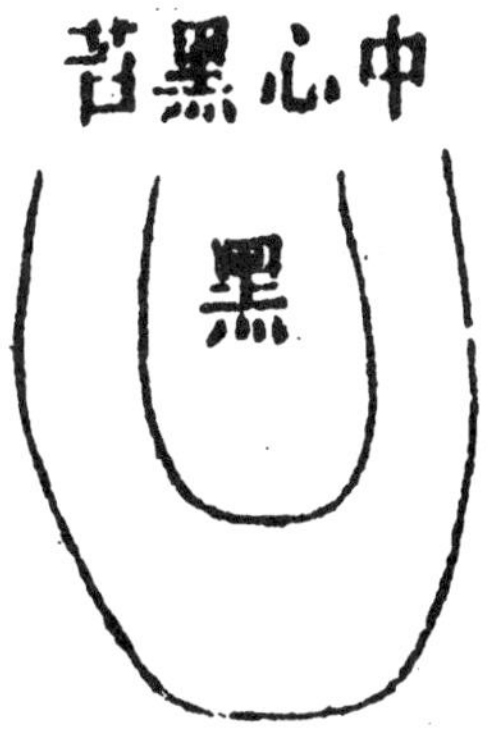

【口語訳】

第七十九番、中心黒苔舌。もし黒苔を刮ればきれいになり、湿潤で津液が多い場合は真寒仮熱である（たまにそのようなことがある）。十全辛温救補湯を用いて通常の回数や量にとらわれることなく、急いで与え、舌の色が黒くなくなるまで服用すれば、病はすぐに癒える。もし苔を刮っても汚く、乾いて焦げた厚い膩苔の場合は脾胃の熱が極まっている。病や脈の如何にかかわらず、破格苦寒救補湯を石膏を倍量にして、通常の回数や量にとらわれず、急いで与えるのが宜い。黒苔がきれいになるまで服用すれば、すぐに癒える。

旧説はただ大承気湯で下すことしか分かっておらず、同時に脾胃の熱を冷やすことをしないので、全治は非常に難しい。

〈80〉全黒無苔舌

【原文】

第八十、全黒無苔舌。如無点無罅、湿滑多水、如水浸腰子、淡淡瀜瀜者、極虚寒也、宜十全辛温救補湯（見第十舌）。如無点無罅、乾燥少津、光亮似銭者、即絳舌之変、陰虚腎水涸也、妊娠者亦有之、宜十全甘寒救補湯（生地、麦冬、天冬、萎蕤、元参、沙参、淮山薬、牡丹皮、沢瀉、地骨皮）加減酌用。如有点有罅、乾燥無津、渋指如銼者、極実熱也、宜十全苦寒救補湯（見第九舌）、数倍生石膏、不次急投、服至黒色転紅則愈。如黒色暗淡、無苔無点無罅、非湿非乾、似亮不亮者、陽虚気血虧也。久病見之不吉、宜十全甘温救補湯（見第七舌）。凡見此舌、皆危証也（均裏証、無表証）、寒熱虚実、務当詳弁、稍有不明、便易取禍。旧説糊塗、余不復述（以上、三舌与七十四舌参看）。

【口語訳】

第八十番、全黒無苔舌。点やひび割れがなく、湿滑多水で、水に漬かった腎臓のように色が薄

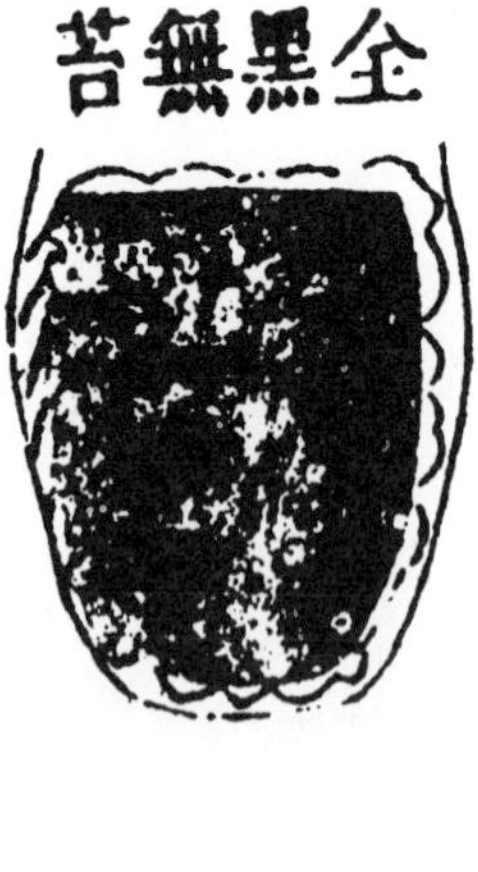

く膨れて見える場合は、極度の虚寒である。十全辛温救補湯（第十舌参照）が宜い。

もし点やひび割れがなく、津液が少なく乾燥していて、硬貨のように光っている場合は、紅絳舌から変化し、陰虚で腎水が干あがった状態である。妊娠している者にもこの舌が現れることがある。この場合は十全甘寒救補湯（生地黄・麦門冬・天門冬・萎蕤（※1）・元参（※2）・沙参・淮山薬・牡丹皮・沢瀉・地骨皮）を適宜加減して用いるのが宜い。

もし点もひび割れもあり、乾燥して津液がなく、ヤスリのようにザラザラしている場合は極度の実熱である。十全苦寒救補湯（第九舌参照）を生石膏の量を数倍にして、通常の回数や量にとらわれることなく、急いで与え、黒色が紅に転ずるまで服用させれば癒える。

もしうすめの黒色で苔がなく点もひび割れもなく、湿っても乾いてもおらず、光っているようで光っていない場合は、陽虚で、気血が不足している。長患いでこれが現れると凶である。十全甘温救補湯（第七舌参照）が宜い。この舌が現れれば、おしなべて危険な状態である（いずれも裏証で表証はない）。寒熱虚実は、必ず仔細に弁別すべきで、少しでもはっきりしないところがあると、間違いがおきてしまう。

旧説はめちゃくちゃなので、ここで改めて述べることはしない（以上第三舌と第七十四舌参照）。

［註］
（※1）玉竹に同じ。

（※2）玄参に同じ。

【弁釈】

全黒無苔舌というのは、虚寒、陰虚、実熱、陽虚（気血の虚）の四種類がある。この中でも陽虚、気血の虚というのは最も悪いのである。

また、黒舌と書いてあるが、実際のところは青紫、紅紫の二つあるので、その点を意識して読まなければいけないのである。

4 灰色舌

〔A〕総論

【原文】灰色舌総論

灰色不列五色、乃色之不正也。舌見灰色、病概非軽、均裏証、無表証、有実熱証、無虚寒証。有邪熱伝裏証、有時疫流行証、鬱積停胸証、蓄血如狂証、其証不一、而治法不外寒涼攻下（寒涼以救真陰、攻下以除穢毒、在当用之時、不得訾為戕伐焉）。舌鑑旧載総論謂、熱伝三陰則有灰黒乾苔、皆当攻下泄熱、是也。又謂直中三陰見灰黒無苔者、当温経散寒、此説甚謬。蓋灰黒与淡黒色頗相似、惟灰則黒中帯紫、淡則黒中帯白之殊耳。若寒邪直中三陰者、其舌淡黒無苔、宜温経散寒。如熱邪直中三陰者、其舌灰黒無苔、宜三黄白虎、大承気並用連投。失出失入、其害非軽、願望舌者、小心謹慎焉。

【口語訳】灰色舌総論

灰色が五色に入っていないのは、不正の色だからである。舌に灰色が現れれば、病は概ね軽くなく、すべて裏証で表証は無い。実熱証はあっても、虚寒証はない。邪熱が裏に伝入する証で、時疫流行の症、うっ積が胸に停滞する症、瘀血によって狂ったようになる症など、その症状はさまざまだが、治療法は寒涼攻下以外にない（寒涼で真陰を救い、攻下で穢毒を取り除く。使うにあたっては、そのせいで亡くなったと言われることがあってはいけない）。

『舌鑑』旧本の「灰色舌総論」で、熱が三陰に伝われば灰黒乾舌が現れるので、いずれの場合も攻下して熱を泄すと論じているのは正しい。

また三陰に直中して、灰黒色で無苔の舌が出た場合は、経を温め寒を散らすべしと言っているのは、甚だ誤っている。灰黒色と淡黒色というのはとてもよく似ており、その違いは「灰」が、黒色の中に紫色を帯びたもの、「淡」が、黒色の中に白色を帯びているというだけである。もし寒邪が三陰に直中して舌が淡黒色で無苔であるならば温経散寒するのが宜い。もし熱邪が三陰に直中し、舌が灰黒色で無苔であるならば三黄白虎湯、大承気湯を併用し続けて服用させるのが宜い。使うべき時に使わず、使うべきでない時に使えば、害が大きい。舌診でいくというのであれば、注意し、慎重にしてほしいものだ。

〔B〕各論

〈81〉純灰舌

【原文】

第八十一、純灰舌。全舌無苔而少津者、乃火邪直中三陰証也、或煩渇、或二便閉、或昏迷不省人事、脈則散乱、沈細、伏代不等、舍脈憑舌、均属裏証（凡灰舌、無表証）。治宜三黄白虎、大承気並用、急速連投、服至灰色転黄、転紅為止、病則立愈。旧説誤指為寒、用附子理中湯（見六十四舌）、四逆湯（生附子、甘草、乾薑）、安得不致漸灰縮乾黒而死乎。

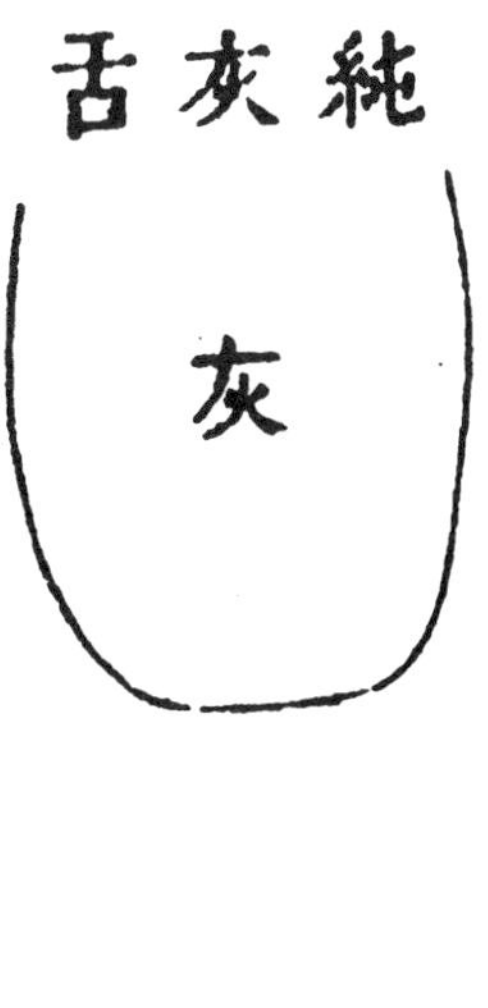

【口語訳】

第八十一番、純灰舌。全舌無苔で津液が少ない場合は、火邪が三陰に直中している。煩渇したり、大小便が出なかったり、昏迷して人事不省に陥ったりという症状が出、脈は乱れていて、沈細、伏代などまちまちである。こういう場合は脈診に依るのをやめて、舌診に依るべきである。この舌はいずれも裏証に属し（灰色舌であれば表証は無い）、治療には三黄白虎湯と大承気湯を併用するのが宜い。迅速に続けて与え、灰色が黄色または紅色に変わるまで服用すれば、病はすぐに癒える。

旧説は誤って寒とし、附子理中湯（第六十四舌参照）と四逆湯（生附子・甘草・乾姜）を用いるとしているが、それでは、次第に灰舌が縮んで乾いて黒くなり、必ず死に至ってしまうだろう。

【弁釈】

附子理中湯、四逆湯はいずれも寒証に用いられるのだが、これらの舌とは全く違うことを見事に言い切っている。明らかに灰色舌は熱性なのだから、附子理中湯或は四逆湯などを服用させてはならなく、灰色舌が良くなってゆくことがあろうはずもなく逆に舌が乾いて黒くなって死んでゆくのだ。これは真陰が尽きた姿である（『霊枢』経脈篇に「足厥陰気絶則筋絶、厥陰者、肝脈也。肝者、筋之合也。筋者、聚于陰気、而脈絡于舌本也。故脈弗栄則筋急、筋急則引舌与卵、故唇青舌巻卵縮則筋先死。」とある）。

因みに六十四舌が附子理中湯の適応になっており、舌辺が淡白で、白で中央が黒、すなわち中央に黒苔が生えているものだ。ここで言う純灰舌というのは殆ど無苔のようになって、煤が舌全体に付いているような感じがし、苔の有無がはっきりしないものだ。臨床上癌の末期によく現れるのだが、これは胃の気が無いことを意味するため、恐る恐る治療している時間がないと原著者は考えているようである。

この舌は舌全体に苔らしい苔は無いのだが灰苔を示し、津液が非常に少ないのだ。「舎脈憑舌」

の立場から『舌鑑弁正』においては脈は捨ててしまい専ら舌診で判断するとしている。確かに重症の疾患においてはかなり正しい説といえる。

しかしながら私はあらゆる疾患（慢性、急性の整形外科疾患、あるいはその外科疾患、あるいは眼科疾患、あるいは耳鼻咽喉科疾患、あるいは一般内科疾患）を相手にする以上、そういう立場をとっていない。すべての診法を相対的に位置づける。ある場合は舌を中心に、ある場合は脈を中心に診る、というように。

〈82〉灰中舌

【原文】

第八十二、灰中舌。傷寒証熱邪伝入厥陰、舌中央灰色、而消渇、気上衝心、飢不欲食、食則吐蛔者、宜烏梅丸（烏梅、細辛、乾薑、当帰、黄連、附子、川椒、桂枝、人参、黄檗、此丸又治寒痢）。旧説是也。若雑病見此舌、為実熱裏証、則宜大承気与白虎湯合用。

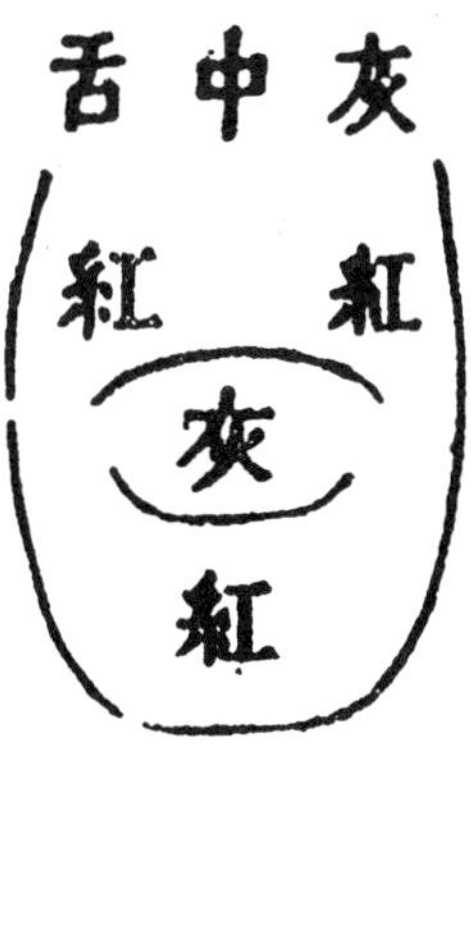

【口語訳】

第八十二番、灰中舌。傷寒病で熱邪が厥陰に伝入し、舌の中央が灰色であり、消渇し、気が上がって心を衝き、飢餓感はあるも食べることを欲せず、食べれば蛔虫を吐く場合は烏梅丸（烏梅、細辛・乾姜・当帰・黄連・附子・川椒・桂枝・人参・黄柏。この丸剤は寒痢も治す）が宜い。

旧説は正しい。

もし雑病でこの舌が現れれば実熱裏証なので、大承気湯と白虎湯とを合わせて用いるのが宜い。

【弁釈】

舌全体が紅舌あるいは暗紅舌であり、中央に灰色が点々と見られる。またその中央にある灰色というのは灰黄色であると思われる。お腹が空いてひもじい思いをするが、食べることが出来ない。もし無理やりに食べると蛔虫を吐くと言っているがこれは胃中に熱があることを示しているのだ。旧説では傷寒が厥陰に伝入してひき起こされる寒痢を治すと言っている。雑病にこれが現れた場合は、裏の実熱証だから大承気湯と白虎湯をあわせて飲ませなさい、とする。

〈83〉灰黒苔乾紋裂舌

【原文】

第八十三、灰黒苔乾紋裂舌。此臓腑熱極、又因誤食熱物、或誤服温補辛燥薬、灼傷真陰所致（凡裂紋者、多因

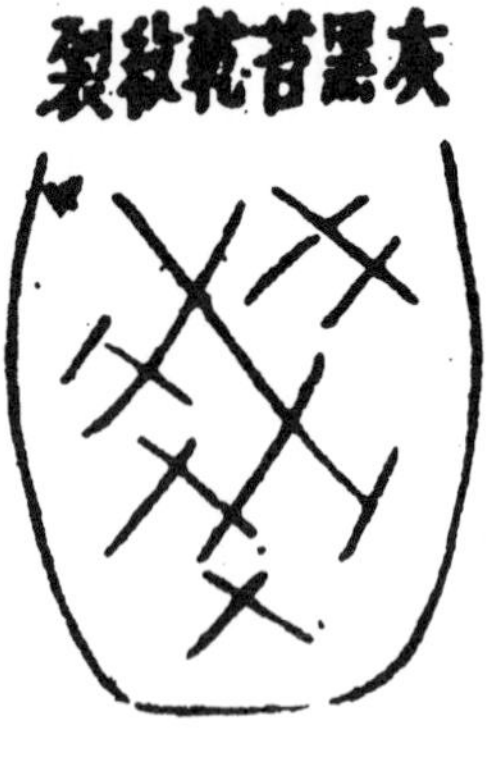

誤食温燥物之故)、治宜破格十全苦寒救補湯(見第九舌)、不次急投、服至灰黒色退、紋裂自平、則立愈。如旧説僅用涼膈散、調胃承気下之、熱不退則不敢再用寒涼、遂帰於不治、姑息貽禍也。

【口語訳】

第八十三番、灰黒苔乾紋裂舌。臓腑の熱が極まっているところに、熱性の食物を誤って摂取したか、温補辛燥の薬剤を誤って服用したかのいずれかによって、真陰が灼傷されたものである(裂紋というのは、多くは誤って温燥の物を食したために生じる)。治療には破格十全苦寒救補湯が宜い(第九舌参照)。通常の回数や量にとらわれず与え、灰黒色が退き、亀裂が平らかになるまで服用すれば、すぐに癒える。

もし旧説のいうように、涼膈散と調胃承気湯だけで下し、熱が下がらなければ、それ以上寒涼の薬剤を用いようとしないということであれば、不治の病となってしまう。一時しのぎのやり方が禍を残すということだ。

【弁釈】

飲酒が多く、臓腑内熱が強いならば蕎麦や柿を食することにより臓腑を冷やしたり、その他の手立てで泄瀉を起こさせ熱を排泄させることができる。

裂紋ができるのは傷陰の状態なのだ。また熱病を患い、脱水症状を起こすような状態の時に呈してくることもある。こういった時には先ず水分をよく取らせるべきである。また卵黄や小麦胚芽や根昆布も非常に効果的である。こういったものを摂取させると裂紋舌が治ってゆく。

噴門癌や食道癌の患者で食事を摂れないケースでは、全体的には虚寒証であるが、寒熱錯雑である。虚寒を温めると全体にはよくなるのだが、部分的な熱邪が非常にきついため全体としても熱邪が勝ってくる。これは癌の正虚邪熱の特徴なのである。温めるのに十全大補湯などを処方してもらいながら、部分的な熱を古代銀鍼にて熱を瀉すことにより驚くべき効果が得られることがある。そしてその癌が良性傾向になる場合、悪化傾向になる場合に舌所見にはっきり顕れることを確認できている。舌診を用いることにより、癌の状態が外見所見として察知することが出来るのである。裂紋は傷陰を示すのであり、その傷陰の状態で癌の発展が判別できるのである。

十全苦寒救補湯（生石膏・知母・黄芩・黄連・黄柏・大黄・芒硝・厚朴・枳実・犀角）。

非常に冷やす処方であり、大黄と石膏を混ぜるようなことはなかなかしないものである。

普通の健康人が服用すればひどい泄瀉を起こし、止まらぬようになるであろう。これはそのくらい熱邪を瀉すのが大変だということである。

〈84〉灰根黄尖中赤舌

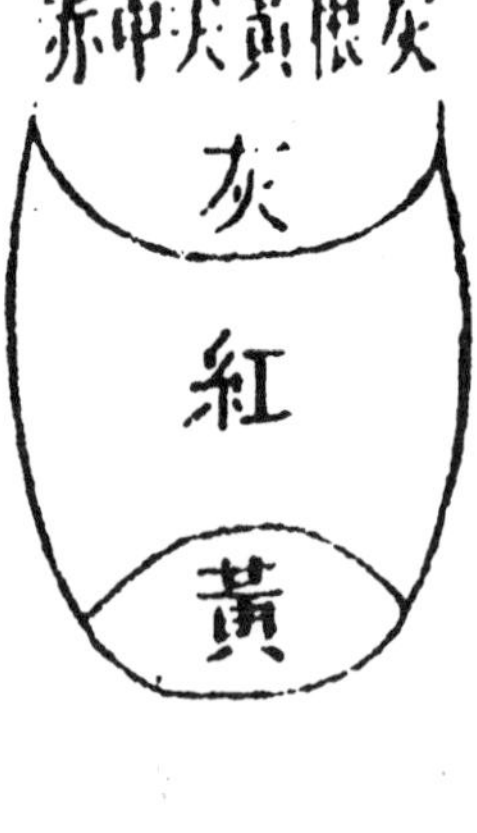

【原文】

第八十四、灰根黄尖中赤舌。腸胃燥熱也。如大渇譫語、

或五六日不大便者、以大承気急下之。如瘟疫証、熱証、悪寒脈浮者、酌用涼膈散（第四十舌）、双解散（見四十九舌）。旧説是也。

【口語訳】

第八十四番、灰根黄尖中赤舌。腸胃に燥熱がある。もし大渇し譫語したり、五、六日便通のない場合には大承気湯で急いでこれを下す。もし温疫証や熱証で、悪寒し浮脈である場合は、涼膈散（第四十舌参照）と双解散（第四十九舌参照）を適宜加減して用いる。

旧説は正しい。

【弁釈】

この様な舌が現れると腸胃に燥熱があるということである。病状としてはひどく口渇したり、譫語したり、五～六日も大便が出ないのである。そういった場合には速やかに大承気湯で下すのがよいであろう。また温疫や単なる熱証で悪寒し脈浮であるものには涼膈散または双解散などを用いるがよい。

四十九舌の双解散（防風・荊芥・連翹・麻黄・薄荷・川芎・当帰・白芍・白朮・山梔子・黄芩・石膏・桔梗・甘草・滑石）は、要するに表裏双解の剤なのである。

〈85〉灰色重暈舌

【原文】

第八十五、灰色重暈舌。此瘟病熱毒伝遍三陰也。熱毒伝内一次、舌増灰暈一層、最危之証。急用涼膈散或双解散（見上）、黄連解毒湯、大承気湯下之。一暈尚軽、二暈為重、三暈必死。亦有横紋二三層者、与此不殊。旧説如此尚合理、惟熱毒伝裏已深、涼膈、双解二方、嫌有表薬不宜、解毒湯太軽、大承気僅能利下而未能透涼臟腑、不如用十全苦寒救補湯、四倍加生石膏、不次急投、服至灰暈退浄為止、雖見二三重暈、均能救活。

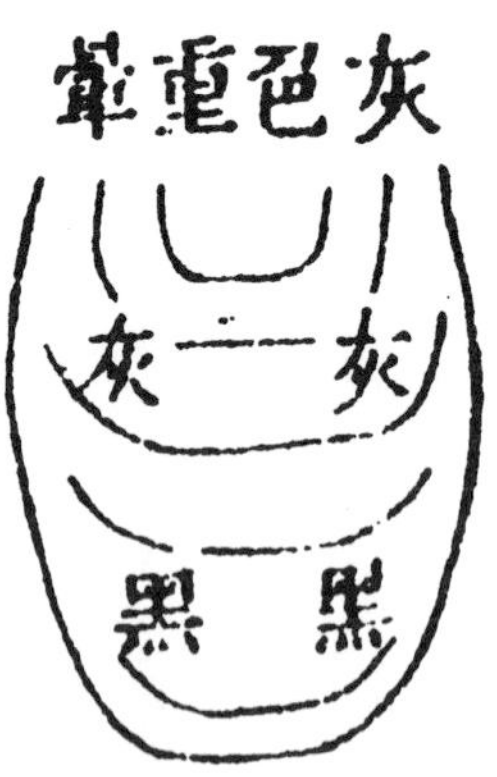

【口語訳】

第八十五番、灰色重暈舌。これは瘟病の熱毒が三陰に広まったもので、熱毒が伝入するごとに、灰色が一段階濃くなるという最も危ない証である。急いで涼膈散か、双解散（前項参照）か、黄連解毒湯か、大承気湯かでこれを下す。灰苔の輪が一段階濃いだけであれば、まだ軽い状態であり、もう一段階濃い輪との二重であれば重く、更に一段濃い輪との三重であれば必ず死亡する。また横紋が二、三層できているという場合も同じことである。

旧説にこのようにあるのは、一応理にかなっている。しかし、熱毒が裏に伝わって已に深く入っているのに、表薬の気味がある涼膈散や双解散の二方を用いるのはよくない。解毒湯では軽すぎ、大承気湯は通利攻下するだけで、臓腑の熱を充分に冷ますことはできない。それよりも十全苦寒救補湯に通常の四倍量の生石膏を加え、通常の回数や量にとらわれることなく、急いで与え、灰色の輪がきれいに退くまで服用するほうがよい。これなら、たとえ二重、三重の灰色の輪が現れていても救うことができる。

【弁釈】

三陰に入った熱毒について『傷寒論』では少陰病の虚熱として、或いは厥陰病の上熱下寒の部分的な熱としてしか論述が無く、そういった意味では陽明の腑証・経証から陰証に伝入する熱の段階について欠落していると言える。この部分を補っているという点が温病学派の誉れなのだ。このことは舌診学の進歩が少なからず影響していると思われる。それまでは『傷寒論』の考え方で熱病を治療してきたわけであるが、その範疇では解決しない問題を舌診が呈示するようになってきたのである。分析が進むにつれて所謂正虚邪実型の内熱の証が非常に多いことが解ってきた。温病学が発展するまでは、傷寒と温病の治療は混同して行なわれていたと考えられる。『傷寒論』的に言えば三陰に病が入った場合、下す証にはならない。舌診の発展により温病としての特殊性がはっきりと認識されるようになり、三陰の内熱証が各種の段階にあることが発見されたのである。それらに対して『傷寒論』やその他の方剤を工夫し効果を上げ、温病学として発展し、やがては『傷寒論』の三陰三陽論から逸脱し、衛気営血論あるいは三焦論を用いた弁証基礎理論が出来上がってきたのである。

灰色の層が幾つかできてゆくのだが、一重のものは未だ治し易く、二重三重になってくれば、必死の証となるのである。横紋が出来る場合も臨床意義は同じで、層が増加すると病としては重いのである。

涼膈散（連翹・山梔子仁・大黄・甘草・芒硝・黄芩・薄荷・竹葉）、双解散（防風・荊芥・連翹・麻黄・薄荷・川芎・当帰・白芍・白朮・山梔子・黄芩・石膏・桔梗・甘草・滑石）の二方はいずれも熱を泄らすように配剤されているのであるが、表に行く面があり、このことを指摘しているのである。深くて重い裏熱証には涼膈散・双解散は不向きである。

本舌の舌腹は紅舌、それも紅絳舌があるはずだと考えられる。おそらく舌腹は典型的な紅絳舌であろう。また舌苔についても当然乾燥しているのである。

〈86〉灰黒乾刺舌

【原文】

第八十六、灰黒乾刺舌。傷寒邪伝少陰、口燥咽乾証偶見此舌、宜大承気下之。或臓腑実熱已極、大熱大渇、胸中煩躁、内痛脹満、飲食不進、一食即吐、常作乾嘔等証、

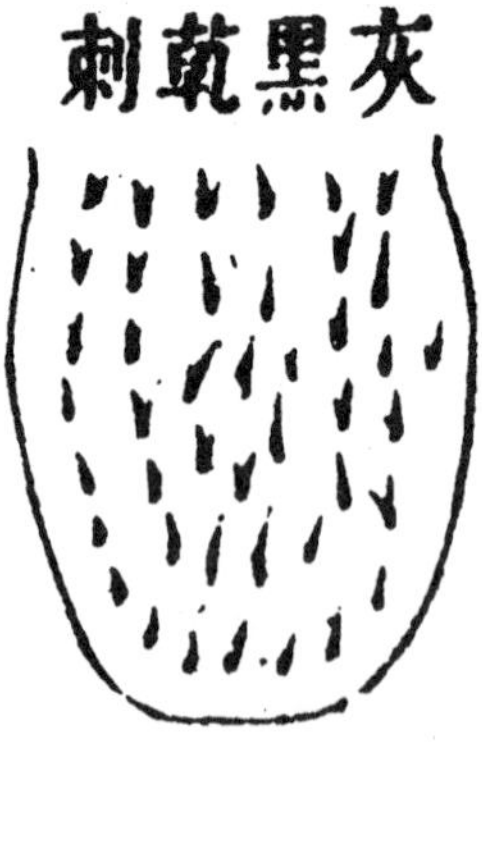

宜十全苦寒救補湯、不次急投、服至灰黒色浄、則立愈。旧説必待其転失気乃下之、則遅疑誤人矣（傷寒論陽明篇、少与小承気湯、腹中転失気者、有燥屎也、乃可攻之。彼係熱邪初伝陽明、故用探試之法。今見灰黒舌且有乾刺、是熱邪已結陰分、無可疑矣）。

【口語訳】

第八十六番、灰黒乾刺舌。傷寒の邪が少陰に伝入することにより、口が燥し咽が乾く症状でこの舌が現れたら、大承気湯で下すのが宜い。臓腑の実熱がすでに極まって大熱大渇する、胸中煩躁する、腹痛し腹部脹満する、食欲がなく食べれば嘔吐し常に吐き気をもよおす、などの症状には、十全苦寒救補湯を通常の回数や量にとらわれることなく、急ぎ与えるのがよい。灰黒色がきれいになるまで服用すれば、すぐに癒える。

旧説では必ず放屁するのを待ってから攻下するというが、それでは、ためらっているうちに手遅れになることもある。（『傷寒論』陽明篇には小承気湯を少し与えて、腹中でガスに変わる場合は燥屎があるので、攻下してよいとあるが、これは熱邪がはじめて陽明に伝わった場合に、攻下してよいかどうかを試す方法である。灰黒舌でかつ乾いた刺が現れれば、まちがいなく熱邪が已に陰分に結している。）

【弁釈】

大いに口渇し、胸中が苦しく、腹痛し腹が膨満し飲食が進まない、或は無理に食べると吐いてしまい、また常に乾嘔する状態、すなわち胃の受納作用がうまくゆかない状態だ。煩躁は少陰病の末期に現れるとは限らず、こういった熱証でも多くみられる。またここでいう無理に食べると嘔吐するというのは太陰病のそれとは異なり、鑑別が必要である。

旧説を批判している。この灰黒乾刺舌はその名のごとく灰黒で乾燥しており、糸状乳頭や茸状乳頭が棘のようにでてきているのだ。図にある点々としたものはその刺を指しているのだと思われる。

『傷寒論』では陽明病腑証の初期に、小承気湯を与えるとガスがでる。これによって燥屎が出れば、いよいよ本格的に攻下してよい、という判断をしているが、舌診にたよればそのような試しはいらない、と説く。

〈87〉灰黒尖舌

【原文】

第八十七、灰黒尖舌。傷寒已経汗解、而見舌尖灰黒、有宿食未消、或又傷飲食、熱邪復盛之故也、以調胃承気下之。旧説是也。若雑病裏熱見此舌、宜大承気湯重加黄連。

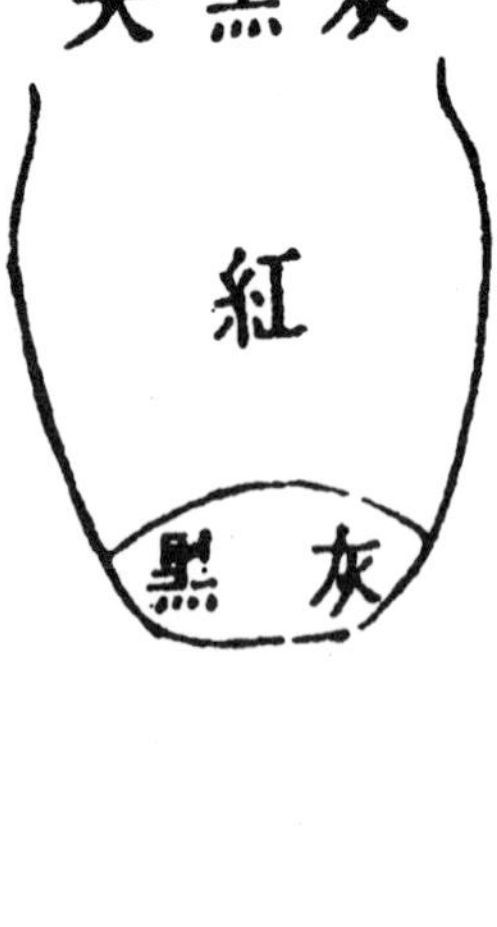

【口語訳】

第八十七番、灰黒尖舌。傷寒ですでに汗解しているのに、舌尖に灰黒色が見られるのは、宿食があり未消化であったり、食べすぎで熱邪が再び盛り返したために生じるものである。調胃承気湯でこれを下す。

旧説は正しい。

もし、雑病裏熱でこの舌が現れれば、大承気湯に黄連を多く加えるのが宜い。

〈88〉灰黒尖乾刺舌

【原文】

第八十八、灰黒尖乾刺舌。舌尖灰黒、有刺而乾、是得病後猶如常飲食之故。雖証見耳聾脇痛、発熱口苦、非少陽病、勿用小柴胡、宜大柴胡湯（見第五舌）、或調胃承気加消導薬。旧説是也。

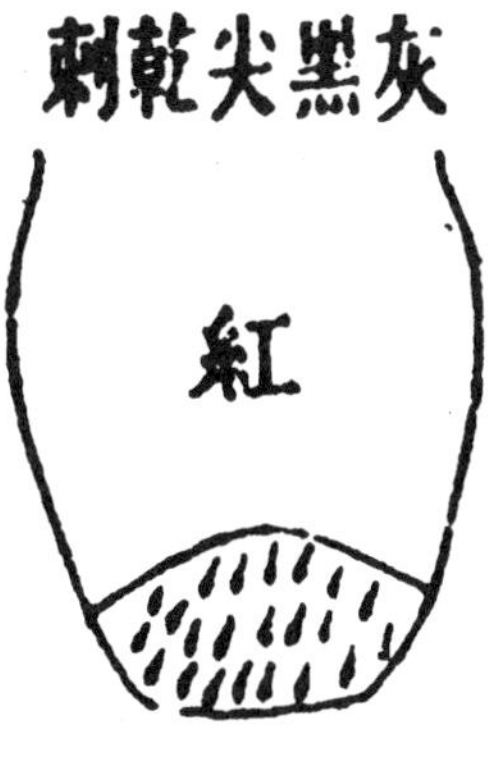

【口語訳】

第八十八番、灰黒尖乾刺舌。舌尖が灰黒色で刺があり乾燥している。これは、病気になってもなおいつも通り飲食したために生じたものである。耳聾し脇痛する、発熱し口苦するという症状があっても少陽病ではないので、小柴胡湯を用いてはならず、大柴胡湯を使うか（第五舌参照）、或いは調胃承気湯に消導薬を加えるのが宜い。

旧説は正しい。

〈89〉灰中墨滑舌

【原文】

第八十九、灰中墨滑舌。淡淡灰色中間有滑苔四五点、如墨汁、此熱邪伝裏而腹有積食未化、宜大柴胡湯。旧説是也。

【口語訳】

第八十九番、灰中墨滑舌。淡い灰色の苔の間に四、五個の墨汁のような滑苔がある。これは、熱邪が裏に伝わっていて、腹に未消化の積食があるもので、大柴胡湯が宜い。

旧説は正しい。

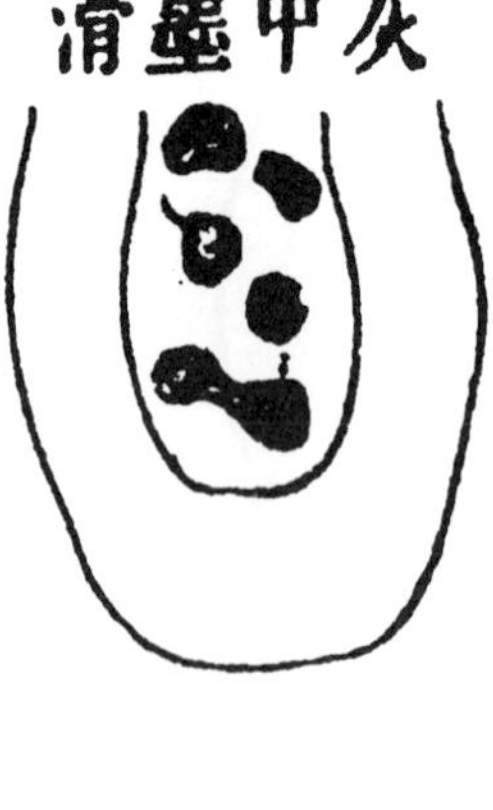

〈90〉灰黒根黄舌

【原文】

第九十、灰黒根黄舌。如苔厚乾燥、刮之不浄者、乃熱入厥陰、臓腑実熱而脾胃之火尤熾也。其証多為胃有積滞、二便閉、発単焼熱、大渇消水、自汗不止出至頸而以下不出者、諸病急、宜十全苦寒救補湯以収汗、服至二便利、則熱、渇、自汗必止、待舌色明浄、則全愈。旧説謂傷寒六七日、不利便、発熱而渇、汗出不止者、正気脱、必死。其説未尽然也。

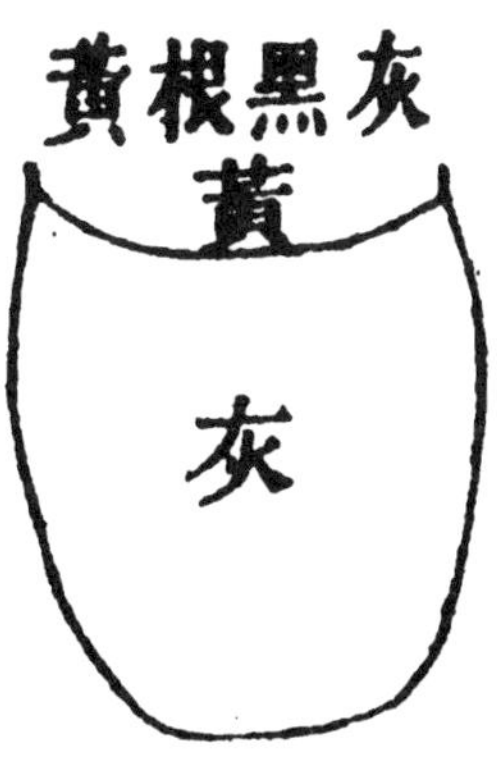

【口語訳】

第九十番、灰黒根黄舌。もし苔が厚く乾燥していて、これを削ってもきれいにならない場合は、熱が厥陰に入り、臓腑が実熱になっており、脾胃の火がとくに盛んである。よくある症状は胃に積滞がある、大小便が出ない、発熱する、大渇し水をがぶ飲みする、ずっと自汗するが頸から下には汗をかかないというもの。このような症状であれば、どのような病でも差し迫っている。十全苦寒救補湯を与え汗を止める。大小便が通じるまで服用すれば熱・渇・自汗は必ず止まる。舌色が明るくきれいになれば完全に治癒する。

旧説では、傷寒六、七日、小便が出ず発熱して渇き、汗が出て止まらなければ正気が脱して必ず死ぬというが、その通りではない。

【弁釈】

如何なる悪証でも、舌の色が明るく生き生きとした生気のあるものは、順証に転じている証拠である。

〈91〉淡灰中紫舌

【原文】

第九十一、淡灰中紫舌。瘟疫中臓者居多、傷寒邪伝手少陰、熱逼心経者亦有之。其証多卒然倒地、不省人事、或狂妄昏迷、或疾呼大叫、或自齧舌尖、或拍胸嗟恨不等、治宜三黄瀉心湯（大黄、黄連、黄芩）加黄檗、連翹、木通、生甘草、不次急投、服至舌色漸浄則必愈。若稍渉遅疑、淡灰転黒、淡紫転藍、邪毒攻心已甚而傷腐脾胃、則不治矣。旧説云、自齧舌尖、少陰厥気逆上、非薬可治者、蓋誤於遅疑耳。

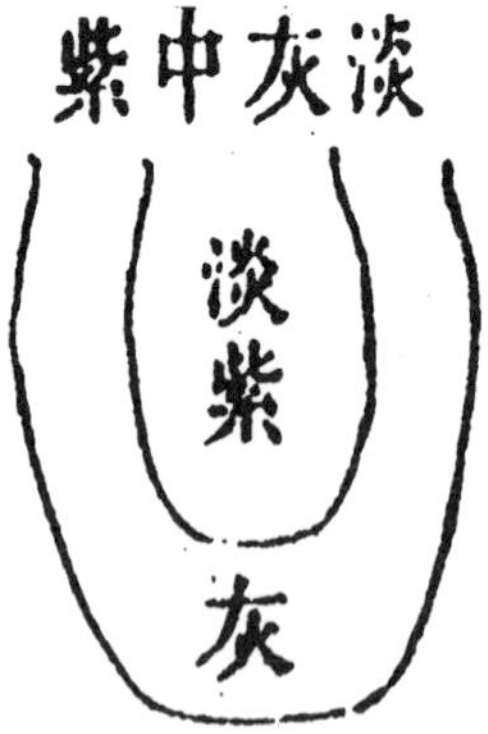

【口語訳】

第九十一番、淡灰中紫舌。この舌を呈するのは多くは時疫が臓腑に中った者が多い。傷寒の邪が手の少陰に伝わり、熱が心経に逼っている場合にもこれが見られる。よくある症状は突然倒れて人事不省になったり、狂妄して昏迷したり、突然大声で叫んだり、自分で舌先を噛んだり、胸を叩いてくやしがるなどまちまちである。治療には三黄瀉心湯（大黄・黄連・黄芩）に黄柏・連翹・木通・生甘草を加えた処方を通常の回数や量にとらわれることなく、急いで与えるのが宜い。舌色がきれいになっていくまで服用すれば必ず癒える。もし少しでも躊躇して、淡灰色が黒色に、淡紫色が藍色に変化してしまえば、それは邪毒がすでに心を激しく攻め脾胃が傷腐されているので、治らない。

旧説で、自ら舌尖を噛むのは少陰の厥気が逆上しており、薬では治せないというのは、投薬をためらったために手遅れになったにすぎない。

【弁釈】

淡灰中紫舌というのは、舌の周辺に灰苔があり、中央に淡い紫の舌質が見られるものである。瘟疫が深く臓腑に中った場合に多く、また傷寒の邪が手の少陰に伝わり、その熱が心経に逼っておこるということであるが、いずれにせよ、病態としては重いといえる。飲酒癖のひどい者に淡紫舌がみられることがある。

〈92〉灰色黒暈舌

【原文】

第九十二、灰色黒暈舌。乃熱毒中臓腑、火気交攻、故全舌灰色、兼起黒暈。時疫熱毒中脾胃、逼及於腎、多見此舌。傷寒救治失宜、邪陥厥陰、亦有此舌。不論何証何脈、将十全苦寒救補湯分為二剤、先服大承気、後服三黄白虎等薬、循環急投、至黒暈灰色漸退則愈。旧説知急下之、而用酒泡大黄、則誤矣（凡治実熱及疫症、宜生大黄、専瀉陽分之火。治陰虚証、宜酒浸九蒸熟大黄。治傷寒証、宜酒洗大黄、以一洗為度、若泡製太過、失其生気、凝而不走、潤而不涼、投之実熱人、必将陽分之病引入陰分、更難治也）。

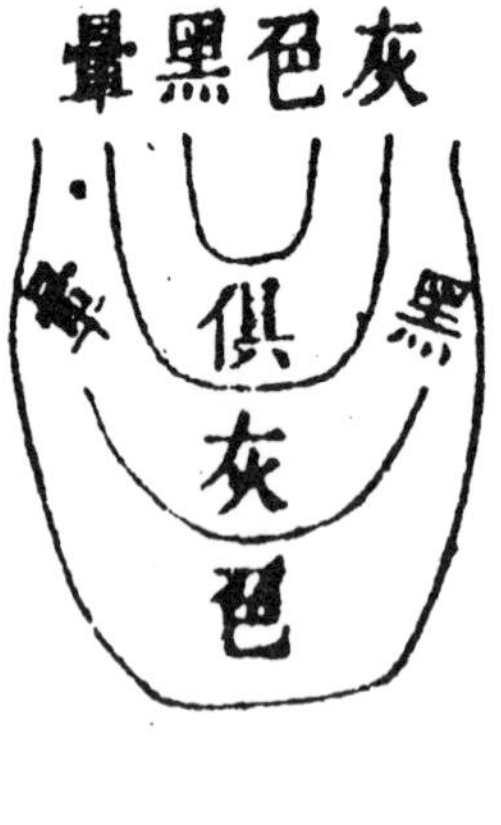

【口語訳】

第九十二番、灰色黒暈舌。これは熱毒が臓腑に中り、火気が攻め合うが故に、舌全体が灰色となり、そこに濃さのちがう黒色の輪もできているものである。時疫の熱毒が脾胃に中って腎に逼っている。傷寒病で、治療の時期を逸して邪が厥陰に入りこんだときにも、この舌を呈する。

証や脈の如何にかかわらず、十全苦寒救補湯を二種の湯薬に分け、まず大承気湯、次に三黄白虎湯などの順で、交互に急いで与え、黒い輪と灰色が退いていくまで服用すれば癒える。

旧説は、急下させ、酒に浸した大黄を用いるとはあるのだが、それでは助けられない（実熱や瘟疫病を治すのであれば、生大黄が宜い。専ら陽分の火を瀉す。陰虚の証を治すには酒に浸し九度蒸した熟大黄が宜い。傷寒病を治すには一度だけ酒洗した大黄が宜い。酒に浸しすぎると、生の薬効が失われ薬気が固まってしまって動かず、潤っているのに冷やせないからである。これを実熱の患者に与えると、必ず陽分の病を陰分に引き込んでしまい、更に難治となってしまう）。

【弁釈】

舌は全体に灰色の苔がつき、その上に黒色の濃さの違いによりグラデーション状になった輪が層をなしてゆくのである。瘟疫の熱毒が脾胃に中り、更に腎に及ぶものや、厥陰病にこの舌を呈するとのことであるが、いずれにせよ末期の状態だと言えるのだが慢性の雑病にも比較的見られるので注意が必要である。

傷寒の厥陰病に対してもこのような処方を用いることになっているが、ここでいう厥陰病というのは本来の『傷寒論』にいう虚寒が主体である上熱下寒の厥陰病とは異なるものだと理解すべきであろう。たしかに病位が厥陰であるというだけに深い場所にある邪熱について述べているのであるが、陽証のそれとは当然異なり、またそのまま『傷寒論』の厥陰病だとはいえない。梁玉瑜は温病学の立場から『傷寒論』の三陰三陽論からは逸脱したとも見える考え方で厥陰病を捉えているのである。ある意味『傷寒論』の三陰三陽論を敷衍しているといえよう。おそらくこういう認識は今後劇症肝炎などを治療する際に重要になってくると思われる。茯苓四逆湯などで陽気をたてるのではなく、逆に実熱を下さなければならない。

また大黄の用い方について旧説を厳しく批判している。後述するが実熱証の場合と虚熱証の場合で大黄の用い方が異なるのである。

薬を処理することを修治というが、附子なども人尿を用いたり、炮烙で焙ったりして修治するのである。つまり薬の毒性をある程度おさえて有効な成分を取り出す方法なのである。実熱や瘟疫の病を治す場合には修治していない生大黄がよい。酒で処理すると潤性が強くなるため、酒浸九蒸したものは陰虚証によく、一度酒洗したものは傷寒証によい。だから実熱のものに処理を加えすぎたものを用いると冷やす力が落ちてしまっているために、陽にある病を陰に引き込み更に治りにくくしてしまうのである。薬を用いる場合には、その産地ごとの薬力、特徴の違いを踏まえておくべきである。一般的なエキス剤は薬の効力を一定させるよう製品化されており、安全性が高いといえるが逆に適応不適応の幅が有りすぎて、デリケートな薬の操作ができないというデメリットがある。

〈93〉灰黒弦紅舌

【原文】

第九十三、灰黒弦紅舌。乃脾胃実火鬱結、不得流通也、傷寒化火伝入陽明而逼太陰者亦有之。不論何証何脈、宜大承気湯、不次急投、服至灰黒色退浄則必愈。旧説云、三四次下之方退、若五六次下之不退不治者、此未澈底明白之談也。

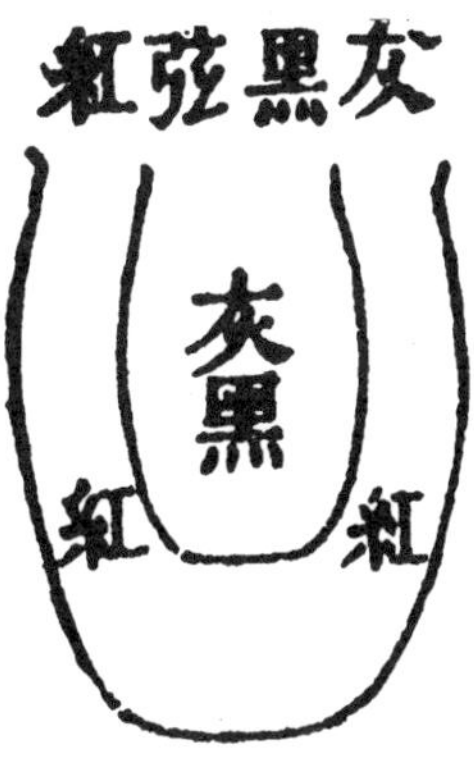

【口語訳】

第九十三番、灰黒弦紅舌。これは脾胃の実火がうっ結して流れなくなったものである。傷寒で邪が化火して陽明に伝入し、太陰に逼っている場合にもこの舌が現れる。この舌がみられれば、証や脈の如何にかかわらず、大承気湯が宜い。通常の回数や量にとらわれることなく、急いで与え、灰黒色がきれいに退くまで服用すれば、必ず癒える。

旧説では、三、四回下せば黒灰色は退くはずで、五、六回下しても退かない場合は治らないと言っているが、これははっきりとわかっていない者の弁である。

【弁釈】

この舌は灰黒苔が中央にあり、舌質の舌縁舌尖が紅舌なのだ。本邦において鍼灸家がこういった急性病を扱う機会は少ないのであるが、慢性の雑病でも重い疾患の場合には舌診は非常に有力な診法として意味を持つ。特に重症の喘息であっても実喘であるならば、二～三回治療を施し苔を削ってみて取れてくるかどうか、取れて来たときの苔がどのような質を持っているのか、あるいは逆に苔が増えてきたとしても舌尖舌縁の紅味はどのようであるのか、こういったことから喘息の予後が判定できるのである。このように臓腑の重い病気には舌診は非常に有効であり、慢性消耗性の疾患であってもどの程度治療が反応するかを診てゆくことが大切なのである。当然舌診だけに頼るのではなく、脈証、気色診、背候診などとどういう関連があるのかということの中で舌診を研究してゆくわけであるが、〝舌が転ずる〟〝舌が転じない〟という点は非常に重要だ。「舌転ずれば治すべし」と言ったのは『素問』大奇論（48）であり、梁玉瑜も同様の立場をとっている。こういった意味で舌診は重要なのである。

また梁玉瑜の原典に対する接しかたは非常に素晴らしい。古来からの説に従いながらも臨床に合わなければ、たとえ旧説において立派な記述があったとしても批判し、臨床とは如何にあるべきかを説いているのだ。

〈94〉心灰弦黄舌

【原文】

第九十四、心灰弦黄舌。乃臓腑本熱、毒疫復中脾胃也、宜三黄大承気急下之則愈。或傷寒証誤服補中薬、燥傷脾胃者、宜大柴胡湯下之。如下見黒糞、急以破格苦寒救補

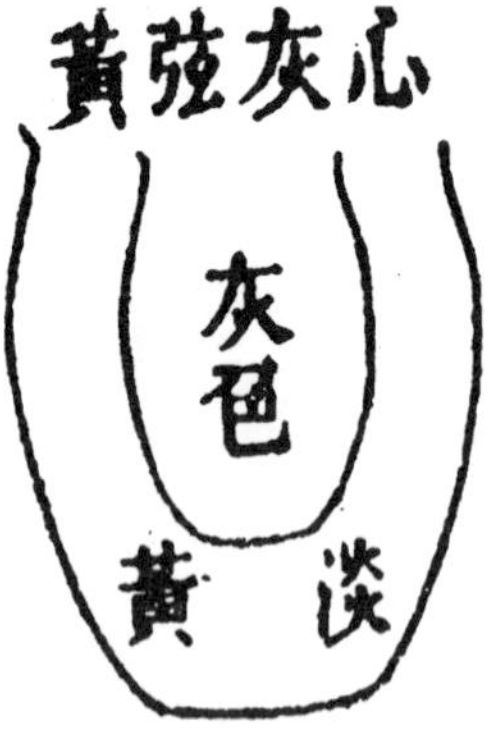

湯、不次速投、至舌浄則必愈。旧説云不治者、誤也。

【口語訳】

第九十四番、心灰弦黄舌。これは臓腑にもともと熱があり、そこに更に瘟疫毒が脾胃に中っているのである。三黄大承気湯で急いで下せば癒える。また、傷寒病で誤って補中薬を服用し脾胃を燥傷した場合は、大柴胡湯でこれを下すのが宜い。もし下して黒い大便が見られたならば、破格苦寒救補湯を通常の回数や量にとらわれず速やかに与える。舌がきれいになるまで服用すれば必ず癒える。

旧説では不治と言っているが、誤りである。

【弁釈】

舌の中心に灰苔があり、舌尖と舌縁にそれを包むよう淡黄苔が生えている舌についてである。大柴胡湯は元来陽明と少陽の合病に用いる処方であり、一般の雑病で攻下する場合、承気湯よりも柴胡剤で下すというのが定法のようだ。これは少陽の枢を利用して危険が無いように攻下せんがための試案なのであるが、原著者ほど臨床に長けた医家であればさほど意味を為さず、柴胡剤に頼ることなく攻下するのだ。この場合、敢えて大柴胡湯を用いるのは、脾胃を乾燥させて傷った上での燥熱であることが前提だからである。そしてその燥熱を下さんが為に、大柴胡湯を投与した後に黒色便の排泄を確認したならば、十全苦寒救補湯よりもさらに激しい破格苦寒救補湯を間髪入れずに投与し、燥熱を下しきらんとしている。

大柴胡湯でまず黒色便を見るというのは、熱で損傷した結果の汚濁の現れであり、それを根拠に間違いなくひどい熱によるものであると確認して破格苦寒救補湯を投与するのだ。旧説では治療不可であるとしているが、やはりここでも否定している。

この舌は我々の臨床の中でも、熱病の折りに見られることが少なくない。扁桃の熱などで高熱になってくると、乾燥して黄色の苔が周りに薄く中央に灰色の苔が出てくることがある。

この舌は元来灰色舌であり、その後に瘟疫毒を受け脾胃を損なって黄苔が現れたと見るべきだと考える。舌質としては紅絳舌の類で場合によって紫黒くなることがある。脈は洪脈であり実である。

〈95〉微灰生刺舌

【原文】

第九十五、微灰生刺舌。疫邪中脾胃居多、或実熱人誤服温補辛燥薬所致。不論老少、何証何脈、見此舌即宜十全苦寒救補湯分二剤（先大承気後三黄白虎等）、不次急投、至舌浄乃愈。旧説用三消飲（見三十二舌）則兼有表薬（羌、葛、柴胡也、舌色如此、皆裏証、断不可表）、温薬（檳榔、

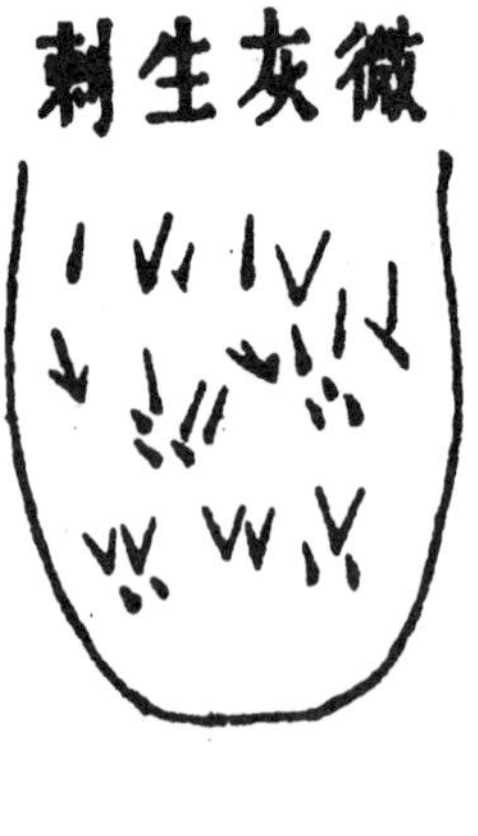

草果、薑、棗也、此時切忌温）、老人用生脈散（人参、麦冬、五味甘補酸渋、必斂住熱邪矣）、皆謬誤。

【口語訳】

第九十五番、微灰生刺舌。疫邪が脾胃に中ったものが多いが、実熱の人が誤って温補辛燥の薬剤を服用しても生じる。年齢、証、脈の如何にかかわらず、この舌を呈したならば躊躇せず十全苦寒救補湯を二種の湯薬（まず大承気湯、次に三黄白虎湯の類）に分けて飲ませるのがよい。通常の回数や量にとらわれることなく、急いで与え舌がきれいになれば癒える。

旧説では三消飲（第三十二舌参照）は表薬（羌・葛・柴胡。舌がこのような色であれば、みな裏証なので、決して表してはいけない）と温薬（檳榔・草果・姜・棗。こういう場合は必ず避けなければいけない）を兼ねているのでそれを用い、老人には生脈散（人参・麦門冬・五味子。甘補、酸渋で、必ず熱邪を抑え込む）を用いる、とあるが、すべて間違いである。

【弁釈】

この舌は僅かに灰苔があり、刺を生ずると言っている。茸状乳頭が肥大化し、乾燥して糸状乳頭がぺたっとくっつき、猫の舌のようにとげがあるように見えるのだ。紅刺や紅星が永く伸びて乾燥したものであり、疫邪が脾胃に中った場合や実熱の人が誤って温補辛燥の薬を飲んだ場合など、熱が強い場合にでてくる。ここで十全苦寒救補湯を二分して、まず大承気湯を服用させ、次に三黄白虎湯の類を飲ませるよう指示があるが、これは薬の働きを大いに引き出すためなのだ。
この舌は舌質においては、紅絳舌、紅紫舌、あるいは紫舌と考えられ、その上に灰苔であり芒刺が生えている。これは明らかに実熱であるから、舌診学上では間違いなく原著者の論が正しいということがわかる。古来から虚熱と実熱の鑑別は難しかったと推察され、原著者が舌診学の立場から臨床を重ねる中で、従来虚寒と捉えていたものの中には実熱のものが少なからずみられたということだ。

〈96〉裂紋舌

【原文】

第九十六、裂紋舌。血液灼枯也、内熱失治、邪火毒熾者有之、宜大承気急下、以救真陰、則裂紋自平。旧説是也。

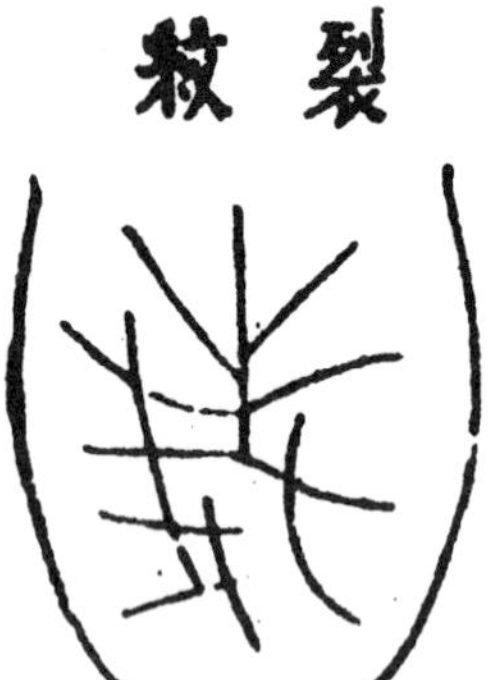

【口語訳】

第九十六番、裂紋舌。血液が灼けて枯れている。内熱の治療をし損ね、邪火の毒が激しい場合にこの舌が現れる。急いで大承気湯で下し、真陰を救うのが宜い。そうすれば裂紋は自ずと平らかになる。

旧説は正しい。

【弁釈】

灰苔ではあるが、舌質まで亀裂の入ったものについていっている。真陰を守るのが治療の基本。

〈97〉短硬或巻舌

【原文】

第九十七、短硬或巻舌。凡舌短由於生就者（乃初生時、将含口之血呑下之故）、無関寿夭。若因病縮短不能伸出者、危証也。傷寒邪陥三陰、及実熱証火逼三陰、皆能短舌。不論何脈、当弁其苔色。如確是内熱、則宜大承気急下、以救真陰。若少陰自絶症、則不治。凡舌硬者（即強舌、木舌、重舌、腫舌、大舌之類）、臓腑倶熱、而心経尤熱也、宜十全苦寒救補湯加黄連、連翹（各二銭）、不次急服。凡舌巻者、傷寒邪入厥陰。舌巻嚢縮、目睛直視、乃臓腑極熱而肝血涸也、宜十全苦寒救補湯加羚羊角（三銭）、不次急投則愈。旧説未尽善。

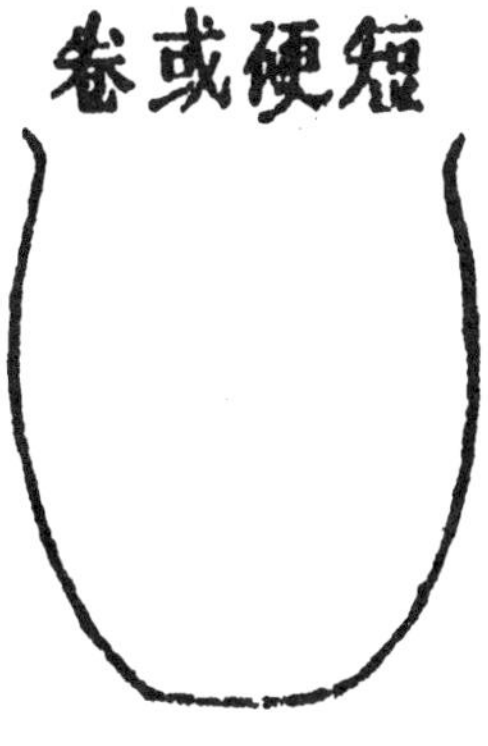

【口語訳】

第九十七番、短硬或巻舌。舌が短いというのは、生まれつきで（生まれる時に口の中の血を飲み込んだことによる）、長命短命には関係がない。もし病気によって舌が縮んで出せないのであれば、危険な症状である。傷寒の邪が三陰に入りこんだ場合、実熱の証で火が三陰に逼っている場合、みな短舌になる。証や脈の如何にかかわらず、その苔の色で弁別しなければいけない。もし間違いなく内熱であれば大承気湯で急いで下し、真陰を救うのが宜い。もし少陰自絶の証であれば不治である。

舌が硬い（すなわち強舌・木舌・重舌・腫舌・大舌の類）というのは、臓腑ともに熱があり、そのうちでも特に心経の熱が強いのである。このような場合には十全苦寒救補湯に黄連・連翹（各二銭）を加えたものを、通常の回数や量にとらわれることなく、急いで与えるのが宜い。

舌が巻くというのは、傷寒の邪が厥陰に入ったために起こるもので、舌巻嚢縮（※）、一点を直視するのは臓腑が極度の熱で、肝血が涸れるために起こるのである。十全苦寒救補湯に羚羊角を三銭加えたものが宜い。通常の回数や量にとらわれることなく、急いで与えれば癒える。

旧説は完全ではない。

［註］

（※）証名。舌体が巻いていてまっすぐにのびず、陰嚢が上向きに縮む。

【弁釈】

生まれつき舌が短い者がおり、長生きか病気で死ぬかなどは関係なく、問題はない。舌小帯が前の方にまで付けば舌を出した時短くなる。

「傷寒の邪が三陰に陥り」とあるが、『傷寒論』において傷寒の邪が三陰に陥るというのは陰証であるから、一般的には虚寒証が中心であるのだが、梁玉瑜がいうのは一般的な『傷寒論』のそれとは異なる。実熱が非常にひどい状態であり、例えていうならば陽明から太陰・少陰・厥陰に至るまでの陰証における熱証が非常に強くなっている状態を指しているのだ。

結局『傷寒論』の理論では説明しきれず、温病学に転化してゆくのである。ともかく、こういった短縮舌で内熱であれば大承気湯で下し、真陰或は元陰を救わなければ手遅れになってしまう。少陰に入るという深いレベルでの病になると治せなくなってしまうのである。

「舌硬」というのは強硬舌、木舌（木のように動かない）、大舌（舌が大きくなって動かない）といったものを含む。

臨床においても舌が動かなくなるというのは非常に大きな意味を持つ。臓腑がみな熱し、特に心経の熱が酷いということであるから、七情の過不足によりこういう舌硬が起る場合、非常に面倒である。「十全苦寒救補湯に黄連・連翹をおのおの二銭加えたもの」で攻下することを指示しており、原著者がいかに実熱が恐ろしいかということを教えてくれている。実際我々の臨床で内傷の患者を診てゆく際に、淡白舌というのは先ずほとんどみられない。そういった意味からもこの『舌鑑弁正』を通して梁玉瑜の言わんとすることに耳を傾けることは重要である。従来から言われている、陰証というのはみな寒証で、四逆湯類、真武湯を使うなどというのは実際のところ舌診の事実とは相反することがあるのである。そういった意味では、舌診学と陰証陽証についての考え方について今一度考え直さなければならない。原著者は舌診という全く客観的なものを前面に押し出し、それを頼りに処方を決定していることから、非常に臨床手腕を持っているということができる。

このような症状がでてくるのは、臓腑の極熱であり、しかも肝血が乾いたためである。故に筋肉は収縮してしまい、その最たるものは男性においては陰嚢、女性では乳房にあらわれる。『内経』において厥陰肝の終絶において舌が巻いたり、陰嚢が縮まるという記載があるが、ここではその病因として熱が極まり肝血が乾いているということである。いずれにせよ、病位が厥陰でありながらも虚寒ではなく、熱証しかも実熱証であると梁玉瑜は理解している。こういった証には、十全苦寒救補湯に羚羊角という肝火を冷ます方薬を加えたものを急いで飲ませれば治ると言い、旧説では手をつけかねて治せなかったのではないかということを指摘している。

5 紅 舌

〔A〕総論

【原文】紅舌総論

全舌淡紅、不浅不深者、平人也、有所偏則為病、表裏虚実熱証皆有紅舌、惟寒証則無之。如全舌無苔、色浅紅者、気血虚也。色深紅者、気血熱也。色赤紅者、臓腑倶熱也。色紫紅瘀紅者、臓腑熱極也、中時疫者有之、誤服温補者有之。色鮮紅、無苔無点無津（津舌底出）無液（液舌面浮）者、陰虚火炎也（有苔可作熱論、虚極不能生苔）。色灼紅、無苔無点而膠乾者、陰虚水涸也。色絳紅、無苔無点、光亮如銭、或半舌薄小而有直紋、或有泛漲而似膠非膠、或無津液而咽乾帯渋不等、紅光不活、絳色難名（如猪腰将腐、難以言状）、水涸火炎、陰虚已極也。痩人多火、偏於実熱、医者拘於外貌、輒指為虚、誤服温補、灼傷真陰、或誤服滋補（名為滋陰降火、実則膩渋酸斂膠粘、実熱、引入陰分）、漸耗真陰、亦成絳舌、而為陰虚難療矣（其初必有黄苔、医者不知、久之内傷已甚、不能顕苔、而変絳色矣。凡陰虚火旺之病、自生者極少、多由医家誤用補薬逼成也）。不論病状如何、見絳舌則不吉。舌鑑旧載総論引仲景云、冬傷於寒、至春変為温病、至夏変為熱病、故舌紅面赤、此専指瘟疫与傷寒也。而紅舌各病、実非瘟疫、傷寒所可賅括、勿泥古以致誤。

【口語訳】紅舌総論

舌全体が淡紅色で濃くも薄くもなければ、病気ではない。その色に偏りがあれば病である。表裏虚実、熱証であればいずれにも紅舌が見られるが、寒証では紅舌はない。

舌全体に苔がなく色が薄い紅であれば気血が虚であり、濃い紅であれば気血に熱がある。色が赤紅であれば臓腑いずれも熱があり、紫紅色や血がたまったような紅色の場合は臓腑の熱が極まっており、時疫に中ったときや、温補の薬剤を誤って服用した際に見られる。鮮紅色で、無苔、無点、無津（津は舌底から出る）、無液（液は舌面に浮いている）であれば、陰虚火炎である（苔があれば熱と論じてかまわない。虚が極まれば苔は生じない）。色が灼紅で、無苔、無点で、膠が乾いたようになっている場合は、陰虚で水が涸れた状態である。絳紅色の場合、無苔、無点、硬貨のように光っていて、舌の半分が薄く小さくて直紋があったり、広く膨れていて膠のようで膠でなかったり、津液がなく咽が乾いてガサつくなど状態はさまざまだが、紅といってもつやがなく、形容しがたい絳色（腐りかけた豚の腎臓のようで、いわく言いがたい）なら、水が涸れ火が燃えあがって、陰虚が極まっている。

痩せた人は多くは火熱であり、実熱に偏っている。医者は外見にとらわれて、痩せていれば虚として、間違って温補の薬剤を服用させるが、そうすると真陰を焼き傷つけてしまう。間違って滋補の薬剤（滋陰降火とは言うが、実際には血がドロドロになって流れが悪くなり、血管を引き締めて狭め、実熱を陰分に引きこんでしまう）を服用したりすると、真陰が次第に消耗し、再び絳色舌となって陰虚が治り難くなってしまう（初めは、必ず黄苔がでるのだが、医者がそれを知らず、時間が経つうちに内傷がひどくなって、苔が見立たないまま、絳色になる。陰虚火旺の病というのは、ひとりでにそうなるケースは極めて少なく、多くは医家が誤って補薬を用いたためにひきおこされるのである）。病状がどうであれ、絳舌が現れれば凶である。

『舌鑑』旧本の「紅色舌総論」では、張仲景の論を引いて、冬に寒に傷られたものが春になると温病に変わり、夏になると熱病に変わるので、舌が紅く顔色が赤いといっているが、これは、専ら瘟疫と傷寒の紅舌のことを指しているのであって、紅舌の各病は実際には瘟疫や傷寒で括れるものではない。古い論にこだわって過ちを犯さないように。

【弁釈】

『舌鑑弁正』では、嬌紅舌（水花のようにあでやかな赤みのある赤っぽい舌）であっても冷えの証のことは度外視し、まず原則論を述べている。

極めて虚している場合は苔を生ずることはない。陰虚の極みになってくると苔は無くなる。陰虚火炎というのは西洋医学で言うところの脱水状態であるから、津液を大いに補っていかないと非常に危険である。

陰虚の極みは痩せた人に多く、肥えた人には陰虚舌は少ないものだ。これは、枯れ木と生木の違いのようなものである。枯れ木は津液が少ないためにやせているが、生木は水気があるから潤って太っている。人体においても同じなのだ。だから痩せたものに陰虚の極みの舌が出てくるのは非常に危険である。肥えた者は治し易いが痩せた者は治療し難いということは、夢分流（16世紀後半僧侶夢分により考案され、『鍼道秘訣集』にまとめられた腹診を重視する打鍼法）でも言われており、非常に参考となるところである。

〔B〕各論

〈98〉純紅舌

【原文】

第九十八、純紅舌。非純而不雑、即瘀紅之色也。臓腑極熱者、中時疫者、誤服温補者、皆有之。宜三黄白虎加連翹、或大小承気等薬酌用（但求病愈、不必拘合古方）。此舌亦有表証者、則両瞼、周身必発熱、頭暈目眩、乍熱乍寒、脈浮数、邪熱在太陽也、宜薄荷、荊芥、竹葉、葛根、生甘草涼散表邪、不可遽用寒涼攻下。旧説専指表証用人

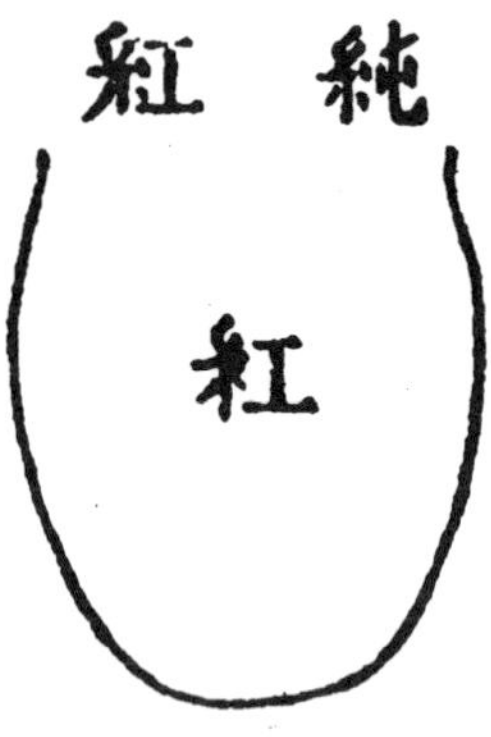

参敗毒散（人参、羌活、独活、柴胡、前胡、桔梗、川芎、枳殻、茯苓、甘草）、余恪守家訓、不敢妄用人参（喩嘉言謂用参数分入表薬中、助元気以為駆邪之主。余謂今昔物性不同、今日之参只能升提温補、投之実熱人、徒補邪気耳）、柴胡升燥少陽経、羌活、独活通燥諸経、必風邪深入方可用（若熱邪在太陽用之、適引邪入他経）。

【口語訳】

第九十八番、純紅舌。純粋な紅ではないが、他の色が混じったものではなく、血がたまった紅色である。臓腑が極度の熱である場合、時疫に中った場合、誤って温補の薬剤を服用した場合、いずれもこの舌が現れる。三黄白虎湯に連翹を加えるか、大承気湯や小承気湯などの薬を適宜加減して用いるのが宜い（病が癒えることだけを求め、古い処方にこだわる必要はない）。

この舌は、表証の場合もある。その場合は、頬や全身が必ず発熱し、目が回って頭がくらくらし、熱くなったり寒くなったりし、浮数脈で、邪熱が太陽位にある。薄荷・荊芥・竹葉・葛根・生甘草で表邪を涼散するのが宜い。にわかに寒涼の薬剤を用いて攻下してはいけない。旧説では専ら表証をさして、人参敗毒散を用いるというが（人参・羌活・独活・柴胡・前胡・桔梗・川芎・枳殻・茯苓・甘草）、私は家訓を守り、みだりに人参を用いることをしない（喩嘉言（※）は、人参を少しだけ表薬の中に入れれば、元の気を助けるので、駆邪の主であると言うが、私が思うに、今と昔では物の性質が異なっており、今の人参は温補の効果しか高められず、実熱の人に投薬すると、邪気を補するだけである）。柴胡は少陽経を升燥し、羌活独活は諸経を通燥する。必ず、風邪が深く入ってから使うべきである（もし熱邪が太陽位にある時に用いると、邪を他の経に引き込んでしまう）。

［註］

（※）明末清初の中医学者。著書に『尚論張仲景傷寒論三百九十七法』がある。

〈99〉紅中淡黒舌

【原文】

第九十九、紅中淡黒舌。臓腑実熱也、不論何病何脈皆裏証（無表証）。傷寒伝裏、大発焼熱、結胸煩躁、二便秘、双目直視、或疫毒中三陰、均有此舌、宜十全苦寒救補湯、不次急投、舌浄必愈。旧説先汗後下、又以結胸為不治、殊未当也（与六十五、六十八、七十二、七十三、七十六、九十三、諸条参看）。

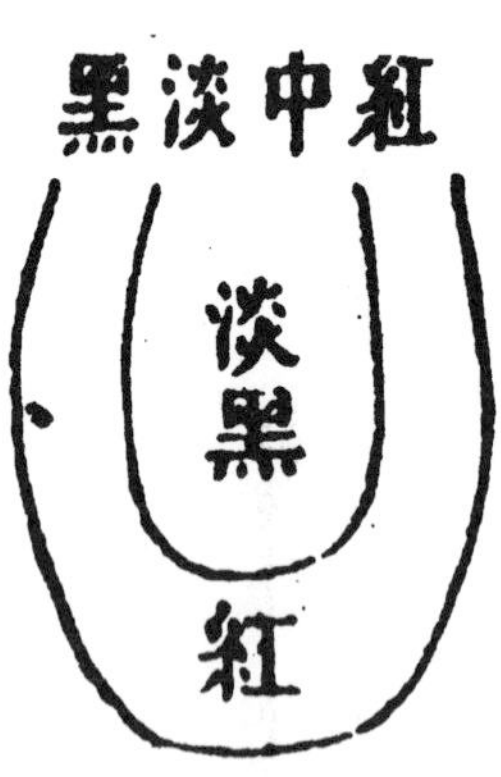

【口語訳】

第九十九番、紅中淡黒舌。臓腑に実熱がある。病や脈の如何にかかわらず、みな裏証（表証はない）である。傷寒が裏に伝わり、大いに発熱し、結胸煩躁し、大小便結し、双目直視する。疫毒が三陰に中った場合にもこの舌が現れる。十全苦寒救補湯を、通常の回数や量にとらわれることなく、急いで与えるのが宜い。舌がきれいになれば、必ず癒える。

旧説では先ず発汗させてから下すといい、結胸であれば不治としているが、非常に不適切である（第六十五・六十八・七十二・七十三・七十六・九十三の各条を参照のこと）。

【弁釈】

いわゆる紅舌灰苔もしくは紅舌黒苔である。

〈100〉紅中焦黒舌

【原文】

第一百、紅中焦黒舌。臓腑倶熱、而脾胃尤熱也。誤服温補及中時疫者有之、不論何脈、皆属裏証、宜十全苦寒救補湯、倍加生石膏、不次急投、勿稍遅疑、以服至焦黒退浄為準、則必愈。旧説近是、尚嫌姑息。

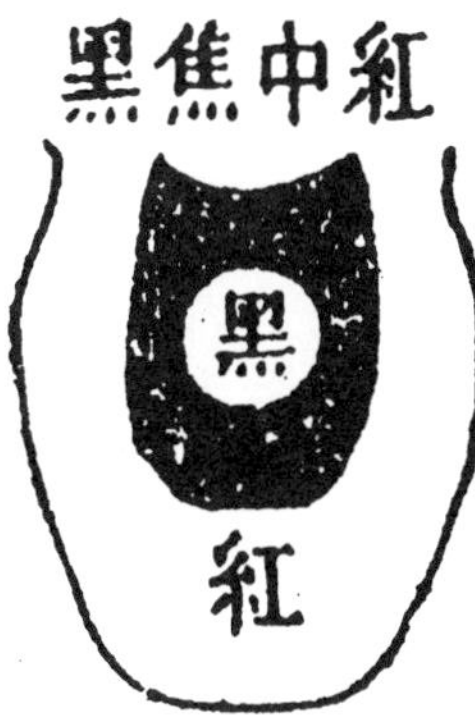

【口語訳】

第百番、紅中焦黒舌。臓腑がともに熱で、脾胃の熱がとくにひどいものである。誤って温補の薬を服用した場合、時疫に中った場合、この舌が見られる。脈の如何にかかわらず、すべて裏証である。十全苦寒救補湯を生石膏を倍量にし、通常の回数や量にとらわれることなく、急いで与えるのが宜い。少しでも躊躇してはならない。焦げて黒くなっているのがきれいに退くのを目安に服用すれば、必ず癒える。

旧説は近いが、あいまいである。

【弁釈】

舌の変化は病のすべてを語る。殊に重症の臨床であればほぼこの説は正しいといえる。

〈101〉紅内黒尖舌

【原文】

第一百零一、紅内黒尖舌。臓腑皆熱、而心経尤熱也。傷寒邪火逼手少陰、瘟熱直中手少陰、誤服補心薬、熱傷心血者、皆有之、宜大承気湯加黄連（三銭）、連翹、黄芩、黄蘗（各二銭）、服至黒尖退浄則愈。旧説謂足少陰瘟熱乗手太陰、用竹葉、石膏、未当。

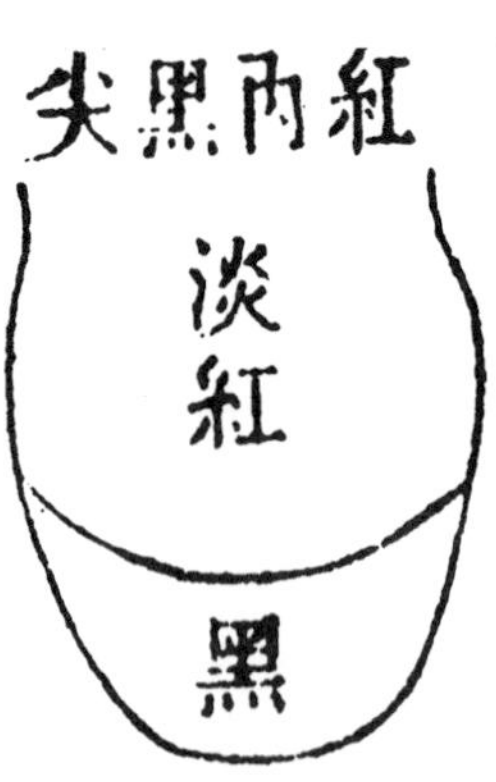

【口語訳】

第百一番、紅内黒尖舌。臓腑が皆熱で心経の熱がとくにひどいものである。傷寒の邪火が手の少陰に逼り、瘟熱が手の少陰に直中している。補心の薬剤を誤って服用し、熱が心血を傷っている場合には、いずれもこの舌が見られる。大承気湯に黄連（三銭）・連翹・黄芩・黄柏（各二銭）を加えるのが宜い。舌尖の黒苔がきれいに退くまで服用すれば癒える。

旧説では、足の少陰の瘟熱が手の太陰に乗じているので、竹葉と石膏を用いるといっているが、適切でない。

【弁釈】

同じ紅舌でも邪気の傾きは苔の所在で明らかとなる。

〈102〉紅断紋裂舌

【原文】

第一百零二、紅断紋裂舌。如舌色赤紅、厚苔膩而裂紋者、臓腑実熱也、宜十全苦寒救補湯倍加犀角。如灼紅色（即比絳色略鮮）、無苔無点而紋裂者、陰虚火炎也。旧説用黄連解毒湯加麦冬、可也（陽火陽薬、陰火陰薬、誤投

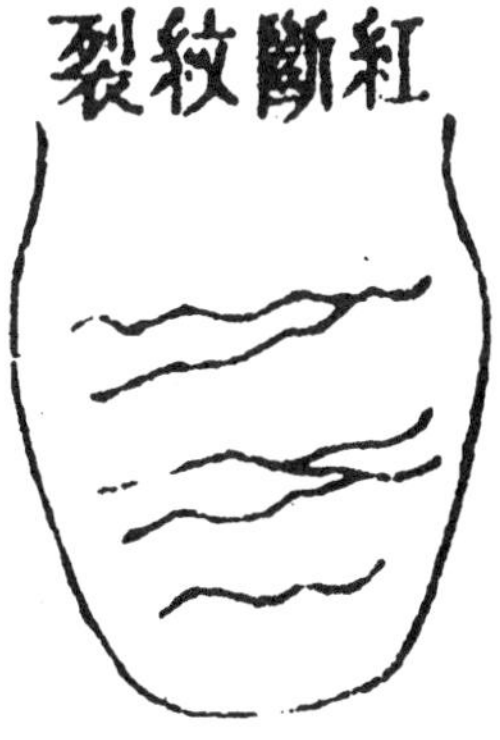

必敗)。

【口語訳】

第百二番、紅断紋裂舌。もし舌の色が赤紅で、厚い膩苔で裂紋がある場合は臓腑に実熱がある。十全苦寒救補湯の犀角を倍量にしたものが宜い。もし灼紅色(絳色よりいく分鮮やか)で、無苔、無点で裂紋がある場合は、陰虚火炎である。

旧説では、黄連解毒湯に麦門冬を加えて用いるとあるが、それも可である(陽火には陽薬を。陰火には陰薬を。誤って投薬すれば、必ず失敗する)。

【弁釈】

本舌には実熱と虚熱のものがあることを、舌の状態から説明している。

〈103〉紅色紫瘡舌

【原文】

第一百零三、紅色紫瘡舌。瘡在心肺経位者、乃時疫毒中心肺、或楊梅毒注心肺、皆有之、宜十全苦寒救補湯、倍加生石膏、黄連、不次急投、至瘡平則愈。旧説謂瘟疫

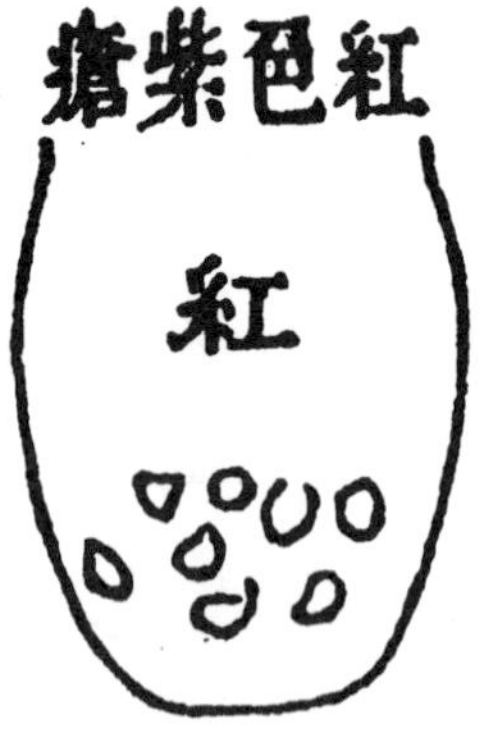

煩渇或欬、用解毒湯（見四十舌）並益元散加黒参、薄荷（此時非大承気不能駆毒、非白虎不能救陰解毒、益元軽不済事、黒参為陰分涼薬、病在陽火而反瀉陰火、則無益有損、薄荷亦不対証）、尺脈無則死（病重脈乱、当舎脈憑舌）、皆不明治法之論也。

【口語訳】

第百三番、紅色紫瘡舌。瘡が心肺経の位にあるもの、乃ち時疫の毒が心肺に中った場合、または楊梅毒が心肺に入り込んだ場合、いずれもこの舌が見られる。十全苦寒救補湯を、生石膏と黄連を倍量にして、通常の回数や量にとらわれることなく、急いで与えるのが宜い。瘡が平らかになるまで服用すれば癒える。

旧説では、瘟疫で煩渇したり、咳がでたりすれば解毒湯（第四十舌を参照）に益元散を合わせ黒参（※）と薄荷を加えたものを用いよという（この場合、大承気湯でなければ駆毒できず、白虎湯でなければ、救陰解毒できない。益元散は軽くて用をなさないので、黒参を陰分の涼薬として使っているのだが、病が陽火にあるのに、反対に陰火を瀉せば百害あって一利なし。薄荷も証に合っていない）。また、尺脈がなければ死ぬ（病気が重くなると、脈診が止れるので、脈診を諦め、舌診に依るべきである）とも言っているが、どちらも治療法がわかっていない論である。

［註］

（※）玄参に同じ。

〈104〉中紅根微黄苔

【原文】

第一百零四、中紅根微黄舌。傷寒邪伝陽明胃腑、宜白虎湯。若頭汗身涼、小便難者、宜茵陳蒿湯加梔子、香豉。旧説是也。若無病人見此舌、為臓腑微熱、可以勿薬（倘有病発、勿投温補）。

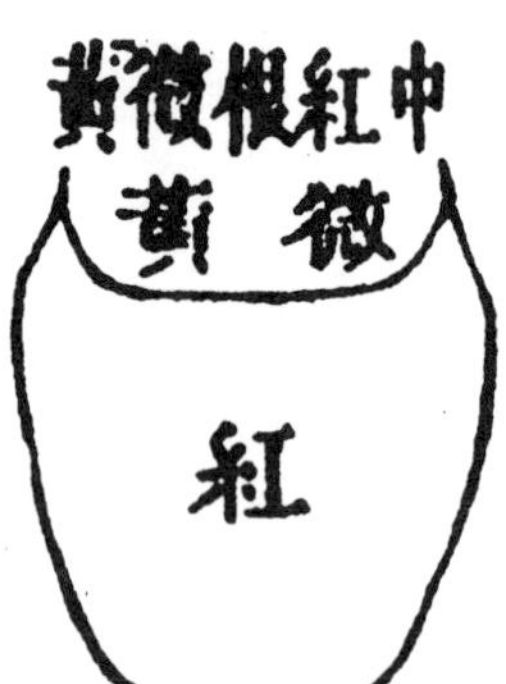

【口語訳】

第百四番、中紅根微黄苦。傷寒の邪が陽明の胃腑に伝わったものである。白虎湯が宜い。もし頭は発汗し、身体は涼で小便が出にくい場合は、茵蔯蒿湯に山梔子と香豉を加えるのが宜い。旧説は正しい。

もし病は出ていないのに、この舌が現れれば、臓腑に微熱がある。投薬はしなくてよい（もし発病しても、温補の薬剤を投与してはいけない）。

【弁釈】

舌質が紅で舌根部に微黄苔を呈するものである。ここでは傷寒の邪が陽明の腑に伝わったとあるが、白虎湯が適応ということから考えてみると、陽明経証であることがわかる。

頭汗、身涼（熱感がない）、小便難というのは湿熱が内に籠っていることを示す。症状がでない程度のもので本舌を現せば臟腑の微熱とし無処置で癒えるものとし、もし初発の病であれば温補の剤を投じてはならぬ、としている。

〈105〉紅中微黄滑舌

【原文】

第一百零五、紅中微黄滑舌。傷寒病五七日、舌中見黄苔、則為陽明証。如脈沈実、譫語、雖苔滑、亦宜大柴胡湯。若乾燥者、内邪熱盛也、急以大承気下之。旧説是也。如無病人有此舌、是臓腑本熱、而飲食復留湿熱也、行動即消化、可勿用薬。

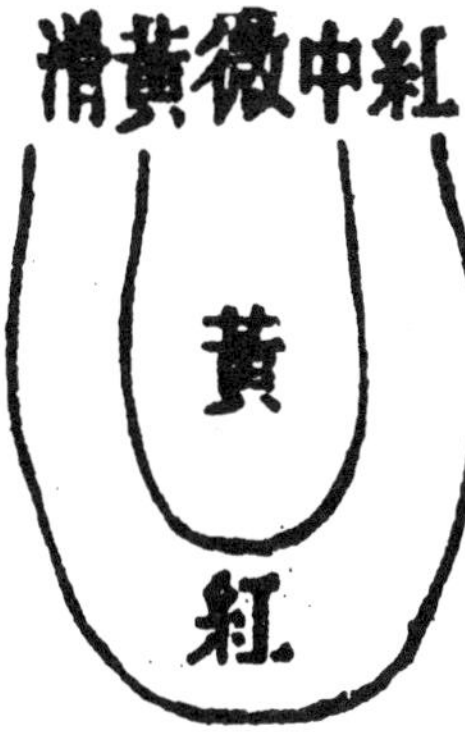

【口語訳】

第百五番、紅中微黄滑舌。傷寒を病んで五日から七日経ってから、舌の中央に黄苔が現れれば陽明の証である。もし脈が沈実脈で、譫語すれば、苔が滑であっても、大柴胡湯が宜い。もし苔が乾燥していれば内邪の熱が盛んなので、急いで大承気湯で下す。旧説は正しい。

もし病が出ていないのにこの舌が見られれば、臓腑がもともと熱だったところに、飲食によってまた湿熱を留めてしまったものである。この場合は身体を動かせば消化するので投薬しなくてよい。

【弁釈】

舌質が紅で中央に湿潤した黄苔がある舌である。

同じ舌を呈していても病人における舌と健康人のそれとを分けて考えている。つまり健康人の舌というものを非常に幅広く捉えているのだと思われる。

〈106〉紅長脹出口外舌

【原文】

第一百零六、紅長脹出口外舌。熱毒乗心也、内服三黄瀉心湯（大黄、黄連、黄芩）、外用銀針砭去悪血（従舌之脾経軽針以出毒、若誤中筋絡、来血不止、亦足誤人）、以竜脳香（即上氷片也）、人中黄滲之即愈。旧説是也。如不針、則合用大承気、三黄瀉心湯、不次急投、必大瀉、頻瀉乃愈。

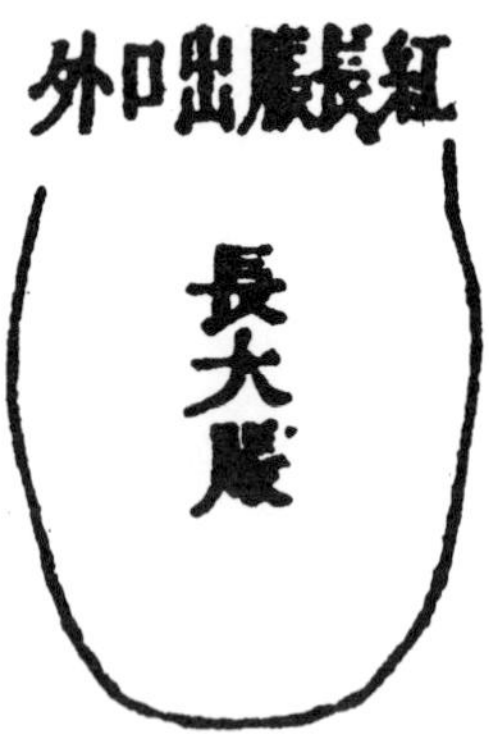

【口語訳】

第百六番、紅長脹出口外舌。熱毒が心臓に侵入して襲っている。内には三黄瀉心湯（大黄・黄連・黄芩）を服用させ、外からは銀針と砥石で悪血を刺絡し放血させる（舌の脾経を軽く刺して毒を出す。もし誤って筋絡に中ると出血が止まらず、患者を害してしまう）。鍼をした後の傷には竜脳香（上氷片のこと）と人中黄をそこにしみこませれば癒える。

旧説は正しい。

もし鍼をしないのであれば、大承気湯と三黄瀉心湯を併用して通常の回数や量にとらわれることなく、急いで与えれば、必ず大瀉する。何度も下せば癒える。

【弁釈】

熱毒が心に入った病態で、ここでは面白い治療を呈示してくれている。三黄瀉心湯を服用させ、尚且つ銀の鍼で舌における脾経に沿って、すなわち舌下静脈、金津玉液の部分に刺絡し、放血させよとある。その後傷には竜脳香をつけるように指示があり、これは竜脳香の止血作用を期待したものだと思われる。筆者は金津玉液の部分からの瀉血というものを、未だかつてしたことがない。中風の前兆で舌がもつれる場合に、金津玉液に瀉血をするとよいという意見もあるが、手足の経絡の末端において充分に同様の効果をあげることができるために、用いないのである。また消毒の面から言っても煩わしいものであるからだ。

鍼の後の傷には龍脳香、人中黄を用いて治す。

心の熱に対して下法をかけてよいものか、という意見（心の臓は上焦にある故）があるが、この場合は熱毒が五臓六腑に非常に強くあるとともに心にも熱が籠っているという意味である。したがって、やはり攻下が一番良いと考えられる。

〈107〉紅舚舌

【原文】

第一百零七、紅舚舌。天行燥火、時疫症有之。全舌必紫而兼瘀、臓腑為疫毒内攻、逼迫心経、所以舌長出口外、時弄不止、或舚上下唇、左右口角、或舚至鼻尖不等、宜十全苦寒救補湯、倍加川連、生石膏、不次急投、至舌収回乃愈。知治法者、可以十全、否則十無一生。旧説用解毒湯加生地、必不効也。

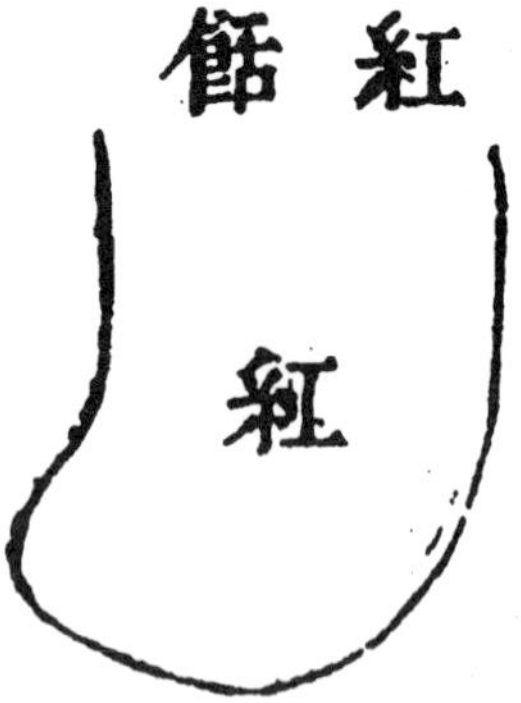

【口語訳】

第百七番、紅舚舌。これは伝染病による燥火である。時疫の症状でこれが見られる。必ず舌全体が紫色で瘀血しており、臓腑の疫毒が内攻して心経に逼っているため、舌が口からはみ出して、唇の上下を舐めたり、口角の左右を舐めたり、鼻の先を舐めたりと、動いて止まらない。十全苦寒救補湯を川連と生石膏を倍量にし、通常の回数や量にとらわれることなく、急いで与えるのが宜い。舌が口の中に収まるようになれば癒える。この治療法を知っていれば全員助けられるが、知らなければ、十人に一人も助からない。

旧説では解毒湯に生地黄を加えて用いるといっているが、それでは絶対に効かない。

【弁釈】

舐というのはなめるという意味である。唇のまわりをペロペロと探るように動かす舌だ。この場合は紅紫舌で熱の極みであるため絳紫であり、青紫色ではない。いずれも内熱が強いために内風が生じているとみてよいと思われる。

伝統的な論では解毒湯に生地黄を加えることになっているが、梁玉瑜は決してそれでは治らないと言い切っており、十全苦寒救補湯を用いるほど重い病である。梁玉瑜は内熱の強いものには、十全苦寒救補湯でなければならないとしきりに主張している。

〈108〉紅痿舌

【原文】

第一百零八、紅痿舌。痿者、軟而不能動也。淡紅痿者、

紅痿

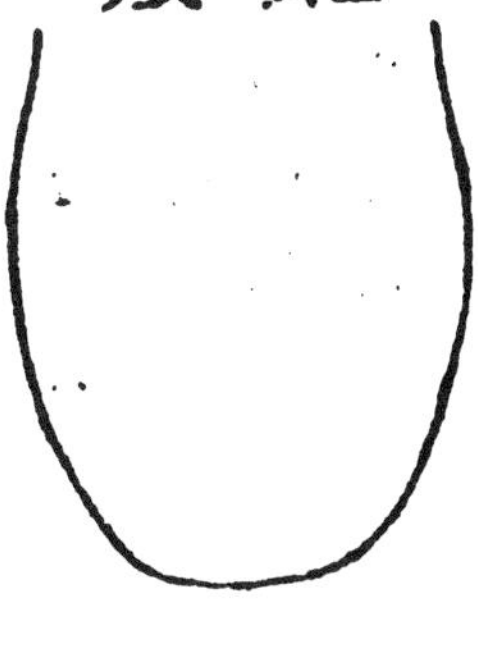

宜補気血。深紅痿者、宜涼気血。赤紅痿者、宜清涼臓腑。紫紅痿者、宜寒涼臓腑並攻瀉之。鮮紅、灼紅痿者、宜滋陰降火。惟絳紅痿者、陰虧已極、無薬可治。旧説祗云紅痿、而不分類、謬甚。

【口語訳】

第百八番、紅痿舌。痿とは舌が軟らかくなり動かせない状態である。淡紅で痿えている場合は、気血を補うのが宜い。深紅で痿えている場合は、気血を冷やすのが宜い。赤紅で痿えている場合は、臓腑を清涼するのが宜い。紫紅で痿えている場合は、臓腑を寒涼すると同時に攻下するのが宜い。鮮紅灼紅で痿えている場合は、滋陰降火するのが宜い。絳紅で痿えている場合は、陰虧がすでに極まっているので、治す薬はない。

旧説では紅痿とだけ言ってそれ以上分類していない。誤りも甚だしい。

【弁釈】

紅くて萎えた舌である。痿軟舌のことであり、だらりとした様子である。

〈109〉紅硬舌

【原文】

第一百零九、紅硬舌。臓腑実熱已極、又為燥火侵淫、誤服温薬、則舌根強硬、不能言語、或時疫直中三陰者亦有之（均裏証実熱証、無表証虚寒証）、宜十全苦寒救補湯、不次急服、必愈。旧説未当。

紅硬

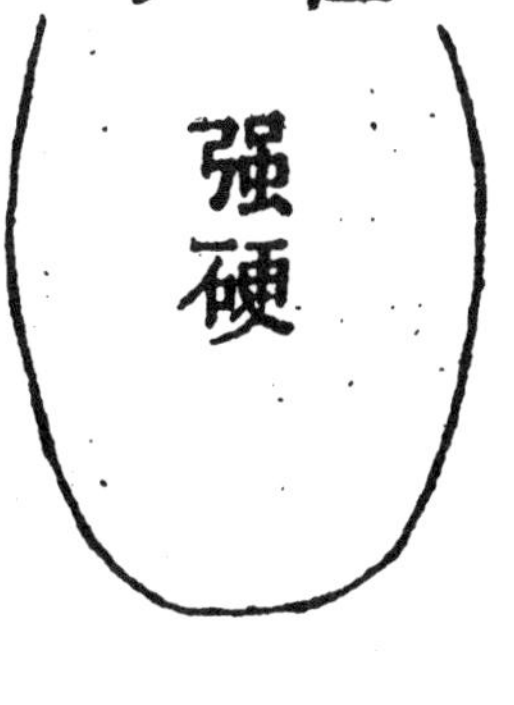

【口語訳】

第百九番、紅硬舌。臓腑の実熱がすでに極まっている。燥火が侵淫しているのに誤って温薬を服用したため、舌根が硬くなり、話すことができない。時疫が三陰を直中した場合にもこれが見られる（すべて裏証実熱証で表証虚寒証はない）。十全苦寒救補湯が宜い。通常の回数や量にとらわれず、急いで服用させれば必ず癒える。

旧説は適切でない。

【弁釈】

痿軟舌の反対で強硬舌に近いものである。

中風で舌が偏歪することがあるが、逆に硬くなって偏歪しないものは病態としては重い。二～三日して偏歪するものは比較的治しやすい。治療経過の中で舌の強ばりが緩解して喋りやすくなるものだが、なかなか喋りにくさが治らない場合は非常に重いことが多く、治しにくい。このことは『素問』以来の歴史的な見解である。

〈110〉紅尖出血舌

【原文】

第一百一十、紅尖出血舌。乃手少陰心経邪熱壅盛所致、宜三黄瀉心湯加黄檗、連翹、生地（各三銭）、真犀角尖（六銭）、不次急服則愈。旧説論証尚合、而用薬嫌雑（旧用加減犀角地黄湯、内有当帰、赤芍、桔便、丹皮等、皆於邪旺時不宜）。

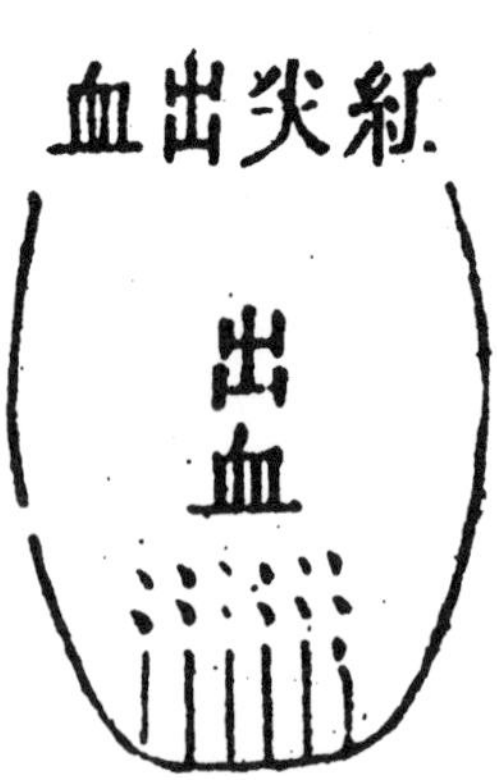

【口語訳】

第百十番、紅尖出血舌。これは手の少陰心経が邪熱で塞がれたために起こったものである。三黄瀉心湯に黄柏・連翹・生地（各三銭）と、真犀角尖（六銭）を加えたものが宜い。通常の回数や量にとらわれず、急いで服用させれば癒える。

旧説は、述べている証はほぼ正しいのだが、薬の使い方が雑である（旧説では、加減犀角地黄湯を用いているが、これには当帰・赤芍・桔梗・牡丹皮などが含まれており、いずれも邪が盛んな時には宜しくない）。

【弁釈】

紅舌で舌尖部から出血している状態である。犀角を用いる処方で有名なものに犀角地黄湯がある。衛気営血弁証でいう営血分に邪熱が深く入り、口鼻や耳から出血するような段階のものに用いられるものだ。深い熱に対処するためには犀角が必要なのだが、現在ではワシントン条約で採取できなくなっている。

伝統的な考え方では犀角地黄湯に、当帰・赤芍・桔梗や牡丹皮を加えて用いるように言われているが、このくらい熱邪が強い場合には、色々な薬剤を混ぜるのは宜しくない。それよりも熱邪に焦点を絞って、三黄瀉心湯に黄柏・連翹・生地黄・真犀角尖を加えたものがよいのである。

〈111〉紅中双灰乾舌

【原文】

第一百十一、紅中双灰乾舌。臓腑皆熱、而脾胃尤亟也。傷寒邪入胃腑、発熱譫語、循衣撮空者、常有此舌。実熱人飲食鬱結者亦有之。不論何脈、宜十全苦寒救補湯分二剤（先大承気湯、後三黄白虎）、不次急投、循環連服、将黒糞下浄則愈。旧説謂下黒糞則死、謬甚（是泥於書而臨証少也）。

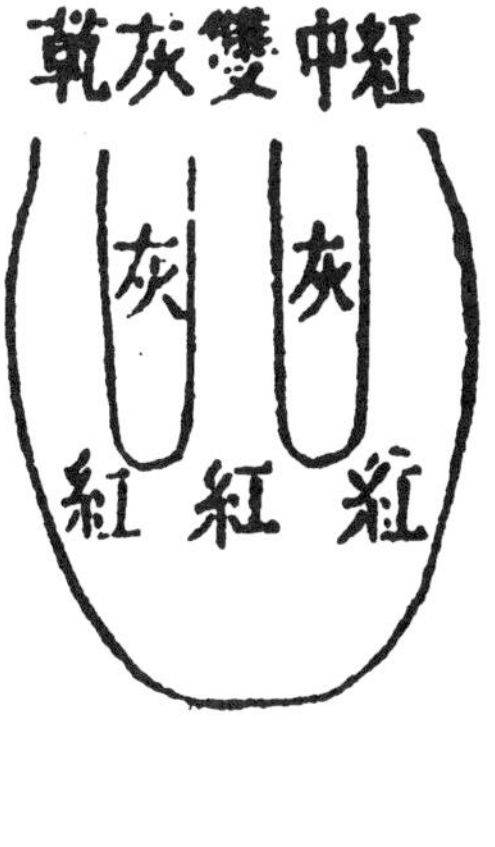

【口語訳】

第百十一番、紅中双灰乾舌。臓腑すべて熱があり、その中でも特に脾胃の熱が極まっている。傷寒の邪が胃の腑に入り、発熱譫語し、循衣し虚空を掴もうとするものによくこの舌が見られる。実熱の人で食べたものがうっ積している場合にもこの舌が見られる。脈の如何にかかわらず、十全苦寒救補湯を二種の湯薬に分けて（まず大承気湯、次に三黄白虎湯）、通常の回数や量にとらわれることなく、急いで交互に繰り返し服用させるのが宜い。黒い大便がきれいになれば癒える。旧説では黒い便が出れば死ぬといっているが、甚だしい誤りである（これは書物にとらわれていて臨床が足りないのである）。

【弁釈】

図の通り舌質が紅で中央に灰苔が二本出ており、その故双灰舌と言い、尚且つ乾燥している。旧説に対する批判から、梁玉瑜の臨床家としての自信が窺える。

〈112〉尖紅根白苔舌

【原文】

第一百十二、尖紅根白苔舌。紅尖是本色、白苔為表邪（白浮薄滑者）。如悪寒、身熱、頭痛、宜汗之。不悪寒、

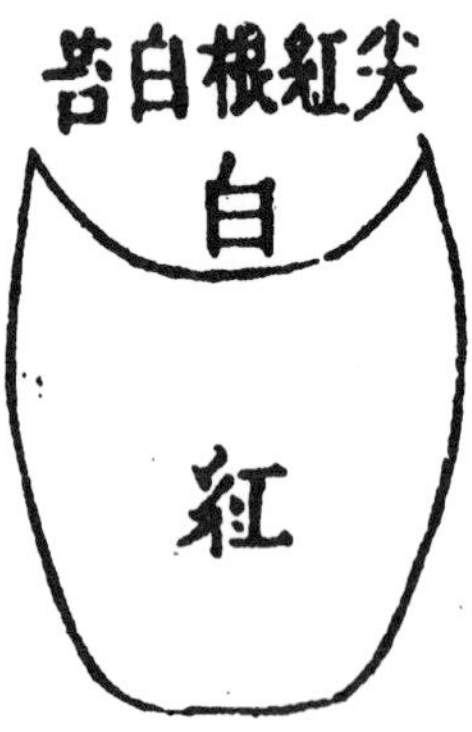

身熱、頭痛、煩渇者、太陽表証也、宜五苓散両解之。旧説尚是、惟此舌不応列於紅舌中。表証初起往往不顕於舌、若白苔厚膩、則又為裏熱証（須参看白舌総論、及第一、第二、三各条）。

【口語訳】

第百十二番、尖紅根白苔舌。舌尖の紅色が本来の色であり、白苔は表邪を示す（白浮薄滑の場合）。もし悪寒して熱があり頭が痛ければ発汗させるのが宜い。悪寒せずに熱が出て、頭が痛く煩渇する場合は、太陽表証である。五苓散で表裏双解するのが宜い。

旧説は一応正しい。ただしこの舌は紅舌の中に入れるべきではない。表証は最初のうちは、往々にして舌には現れない。もし白苔が厚く膩苔なら裏の熱証である（白舌総論、及び第一舌、第二舌、第三舌の各項を必ず参照すること）。

【弁釈】

舌の中央から前は赤く、舌根部に薄く湿潤した白苔があるということである。紅舌は元来の色であり、白苔は表邪を示す「悪寒、身熱、頭痛」というのは表寒証を示し、「不悪寒、身熱、頭痛、煩渇」というのは太陽病膀胱腑証。五苓散で表裏双解することについては、梁玉瑜の意見と旧説が一致している。筆者は五苓散証の病理として水と熱が重なるということについて疑義を抱いている。

〈113〉紅戦舌

【原文】

第一百十三、紅戦舌。蟬掉不安、蠕蠕微動也。深紅、赤紅而戦者、宜三黄石膏等湯。紫紅、瘀紅而戦者、宜三黄白虎大承気。淡紅而戦者、宜十全大補湯（人参、白朮、茯苓、甘草、熟地、川芎、当帰、白芍、黄耆、肉桂）。鮮紅、灼紅而戦者、宜六味地黄湯（熟地、山茱萸、山薬、茯苓、丹皮、沢瀉）、此舌虚火、実火皆有之（均裏証、無表証）、誤治即壊。旧説指為汗多亡陽或漏風所致、且不詳弁而概用温補、謬也。

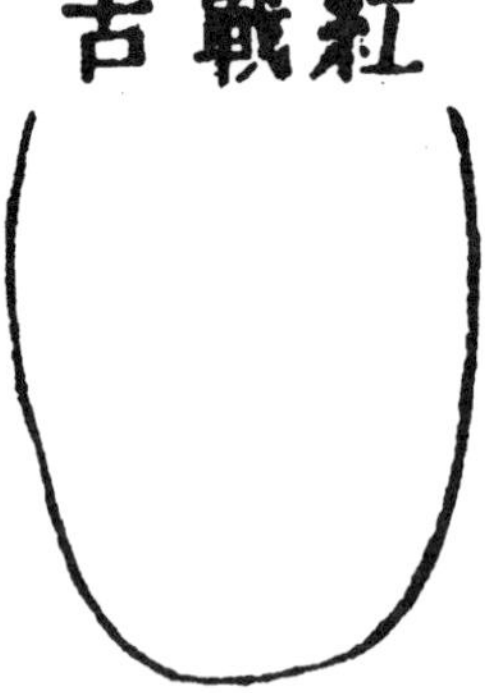

【口語訳】

第百十三番、紅戦舌。舌の震えがとまらずくねくねする。深紅、赤紅で震える場合は、三黄湯石膏湯などの湯薬が宜い。紫紅、瘀紅で震える場合は三黄白虎大承気湯が宜い。淡紅で震える場合は十全大補湯（人参・白朮・茯苓・甘草・熟地黄・川芎・当帰・白芍・黄耆・肉桂）が宜い。鮮紅灼紅で震える場合は六味地黄湯（熟地黄・山茱萸・山薬・茯苓・牡丹皮・沢瀉）が宜い。

この舌は虚火・実火いずれの場合もあり（全て裏証で、表証はない）治療を誤れば悪化する。旧説は汗多くして亡陽になっているとか、漏風によるものだとかいうが、仔細に弁別することなく、一律に温補の薬剤を用いており、間違っている。

【弁釈】

鸇というのはハヤブサあるいは猛禽類の一種という意味で、非常に動きが速いと理解できる。掉というのは振れる、あるいは動くという意味だから鸇掉でよく動くという意味になる。蠕は虫が動くような動き方、くねくね動くという意味であろう。

鮮紅灼紅というのは鮮やかに赤く焦げた感じで乾いているという意味であろう。

深紅、赤紅のものには三黄石膏湯が対応し、紫紅や瘀斑があるものには三黄白虎大承気湯が対応し、淡白で戦のあるものには十全大補湯が対応する。このように虚と実のものがあり、実火虚火によるものがあるわけだ。だから、その虚火実火を間違って治療すれば当然壊証、証が崩れるのである。

虚実いずれもあり得るので、全てを温補するようなことをすれば、大変な過ちをしてしまう。

〈114〉紅細枯長舌

【原文】

第一百十四、紅細枯長舌。如絳紅無苔、乾枯細長而有直紋透舌尖者、陰虧已甚、少陰之気絶於内、不能上通舌根、故不顕苔也、命絶難治（聊用滋陰降火、亦敷衍而已）。若赤紫紅色、中間尚能顕苔膩者（黄黒不等）、雖有直紋透尖、亦作為臓腑実熱証（不作陰虚）、宜三黄白虎、大承気合投、可愈（倘用二冬二地等滋陰薬引入陰分、即難治）。弁之詳慎、方不誤人。

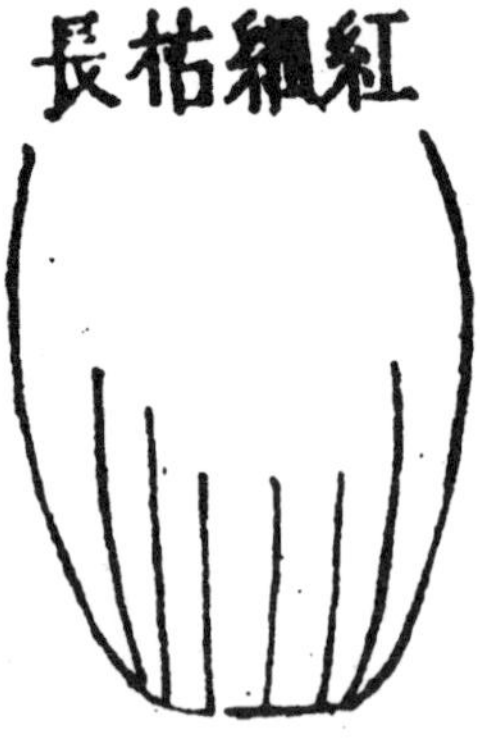

【口語訳】

第百十四番、紅細枯長舌。

もし絳紅で無苔、カサカサして細長く、直紋が舌先まで通っている場合は、陰欠がすでに甚だしい状態である。少陰の気が内で絶してしまって舌根まであがることが出来ないために苔が現れないのであり、命は絶えんとし、難治である（滋陰降火の薬剤を使ってみたところで、数日長らえるのみ）。

もし赤紫紅色で間に膩苔（黄苔・黒苔などまちまち）が現れている場合は、直紋が舌尖まで通っていても臓腑の実熱証である（陰虚ではない）。三黄白虎湯、大承気湯を併せて与えれば癒える（もし二冬二地（※）湯など滋陰の薬剤を使えば、陰分に引き入れてしまい難治である）。慎重に弁別すれば人を害することはない。

［註］
（※）二冬は麦門冬と天門冬、二地は生地黄と熟地黄を指す。

【弁釈】

滋陰降火の目的で脾陰や腎陰が弱ったものに対して、公孫や照海を用いれば良性のものであれば、だいたい直後に舌に潤いがでてくるものであるが、悪性の場合は全く変化がない。

注目すべきは、苔がある場合と無い場合に分けていることだ。梁玉瑜の流儀としては陰虚がいかに強い状態であっても、黒苔があれば臓腑の実熱証としてそれが取れるように治療する。それが、苔が無くなって干からびてくる段階になると、純然たる陰虚とするのだろう。梁玉瑜の考えでは臓腑の実熱証の段階では麦門冬、天門冬や地黄の類を用いてはならず、まず実邪を取り去ることが先決だと言っており、よくよく慎重に診察して人を誤って死なせることがないよう注意を促している。

〈115〉紅短白泡舌

【原文】

第一百十五、紅短白泡舌。口瘡、舌短有泡、声唖咽乾、煩躁者、乃瘟疫強汗、或傷寒未汗而変、宜酌用三黄、石膏、犀角。旧説是也。

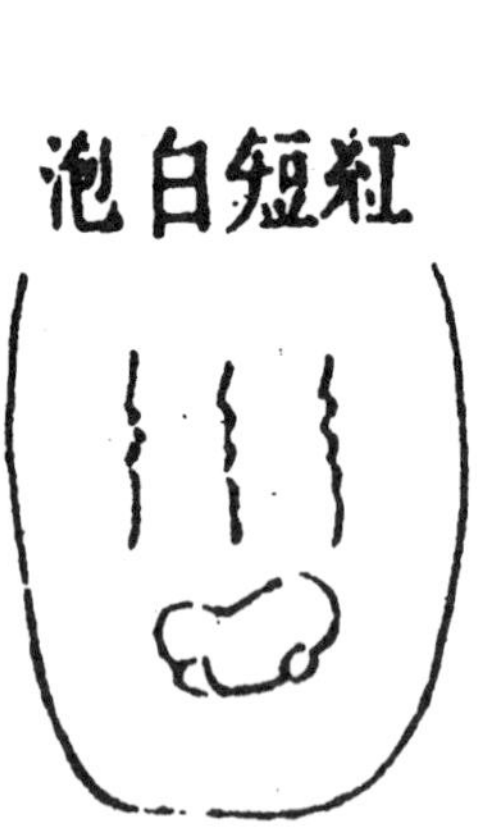

【口語訳】

第百十五番、紅短白泡舌。口内炎があり、舌が短くブツブツができていて声が出なくなり、咽頭が乾いて煩躁する場合は、瘟疫病で強制的に発汗させたか、或いは傷寒で汗が出ないのにそうなったかであり、三黄・石膏・犀角を適宜加減して用いるのが宜い。

旧説は正しい。

【弁釈】

紅舌でしかも口舌にアフタが出来ているものではないかと考えている。それも白泡としていることから、白い泡のようなできものが出来るということであろう。

〈116〉辺紅通尖黒乾舌

【原文】

第一百十六、辺紅通尖黒乾舌。臓腑実熱、而心肺脾胃尤亟也。傷寒伝少陰証、燥暑中少陰証、瘟疫症、雑病実熱証、皆有之。不論何病何脈、宜十全苦寒救補湯、不次連服、則必愈。旧説急下再下、以平為期、是也。

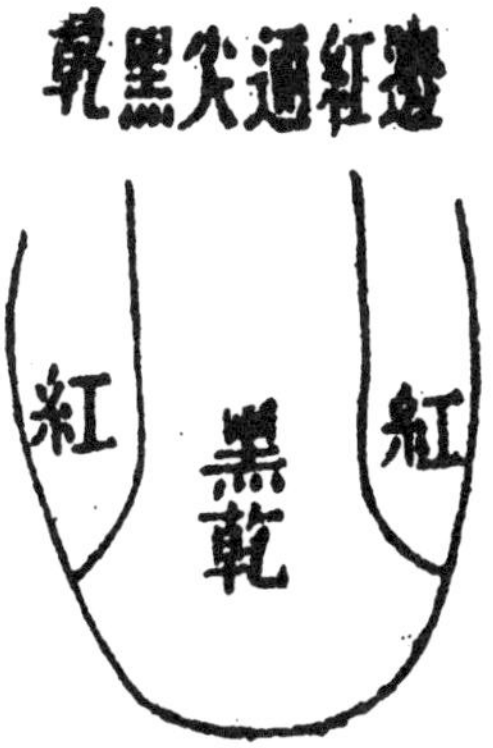

【口語訳】

第百十六番、辺紅通尖黒乾舌。臓腑が実熱で心肺と脾胃においてとくに熱が極まっている。傷寒が少陰に伝わった証、燥暑が少陰に中った証、瘟疫症、雑病の実熱証のいずれでもこの舌が現れる。病や脈の如何にかかわらず十全苦寒救補湯が宜い。通常の回数や量にとらわれず、続けて服用させれば必ず癒える。

旧説で、急ぎ下してはまた下し、それを舌が普通になるまで続けるとするのは正しい。

〈117〉紅尖紫刺舌

【原文】

第一百十七、紅尖紫刺舌。乃心経極熱而又受邪火薫蒸

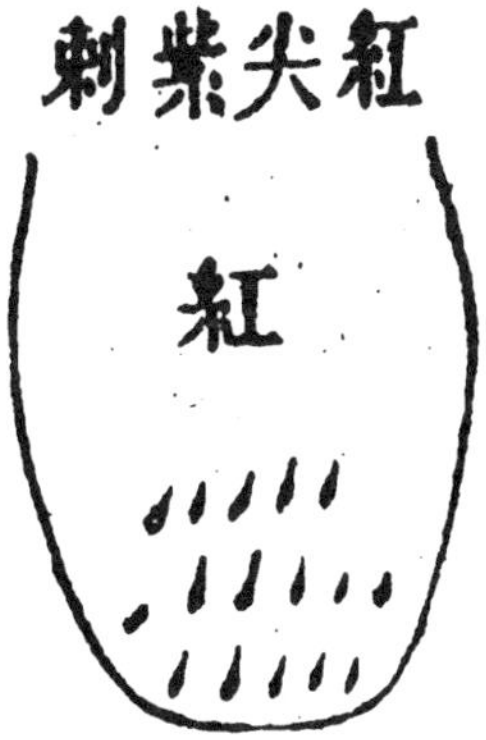

也、宜大承気湯加黄連（五銭）、連翹（三銭）、急服則愈。旧説用枳実梔子豉湯加大黄、雖下而不甚涼、芒刺再生、又不敢連投、安得不危。

【口語訳】

第百十七番、紅尖紫刺舌。これは心経に極度の熱があるところにさらに火邪を受け薫蒸したものである。大承気湯に、黄連（五銭）と連翹（三銭）を加えるのが宜い。急いで服用させれば癒える。

旧説では枳実梔子豉湯に大黄を加えたものを用いているが、これでは下しはするが、充分に熱が冷めず、刺がまた生えてくる。思い切って連服させなければ危ない。

【弁釈】

これは紅舌で舌尖部に紫色の刺が出てくるもので、心経の熱極に新たに火邪が加わったものだ。臨床上舌尖が痛むという場合神門穴で心火を冷ますことにより、その痛みが癒えることがある。そもそも舌自体の疾患、アフタのできものは、殆どが心・脾あるいは腎によるものである。これは臓腑経絡的な裏づけがある。また舌面における臓腑配当により、舌縁の疾患であれば肝、舌尖であれば心が関与している。

伝来の説にいう枳実梔子豉湯に大黄を加えたものでは、この状態の熱を冷ますのには不充分であり、芒刺が再発してしまうため、もしこの処方を用いるのならば、連続して服用させなければならない。急性の重い病を診る場合には続けて処置しなければならない。病態が緩解するまでアプローチしなければならない、とする。

〈118〉紅尖黒根舌

【原文】

第一百十八、紅尖黒根舌。心腎火熾、脾胃受困也。傷寒邪入陰、瘟疫毒中陰、実熱鬱傷陰、皆有之。不論何証何脈、用大承気急下以去其毒、用三黄白虎急涼以救其陰、二方連環服至黒退則愈。旧説未善（彼謂瘟疫二三日可微下之、四五日後、舌変深黒、下無済矣。若邪結於咽、目瞑、脈絶、油汗者、一二日内死。蓋微下則不能去毒、僅一下之而不間以大涼薬、則不能挽回已傷之陰、又偶爾嘗試、無胆無識、安得不死耶。此条須参看黒舌総論及第七十三舌）。

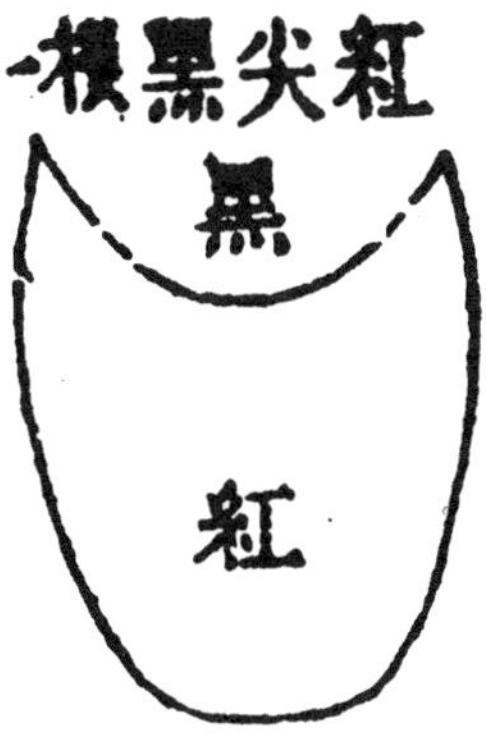

【口語訳】

第百十八番、紅尖黒根舌。心腎の火が非常に盛んで脾胃が傷ついている。傷寒の邪が陰に伝入したり、瘟疫毒が陰に中ったり、実熱がうっして陰気を傷ったりという場合、いずれもこれが見られる。証や脈の如何にかかわらず、大承気湯で急ぎ攻下してその毒を除き、三黄白虎湯を用いて急ぎ冷やして陰を救う。この二方を黒苔が退くまで、交互に連服させれば、癒える。

旧説は充分ではない（旧説では、瘟疫で二、三日たてば、すこし下してもよい。四、五日後、舌が濃黒に変化すれば、下しても治らない。邪が咽に結し、眼を閉じ脈絶え、脂汗をかく場合は一両日のうちに死亡する、という。が思うに、少し下すだけでは毒を取り去ることはできないし、一回下しただけで続けて大涼薬を用いなければ傷ついた陰を元に戻すこともできない。たまたまためしたとしても、知識もなく、大胆さももちあわせなければ、死なせてしまう（本条は黒舌総論及び第七十三条を必ず参照すること）。

〈119〉紅嫩無津舌

【原文】

第一百十九、紅嫩無津舌。全舌鮮紅柔嫩而無津液、望之似潤而実燥涸者、乃陰虚火旺也、宜十全甘寒救補湯（与十全苦寒不同、見第八十舌）常服之。旧説用生脈散（人参、麦冬、北五味）、人参三白湯（人参、沢瀉、白茯苓、白朮、白芍、薑、棗）、医家積弊、誤人不少（五味、白芍酸斂、

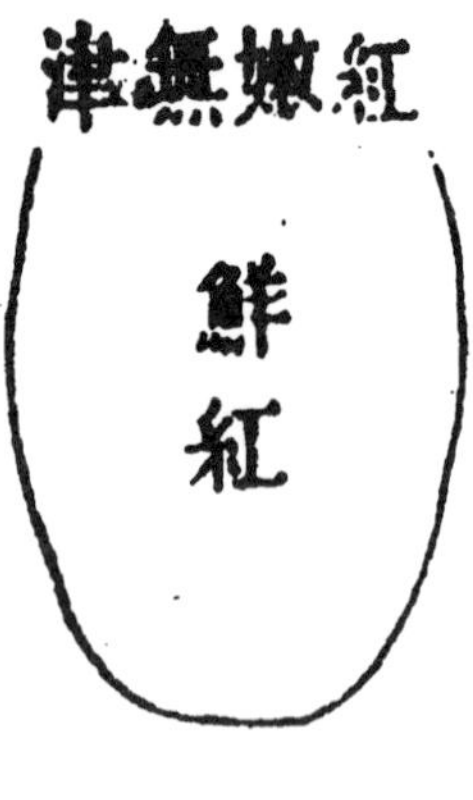

人参燥肺、苓、朮、薑、棗皆温補、以此治陰虚人、則腎火愈旺、真水益虧矣）。

【口語訳】

第百十九番、紅嫩無津舌。全舌鮮紅で軟らかく津液がない。潤っているように見えるが実はカラカラになっている場合は、陰虚火旺であり、十全甘寒救補湯（十全苦寒湯とは異なる。第八十舌参照）を常服するのが宜い。

旧説では生脈散（人参・麦門冬・北五味子）、人参三白湯（人参・沢瀉・白茯苓・白朮・白芍・姜・棗）を用いるという。長い間に積み重なった医家の過ちは、患者を害すること多し（五味子と白芍は収れんさせ、人参は肺を燥し、苓・朮・姜・棗は温補であり、これで陰虚の人を治療すれば、腎火はますます盛んになり、真水はますます枯れてしまう）。

〈120〉生斑舌

【原文】

第一百二十、生斑舌。全舌純紅而有小黒点者、臓腑皆熱也。傷寒邪伝陽明腑失治、以致邪火逼入三陰証、或疫毒直中三陰証、或実熱人誤服辛温薬、燥傷三陰証、均有之。不論老少、何病何脈、見此舌、即宜十全苦寒救補湯

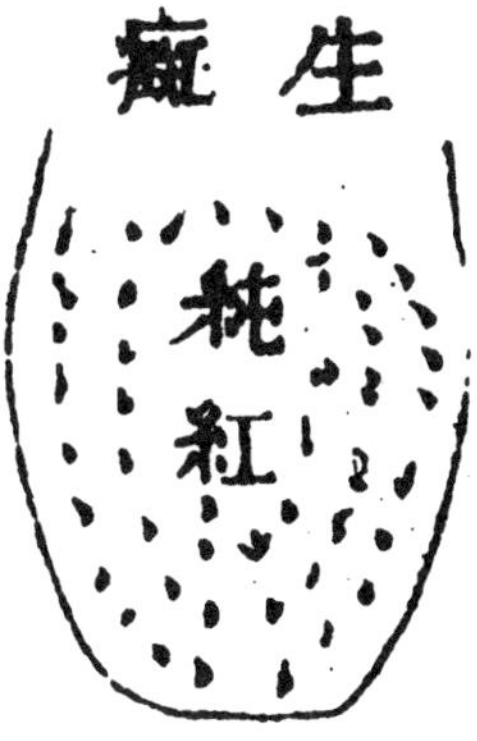

倍加真犀尖、連服必愈。旧説用元参升麻葛根湯及化斑湯（即白虎湯除粳米、加人参）、誤人多矣。（非陰火、何可用元参。非表証、何可用升麻、葛根。熱毒正旺、何可用参以補邪火。）挙世甘受其誤、願衛生者勿泥古不化焉。

【口語訳】

第百二十番、生斑舌。全舌純紅で小さい黒点がある場合は、臓腑みな熱がある。傷寒の邪が陽明の腑に伝わったのに、治療の時期を逸したために、邪火が三陰に入り込んだ証、または、疫毒が三陰に中った証、あるいは実熱の人が誤って辛温の薬剤を服用したために燥が三陰を傷った証のいずれにもこの舌が現れる。年齢にかかわらず、病や脈の如何にかかわらず、この舌が現れれば、十全苦寒救補湯を、真犀角尖を倍量にして用いるのが宜い（連服すれば必ず癒える）。

旧説では、元参升麻葛根湯及び化斑湯（すなわち、白虎湯から粳米を抜いて人参を加えたもの）を用いるというが、それでは患者を害すること多し（陰火でなければ、元参を使ってはいけないし、表証でなければ升麻や葛根は使ってはいけない。熱毒が盛んな時には参で邪火を補ってはいけない）。世の中が、それを間違いとして受け入れ、医療に従事する者が、昔のやり方にこだわらず、変わろうとすることを願う。

〈121〉将瘟舌

【原文】

第一百二十一、将瘟舌。即第九十八純紅舌也、治法亦同。旧説又以将瘟舌別其名、殊属無謂。

【口語訳】

第百二十一番、将瘟舌。すなわち、第九十八純紅舌のことであり、治療法も同じである。旧説では将瘟舌と名付けて区別しているが、ことさら分けるほどのことはない。

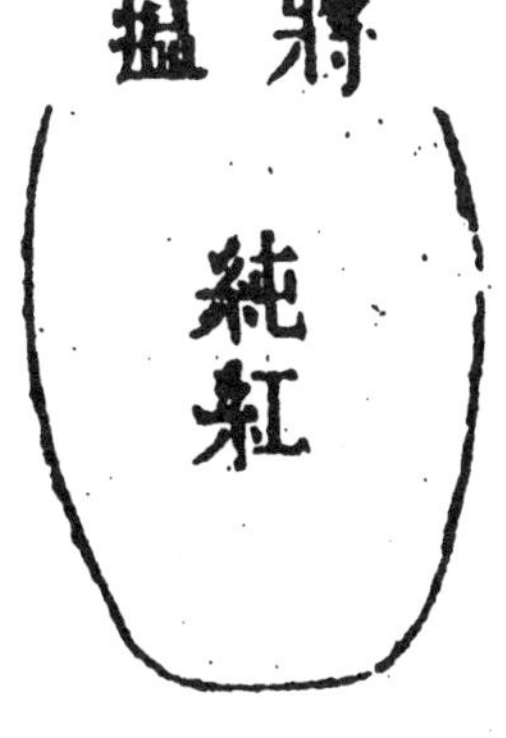

〈122〉紅星舌

【原文】

第一百二十二、紅星舌。全舌純紅而有深紅星、乃臟腑、血分皆熱也。中燥火者、中疫毒者、実熱人誤服温補者、皆有之。其病多大熱大渇、心胸脹満、皮膚燥癢、日夜不能眠、大便秘、小便渋不等（均属裏証）、宜十全苦寒救補湯急投。旧説指為傷寒将発黄、用茵陳湯合五苓散、誤也（熱毒伝裏、茵陳蒿湯不済事、五苓散内有苓、朮、肉桂、皆於熱人不宜）。

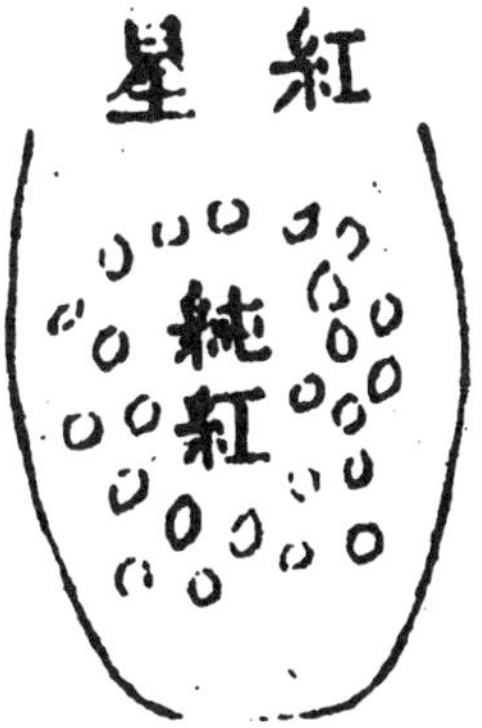

【口語訳】

第百二十二番、紅星舌。舌全体が純紅で濃い紅星がある。これは臓腑・血分がみな熱である。燥火に中った場合、疫毒に中った場合、実熱の人が誤って温補の薬剤を服用した場合のいずれにもこれが現れる。よくある症状は大熱し大渇する、心胸脹満する、皮膚が乾燥し掻痒する、日夜不眠、便秘、小便が出にくいなどまちまちである（すべて裏証）。十全苦寒救補湯を急ぎ与えるのが宜い。

旧説では傷寒で黄疸になるところだとし、茵蔯湯に五苓散を合わせて用いると言うが間違いである（熱毒が裏に伝入すると茵蔯蒿湯では用をなさず、五苓散中の苓・朮・肉桂はどれも実熱の人には宜くない）。

〈123〉裏圏舌

【原文】

第一百二十三、裏圏舌。淡紅中有紅暈、而弦又純黒、乃心包絡蘊熱、復受邪火侵入、二火相逼、故顕此舌、宜大承気下之。旧説是也。

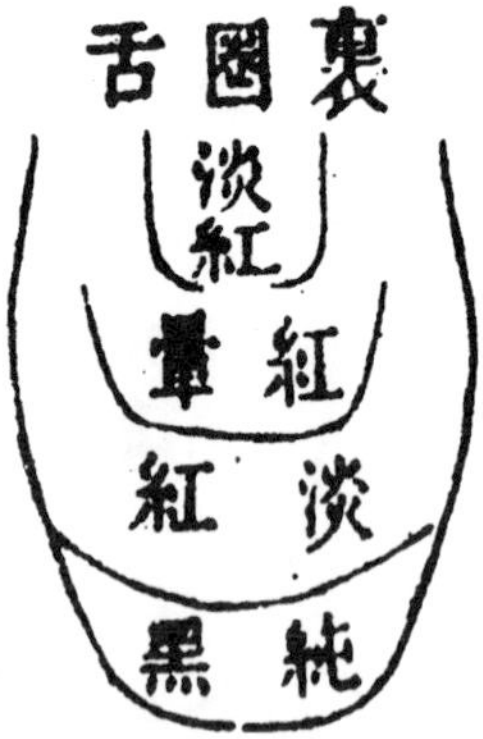

【口語訳】

第百二十三番、裏圏舌。淡紅中に紅い輪があり前方の弓形部が純黒色なのは、心包絡に蓄熱があるところに邪火が侵入し、両方の火がせめあってこの舌を呈したものであり、大承気湯で下すのが宜い。

旧説は正しい。

〈124〉人裂舌

【原文】

第一百二十四、人裂舌。紅色中有裂紋如人字者、君火燔灼、熱毒炎上、故発裂也、宜涼膈散（見第四十舌）。如渇甚燥熱者、宜大承気湯下之。旧説是也（不論白紅黄黒各舌、若中有裂紋如川字、爻字、人字不等、或裂開直槽者、多由実熱人誤服温補薬、熱火在臟腑相争所致。大承気雖能下毒而未能涼沁腸胃、宜以白虎湯与承気循環服、不知者以為太重、実則力求周密之策也。凡治実熱内逼之症、皆宜如此）。

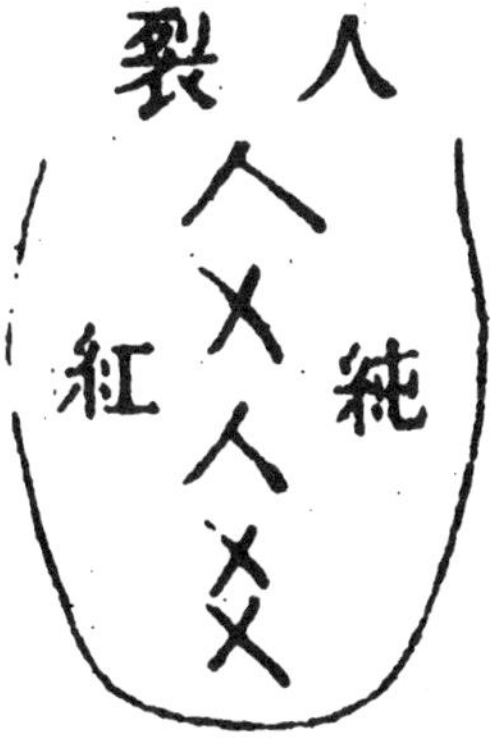

【口語訳】

第百二十四番、人裂舌。紅色中に人字のような裂紋がある場合、その亀裂は、君火が焼けつき、熱毒が炎上したために裂が生じたのであり、涼膈散（第四十舌参照）が宜い。もし渇きが甚だしく燥熱であれば、大承気湯で下すのが宜い。

旧説は正しい（白舌であろうと、紅舌であろうと、黄舌であろうと、黒舌であろうと、舌の中央に川字・爻字・人字などの裂紋があったり、まっすぐに溝のように裂けている場合は、多くは、実熱の人が誤って温補の薬剤を服用したせいで、熱火が臓腑でぶつかりあって引き起こされたものである。大承気湯は毒を下すことは出来るが腸胃を冷やし熱を洩らすことができないので、白虎湯と承気湯を交互に服用させるのが宜い。わかっていない者は、この薬の使い方が重すぎると思ってしまうが、実際には周到な策であって、実熱が内に逼迫した場合であれば、いずれもこれが宜い）。

〈125〉虫砕舌

【原文】

第一百二十五、虫砕舌。紅舌中更有紅点如虫砕之状者、熱毒熾盛也、宜小承気湯下之、不退、再用大承気。旧説是也（然不如将十全苦寒救補湯分為大承気、三黄白虎等二剤、循環連服、以舌浄為度）。

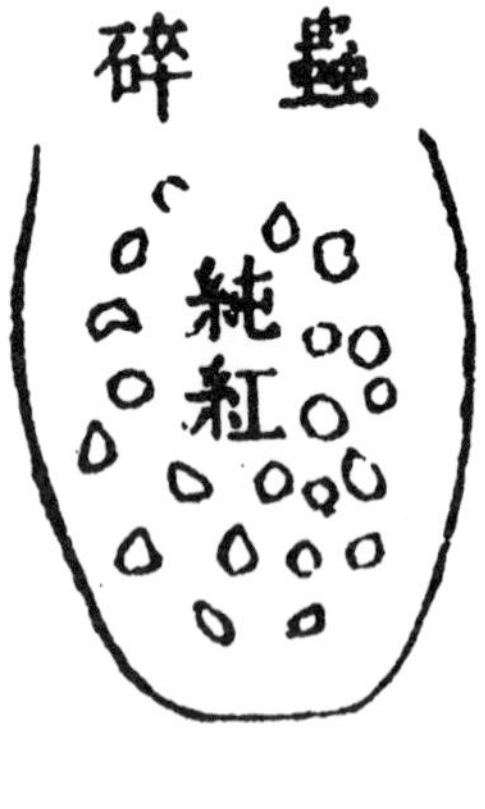

【口語訳】

第百二十五番、虫砕舌。紅舌の中央に更に虫が砕いたような形の紅点がある場合は、熱毒が熾盛である。小承気湯で下すのが宜い。退かなければ大承気湯を用いる。

旧説は正しい（しかし、それよりも十全苦寒救補湯を大承気湯と三黄白虎湯の二種の湯薬に分けてこれをかわるがわる連服させるほうがいい。舌がきれいになるのを目安にする）。

〈126〉厥陰舌

【原文】

第一百二十六、厥陰舌。旧図絵全舌純紅、内有黒糸紋環其後、方正而不達辺。余以為凡舌色純紅、兼顕黒糸、必非寒証、当是熱気結於足少陰、宜用寒涼薬。而旧説指為陰毒中厥陰、以理中四逆湯温之、未知合否。寒涼之判、吉凶所繫、余未見過此舌、不敢妄断、請識者弁之。

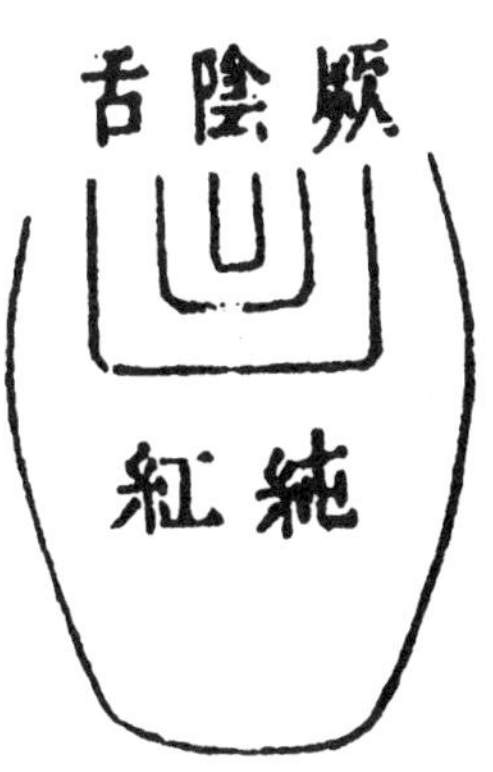

【口語訳】

第百二十六番、厥陰舌。旧図は全舌が純紅で、内側に黒い糸状の紋が後方に環状にあり、四角く直線だが、縁までは届いてはいない。私は、舌が純紅で同時に黒い糸状のものがあるのは、決して寒証ではなく、熱気が足の少陰に結したものと見なすべきで、寒涼の薬剤を用いるのが宜いと思っているが、旧説では、これは陰毒が厥陰に中ったものだとし、理中四逆湯で温めるといっている。それが合っているのかのかどうか、未だに分からない。寒涼の判断は吉凶にかかわる。私はまだこの舌を見たことがないので軽率に結論を下せない。識者の判断をお願いする。

【弁釈】

従来の説ではこの舌を呈した場合、温めるよう指示があるのだが、原著者は寒涼の剤が良いと考えている。しかしながら原著者自身、この舌を診たことがないため、識者に判断をゆだねている。本当の臨床家というのは判らないことは判らないと言い、判っていない者ほど判ったふりをするのだ。

6 紫色舌

〔A〕総論

【原文】紫色舌総論

紫見全舌、臓腑皆熱極也。見於舌之某経、即某経鬱熱也。傷寒邪化火者、中時疫者、内熱薫蒸者、誤服温補者、酒食湿滞者、皆有紫舌。有表裏実熱証、無虚寒証。若淡紫中夾別色、則亦有虚寒証。凡弁舌、無苔則論舌之本色、有苔則憑苔之見色、参之望聞問切、以判表裏寒熱虚実之真仮、雖不中、不遠矣。余数十年来、但知有紫色舌、未聞有紫苔舌、但見紫舌為各種熱証、未聞概属酒後、傷寒。旧本専指酒後、傷寒、未免拘執。

【口語訳】紫色舌総論

舌全体に紫があらわれれば、臓腑すべての熱が極まっているのである。舌で紫が出た経が、すなわちうつ熱である。傷寒の寒邪が火化している場合、時疫に中った場合、内熱が薫蒸した場合、誤って温補の薬剤を服用した場合、酒食が湿滞している場合、いずれも紫舌が現れる。表裏の実熱証はあっても、虚寒証はない。もし薄紫の中に他の色が混じっていれば、虚寒証のこともある。舌を弁ずるという場合、苔がなければ舌本体の色を見て論じ、苔があれば苔の色の出方を見て論ずる。望聞問切を参考にして表裏寒熱虚実の真仮を判断すれば、当たらずとも遠からずの判別はできる。

私はこの数十年、紫色舌しか知らず、紫苔舌があることは聞いたことがなく、紫色舌が現れれば各種の熱証は知っているが、それが酒を飲んでの傷寒だとは聞いたことがない。旧本はただ酒を飲んでの傷寒としているが、こだわりすぎである。

【弁釈】

ここで言われている淡紫というのは青紫舌のことであろう。紅紫舌には表裏における実熱症であり虚寒証にはないが、青紫舌は虚寒証だ。

筆者には大酒を飲んで亡くなった叔父がいる。夜眠っていて目が覚めたらまた起きて飲むという調子であった。叔父が亡くなる2年ほど前、「シンドイシンドイ風邪ひいた」と言うので舌を見ると、これが驚くほど紫色であり紅紫舌ではなかった。どちらかといえば青紫色であり、気持ちの悪い紫色を呈していた。そういうわけで梁玉瑜は少ないと言ってはいるが、酒後傷寒によっても紫色舌を呈すことがあるといえよう。

〔B〕各論

〈127〉純紫舌

【原文】

第一百二十七、純紫舌。傷寒以葱酒発汗、酒毒入心、或酒後傷寒、皆有之、宜升麻葛根湯加石膏、滑石。若心煩懊憹、宜梔子豉湯、否則発斑。旧説尚是。然紫舌非専属傷寒也、如傷寒邪化火、或中時疫毒、或誤服温補、或内熱鬱結、諸証皆有之、均宜十全苦寒救補湯急服。

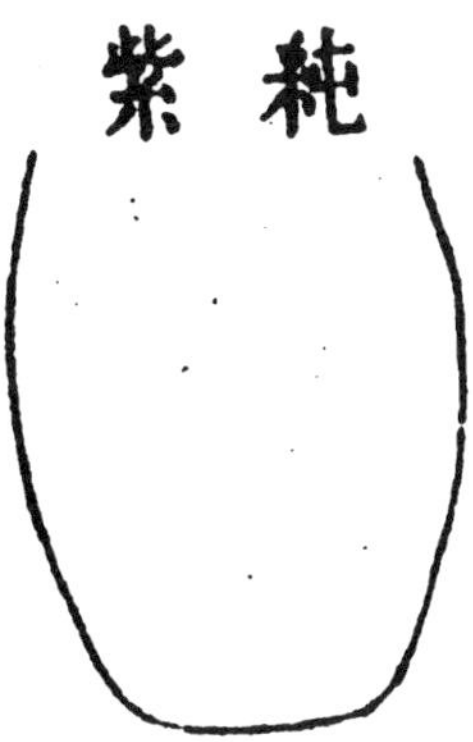

【口語訳】

第百二十七番、純紫舌。傷寒病を葱酒で発汗させたことで、酒毒が心臓に入った場合、飲酒後の傷寒、いずれもこれが現れる。升麻葛根湯を石膏と滑石を加えて使うのが宜い。もし心煩懊悩する場合は、梔子豉湯が宜い。さもなくば発疹が出る。

旧説は一応正しい。しかし紫舌は傷寒の病だけでなく、傷寒の邪が化火したり、或いは時疫毒に中ったり、或いは誤って温補の薬剤を服用したり、内熱がうっ結したりした際など各証で現れる。いずれの場合も十全苦寒救補湯を急ぎ服用させるのが宜い。

〈128〉紫中紅斑舌

【原文】

第一百二十八、紫中紅斑舌。渾紫而又起紅斑、或渾身更発赤斑者、宜化斑湯（見一百二十舌）、三黄解毒湯加青黛或涼膈散（見四十舌）、或消斑青黛飲（青黛、黄連、犀角、石膏、知母、梔子、元参、生地、柴胡、人参、甘草、薑、棗、加酢一匙、和服、大便実者、去人参加大黄、此陶節庵方也）。旧説近是、惟元参、生地、柴胡、人参、薑、棗、酢七者、皆与陽火実熱裏証不対、当除去乃効。若泥古方、不敢加減、亦足誤人（斑証）。

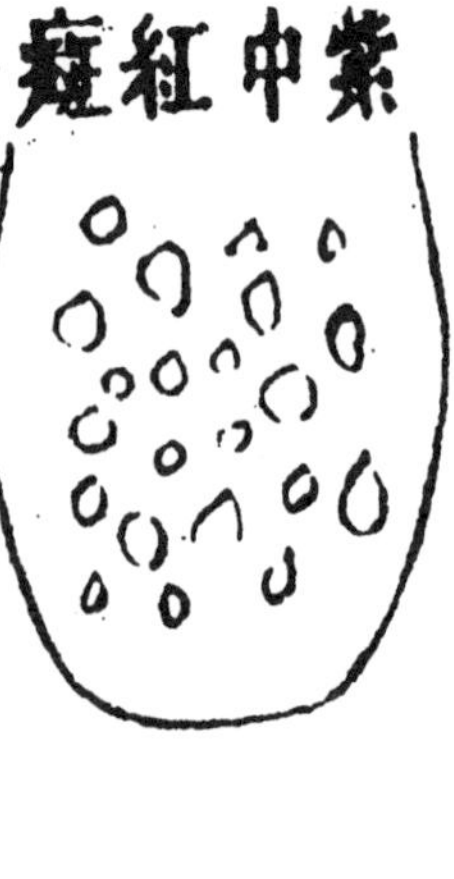

【口語訳】

第百二十八番、紫中紅斑舌。全体が紫色の中に紅斑がでていたり、身体全体に赤色の発疹が出た場合には、化斑湯（第百二十舌参照）か、三黄解毒湯に青黛を加えたもの、または涼膈散（第四十舌参照）、または消斑青黛飲（青黛・黄連・犀角・石膏・知母・山梔子・元参・生地黄・柴胡・人参・甘草・姜・棗に酢を一匙混ぜて服用。大便が固い場合は人参を取り除いて、大黄を加える。これは陶節庵の処方（※）である）が宜い。

旧説はほぼ正しい。ただ、この中に入っている元参・生地黄・柴胡・人参・姜・大棗・酢の七品はどれも陽火実熱の裏証には適さないので、これらを取り除けば効果が得られる。古方にこだわるあまりこうした加減をしなければ、手遅れになることもある（斑証）。

［註］

（※）明代の医家陶華（字は尚文、号は節庵）による『傷寒六書』の一つで、処方薬の用法ならびに製法の管理について記された『傷寒殺車槌法』の中に見える処方。

〈129〉紫上白滑舌

【原文】

第一百二十九、紫上白滑舌。此臓腑本熱、或因感冒時邪、身熱悪寒頭痛者、宜紫蘇、薄荷、荊芥、甘草等軽表之。若白苔不滑而厚膩、則実熱内蓄也。如無表証、宜苦寒清裏薬。旧説謂酒後感寒、或誤飲冷酒所致、亦令人身熱頭痛悪寒、随証解表、可也。

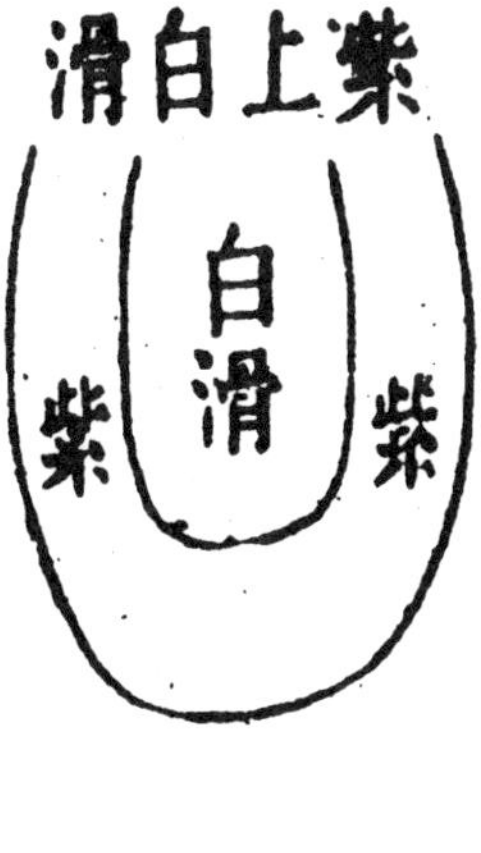

【口語訳】

第百二十九番、紫上白滑舌。これは臟腑にもともと熱がある。感冒の時邪により、身熱し悪寒し頭痛する場合は紫蘇・薄荷・荊芥・甘草などで軽くこれを表すのが宜い。もし白苔が不滑で厚い膩苔であれば実熱が内にたまっている。もし表証が無ければ、苦寒清裏の薬剤が宜い。旧説では飲酒後に寒邪を感受したり、誤って冷酒を飲んだことによるもので、身熱や頭痛、悪寒がおきる。証に従って解表せよと言っている。可である。

【弁釈】

『舌鑑弁正』では、寒熱を決定する上で苔の潤い・乾燥を非常に重要視している。例えば治療経過の中で、乾いている舌が潤ってくるというのは、熱が解ける兆候と考えられる。旧説で「誤飲冷酒」と言っているが、そもそも中国では酒は温めた状態で飲むのが普通であり冷酒は身体をこわすと考えられていた。故に「誤飲冷酒」と言っている。

〈130〉淡紫青筋舌

【原文】

第一百三十、淡紫青筋舌。淡紫帯青而湿潤中絆青黒筋者、乃寒邪直中陰経也、必身涼、四肢厥冷、脈沈緩或沈弦、宜四逆湯（甘草、乾薑、附子）、理中湯（人参、甘草、白朮、

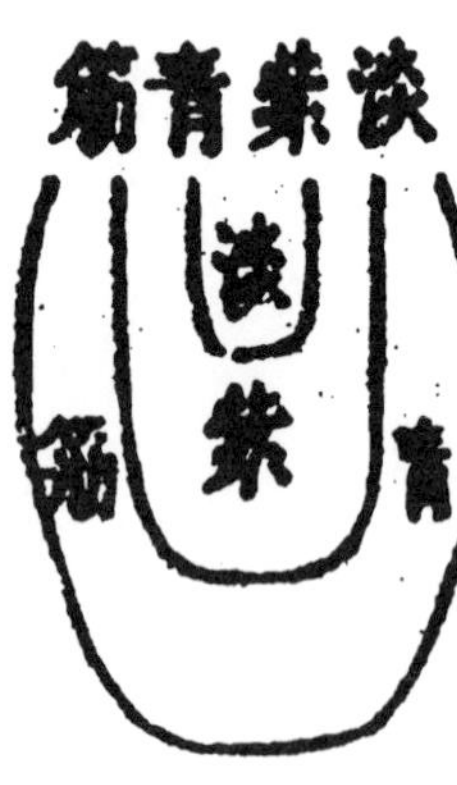

乾薑）。小腹痛甚者、宜回陽救急湯（即並四逆、理中、又加肉桂、半夏、五味、茯苓、陳皮也）。旧説是也。若舌不湿潤而乾苦、則是実熱、宜涼剤。

【口語訳】

第百三十番、淡紫青筋舌。淡い紫で青みを帯びていて、湿潤している中央に青黒い筋がついている場合は、寒邪が陰経に直中しているのである。必ず身体が冷え、四肢が厥冷し、脈が沈緩か沈弦であれば四逆湯（甘草・乾姜・附子）や理中湯（人参・甘草・白朮・乾姜）が宜い。下腹の痛みが甚だしい場合は回陽救急湯（すなわち四逆湯と理中湯を合わせ、そこに肉桂・半夏・五味子・茯苓・陳皮を加えたもの）が宜い。

旧説は正しい。

もし舌が湿潤しておらず乾いて口苦すれば、実熱であり涼剤が宜い。

【弁釈】

寒邪が陰経に直中したというのは、高山に登った場合或いは急に身体を冷やしたために、太陽や陽明といった陽から侵されたのでなく、一気に陰に入った状態をいう。非常に危険な状態である。登山帰りで急に発熱し、意識不明になって頭を震顫させて死ぬという話がよくあるが、このことである。青色舌と同じ類のものだと考えている。青黒い筋というのは寒邪が非常に強いことを示している。

灸がよく効くと考えられる。中脘、気海、関元、場合によっては百会に多壮灸がよいだろう。灸治中で手足が温まったり、脈が浮いて大きくなってくるのを度合いとする。

紫舌で紅紫舌か青紫舌かを判別するのは難しい面があるが、乾湿をもって寒熱を診るというのは非常に良い方法だと考える。熱極と寒極に現れる舌であるから、乾湿ではっきりと違いがある。乾湿が疑わしい場合には表面の潤いを苔を削る要領で取り去るがよい。

本当の潤いであれば、取り去った後、すぐに下から潤いがでてくる。点滴などでごまかされた潤いは、表面の潤いを取り去っても下から潤いがでてくることはない。

〈131〉紫上赤腫乾焦舌

【原文】

第一百三十一、紫上赤腫乾焦舌。旧説舌辺紫而中心赤腫、足陽明受邪、或已下後即食酒肉、邪熱復聚所致。若赤腫津潤、大柴胡湯微利之。若煩躁厥逆、脈伏、先用枳実理中湯（即理中湯加枳実、茯苓也）、次用小承気。是仍指傷寒証有寒食結胸也。若雑病見此舌、乃脾胃実熱已極、不論何脈、将十全苦寒救補湯分二剤（一大承気湯、一三黄白虎）、循環急投、服至赤腫消則必愈、過於遅疑、勢必

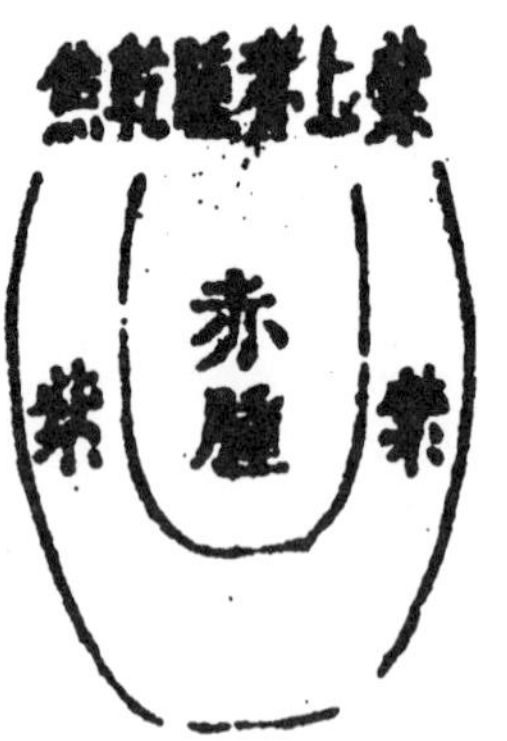

誤人。

【口語訳】

第百三十一番、紫上赤腫乾焦舌。

旧説では、舌の縁が紫色で中心が赤く腫れていれば、足の陽明が邪を受けたか、すでに下した後酒肉を食して邪熱がまた集まったことによるかであり、もし赤く腫れた部分の津液が潤っていれば、大柴胡湯で少しだけ利し、もし煩躁厥逆し、伏脈であれば、まず枳実理中湯（すなわち理中湯に枳実と茯苓を加えたもの）を用いて、次に小承気湯を用いると言う。やはり傷寒病で寒食が胸に結していることを指しているのである。

もし雑病でこの舌が現れれば、脾胃の実熱がすでに極まっているので、脈の如何にかかわらず十全苦寒救補湯を二種の湯薬に分けて（一つは大承気湯、一つは三黄白虎湯）急ぎ交互に与え、赤い腫れが消えるまで服用すれば必ず癒える。躊躇するあまり処置が遅れれば、必ずや手遅れになる。

〈132〉紫上黄苔乾燥舌

【原文】

第一百三十二、紫上黄苔乾燥舌。乃臓腑素熱、脾胃尤

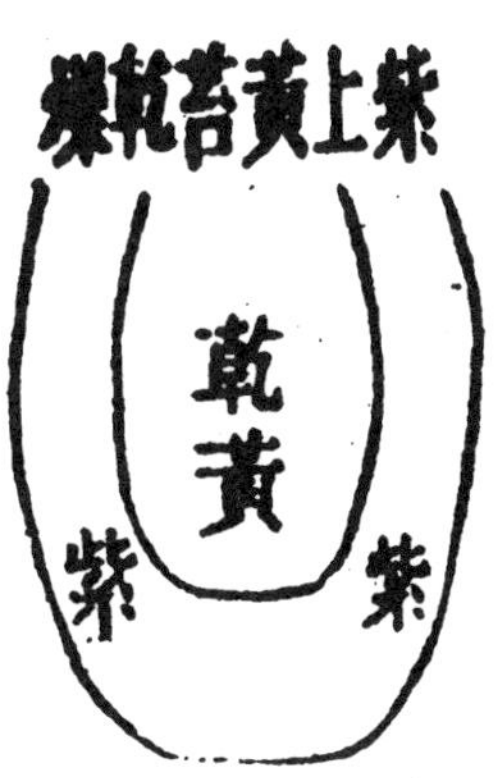

甚。或嗜酒積熱、或燥火入裏、或誤服温補所致、皆実熱裏証（無表証）、宜十全苦寒救補湯、対証加減連服則愈。旧説用大承気近是、用大柴胡則非也。

【口語訳】

第百三十二番、紫上黄苔乾燥舌。これは臓腑にふだんから熱があり、とりわけ脾胃の熱が強いものである。酒を好んでの積熱か、燥火が裏に入ったか、誤って温補の薬剤を服用したかによるもので、いずれも実熱裏証（表証はない）であり、十全苦寒救補湯が宜い。症状に合わせて加減して連服すれば癒える。

旧説で大承気湯を用いると言っているのは概ね正しいが、大柴胡湯を用いるのは、間違っている。

【弁釈】

重い病気であればあるほど、タイミングをよくみて強気な治療をすることが大切である。「虎穴に入らずんば虎児を得ず」の心構えが必要である。

〈133〉紫短舌

【原文】

第一百三十三、紫短舌。色紫短而团圓、食滞中宮又熱伝厥陰也、急以大承気下之。旧説尚是。又云下後熱退脈静舌柔和者生、否則死、是不知舍脈憑舌之治法也。余意必当下浄其積、涼透其熱（以十全苦寒救補分両剤、循環急投）、若偶爾嘗試、遅疑誤人。

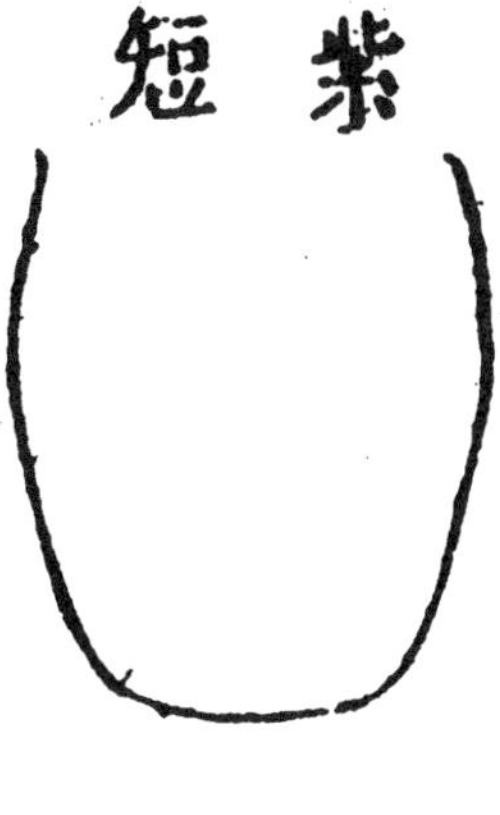

【口語訳】

第百三十三番、紫短舌。舌は紫色で短く、丸まっている。食が中宮に停滞し、その上、熱が厥陰に伝わったものである。大承気湯で急ぎ下す。

旧説は一応正しい。旧説では下した後に熱が退いて脈が穏やかになり、舌が柔らかくなれば助かり、そうでなければ死ぬとも言っているが、これは脈に頼らず舌で診る治法を知らないのである。必ず下してその積滞をきれいにし、熱を冷ましきるべきだというのが、私の考えである（十全苦寒救補湯を二種の湯薬に分けて交互に急いで与える）。もしたまたま試してみたとしても、躊躇したのでは、手遅れになることもある。

【弁釈】

これは所謂短縮舌に近いものだと思われる。ここでいう食滞というのは一般的なそれとは程度が異なるようである。大承気湯で下さなければならないようなレベルなのだ。梁玉瑜は脈診その他の診察法を排して舌診を取ると言っているが、一般的には、例えば下した後に脈力が落ちて小さくならないということであれば、良性とみる。もしそれが簡単に落ちて小さくなってこないということになると、余程慎重に対応しなければならない。

こういった治法を呈示し、尚且つそれを脈診がどうだなどと遅疑していると人を殺めてしまうと言っている。故に梁玉瑜の意向に沿って治療するように促しているのだが、これは非常にカリスマ的だ。こういった気性は本邦における吉益東洞に類似している。臨床に非常に自信があることの表れなのだろう。

〈134〉紫上黄苔湿潤舌

【原文】

第一百三十四、紫上黄苔湿潤舌。外淡青紫而中有黄苔、湿滑潤沢、食傷太陰也、脈必沈細、心下臍旁、按之便痛、或転失気者、小承気加生附子或黄竜湯（即大承気加甘草、人参、当帰、桔梗、薑、棗、陶節庵用治邪熱伝裏、譫語、発渇、心下硬痛、胃有燥屎、却利清水、名結熱利症、非漏底傷寒也）。旧説尚是。余意熱邪既深入、総無須温以附子、表以桔梗、補以参、薑、棗也。原本専指傷寒証之傷

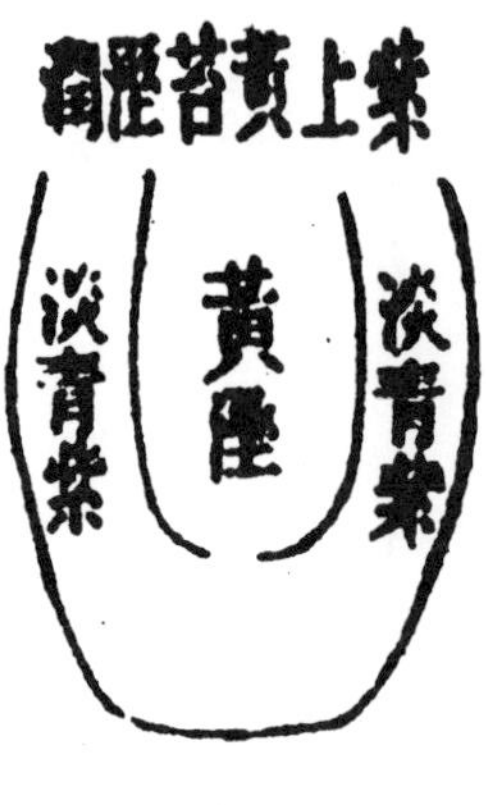

食者、若雑病裏証、有黄苔必熱、宜下而兼涼。

【口語訳】

第百三十四番、紫上黄苔湿潤舌。外側が淡い青紫で中央に黄苔があり、湿滑で潤沢なのは食が太陰経を傷っているのである。脈は必ず沈細脈で、みぞおちや臍の横を押すと痛がったり、放屁したりする場合は、小承気加生附子湯または黄竜湯（すなわち大承気湯に甘草・人参・当帰・桔梗・姜・棗を加えたもの。陶節庵はこれを用いて邪熱が裏に伝って、譫語、口渇し、心下が硬痛し、胃に硬い宿便がありながら水様の下痢をするなどの症状を治療したが、それは結熱利証という名前であり、漏底傷寒（※）ではない）が宜い。

旧説は一応正しい。私は、熱邪がすでに深く入っている以上、附子で温めたり、桔梗で表したり、参・姜・棗で補したりせずともよいと思う。原本では傷寒の証に食傷を兼ねる場合しか指していない。もし雑病裏証であれば黄苔があり必ず熱なので、下しかつ冷ますのが宜い。

［註］

（※）証名。傷寒病で下痢、ひどいときには水様便を兼ねあわせたもの。陶節庵が『傷寒殺車槌法』（第百二十八番舌の註参照）の中で「この証を漏底傷寒と呼ぶ」と述べていることを指している。

【弁釈】

梁玉瑜は専ら舌診に従うことを提唱しながらも、脈診を全く排除しているわけではないことが窺える。

ここで「利清水」（真水のような下痢を下す）と言っているが、この場合は当然熱痢であるため、臭気があり汚く、肛門に灼熱感を伴う場合もある。

旧説が呈示している小承気加生附子湯や黄竜湯については、一応肯定はしながらも、この証は邪熱が非常に深く入っている状態であるのに、附子・桔梗・人参・薑・棗などが入っているのはおかしいと指摘している。梁玉瑜が繰り返し言っているように、黄苔は全て熱であるということから、旧説は一応間違いではないのだが、黄苔があれば熱を下し冷ますのが宜しく、附子・桔梗・人参・姜・棗を取り去るよう指示している。黄竜湯というのは下法といえば下法なのだが、正気が弱ってしかも邪熱がある場合に用いられるようであり、この処方では熱を下すには手緩いと梁玉瑜は言っているのである。因みにここでは黄苔湿潤舌とあり、湿潤であれば一般的には寒証であることを疑うのだが、梁玉瑜は湿潤であっても黄苔があった時点で熱証と判断している。中国では、戦で勝つことにより国を治めるという覇道と、人徳で国を治めるという王道という考え方があるが、梁玉瑜は覇道の立場に立っているといえよう。攻めるのが得意なのだ。実際には補瀉両用といい、両方もつべきである。そういった意味で少し極論に走っている傾向があるのだが、多くの重病を治してきた臨床家だけに、侮り難い真実を突いているものが多い。したがって梁玉瑜の良い部分は良いものとして耳を傾ける必要があろう。

〈135〉紫尖蓓蕾舌

【原文】

第一百三十五、紫尖蓓蕾舌。熱毒中心血也、時疫酒湿楊梅等証皆有之、宜三黄、犀角、連翹、銀花、生大黄、大青（各三銭）治之。旧説仍指為傷寒不戒酒食所致、殊未当也。

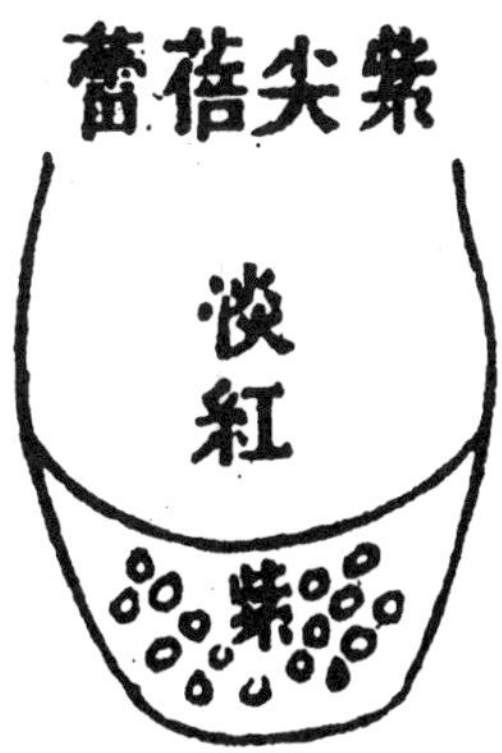

【口語訳】

第百三十五番、紫尖蓓蕾舌。熱毒が心血に中ったものであり、時疫証、酒湿証、楊梅証などでみなこの舌が見られる。三黄に犀角・連翹・金銀花・生大黄・大青葉を各三銭加えたもので治療するのが宜い。

旧説ではあいかわらず傷寒だとし、酒食を控えなかったことによると言っているが、全くの間違いである。

【弁釈】

「蓓蕾」とは「つぼみ」という意味であり、尖蓓蕾舌であるから舌尖部につぼみのようなブツブツが出来るものである。淡紅舌に舌尖部だけ紫色で赤いブツブツが出来ているものなのだが、臨床ではこの状態に近い舌は少なからず存在する。大体が上焦に熱を持った状態であり、赤いブツは紅刺・紅星のひどいものと考えてよいだろう。もちろんここでいう本当の紫尖蓓蕾舌は犀角を用いるくらい熱が深い。

〈136〉熟紫老乾舌

【原文】

第一百三十六、熟紫老乾舌。臓腑熱極、又因邪伝厥陰也。惟有十全苦寒救補湯分剤連投(先服大承気、次服三黄白虎、犀角等薬)、服至舌色嫩浄則愈、遅疑則不治。旧説明知是熱邪伝陰、而仍用当帰四逆湯之温補、謬極。

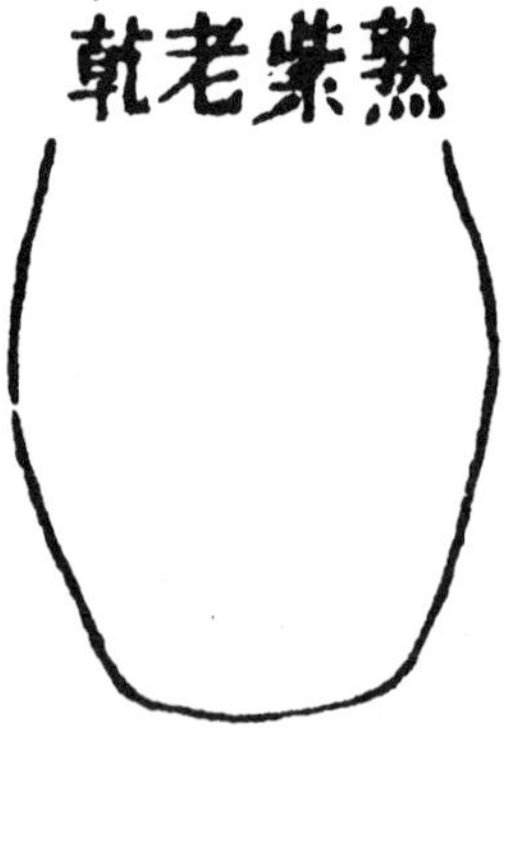

【口語訳】

第百三十六番、熟紫老乾舌。臓腑の熱が極まった上に、邪が厥陰に伝わったものである。これには十全苦寒救補湯を、薬剤を分けて続けて与え(まず大承気湯、次に三黄白虎湯・犀角などの薬剤)、舌色が淡くきれいになるまで服用すれば癒える。躊躇すれば治らない。旧説では、熱邪が陰に伝わったものであることがわかっていながら、あいかわらず当帰四逆湯で温補すると言うが、誤りも甚だしい。

【弁釈】

熟紫、すなわち紫が熟れたということから、よほど汚い色だと思われる。しかも老乾舌といっているのは老舌で硬く、乾燥しているということだろう。ここでいう〝嫩浄〟の〝嫩〟というのは百三十三舌にあった「柔和なるものは助かる」と同義であり、舌の緊張が緩んでくるという意味である。

〈137〉淡紫帯青舌

【原文】

第一百三十七、淡紫帯青舌。青紫無苔、多水滑潤而痩小、為傷寒直中腎肝陰証、宜呉茱萸湯（呉茱萸、人参、生薑、大棗、治胃気虚寒、中有寒飲者）、四逆湯温之。旧説是也。

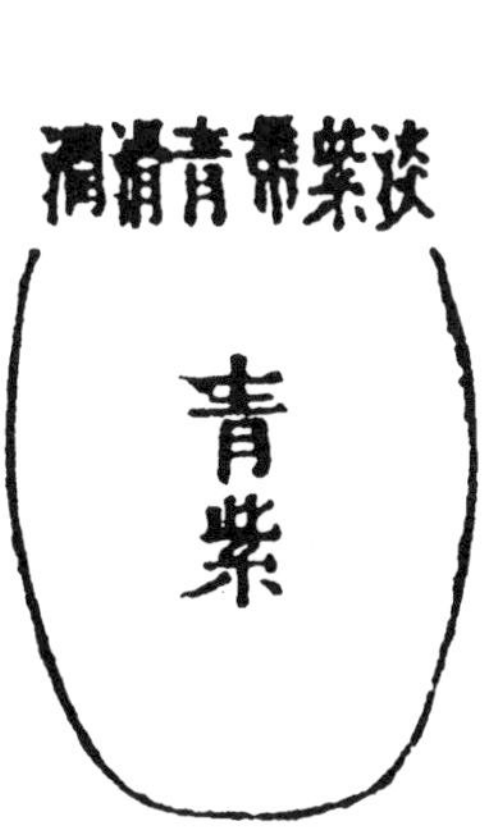

【口語訳】

第百三十七番、淡紫帯青舌。青紫色で無苔、多水滑潤なのに舌体が痩せて小さいのは傷寒が肝腎に直中した陰証である。呉茱萸湯（呉茱萸・人参・生姜・大棗で胃気の虚寒や寒飲に中った者を治療する）や四逆湯で温めるのが宜い。
旧説は正しい。

〈138〉淡紫灰心舌

【原文】
第一百三十八、淡紫灰心舌。或青黒不燥不湿者、為傷寒邪傷血分、雖有下証、只宜犀角地黄湯（生地、白芍、丹皮、犀角）加酒洗大黄微利之。旧説近是。若雑病裏証、参看九十三舌。

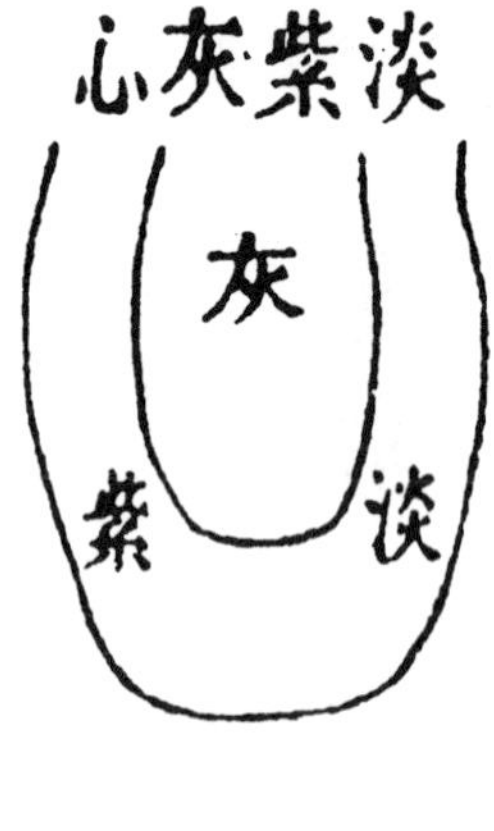

【口語訳】
第百三十八番、淡紫灰心舌。青黒く、燥でも湿でもない場合は、傷寒の邪が血分を傷っているのである。
下すべき証ではあるが、犀角地黄湯（生地黄・白芍・牡丹皮・犀角）に酒洗した大黄を加えて少しだけ利すのが宜い。旧説はおおむね正しい。
もし雑病の裏証であれば、第九十三舌を参照のこと。

7 黴醬色舌

〔A〕総論

【原文】黴醬色舌総論（黴、音眉、物中久雨青黒也）

黴醬色者、有黄赤兼黒之状、乃臓腑本熱而夾有宿食也。凡内熱久鬱者、夾食中暑者、夾食傷寒伝太陰者、皆有之。見此舌、不論何証何脈、皆属裏証、実熱証、無表証、虚寒証。旧論謂苔薄用桂枝湯加枳、橘、半夏、苔色厚為土邪剋水、鮮有得愈者、皆謬説也。

【口語訳】黴醬色舌総論（黴は眉と同音で、物が長雨にあたって青黒くなったものである）

黴醬色というのは、橙色が黒味を帯びている状態、すなわち臓腑にもともと熱があるところに、食べものが未消化で溜まっている状態である。内熱が長くうっ滞している場合、食滞があっての中暑、食滞があって傷寒を病みそれが太陰に伝わった場合、いずれもこの舌が現れる。この舌が現れれば、証や脈の如何にかかわらず、いずれも裏証・実熱証であり、表証・虚寒証はない。

旧説は、苔の色が薄ければ、桂枝湯に枳・橘・半夏を加えて用いるが、苔の色が濃いのは土邪が水を剋しているので癒えるのはまれであると言っているが、いずれも誤りである。

〔B〕各論

〈139〉純黴醤色舌

【原文】

第一百三十九、純黴醤色舌。為実熱蒸胃、宿食困脾。傷寒伝陰、中暑煩躁、腹痛瀉利閉結、大渇大熱、皆有此舌。不論老少、何病何脈、宜十全苦寒救補湯、連服則愈。旧説謂下之不通必死、駭人誤人。

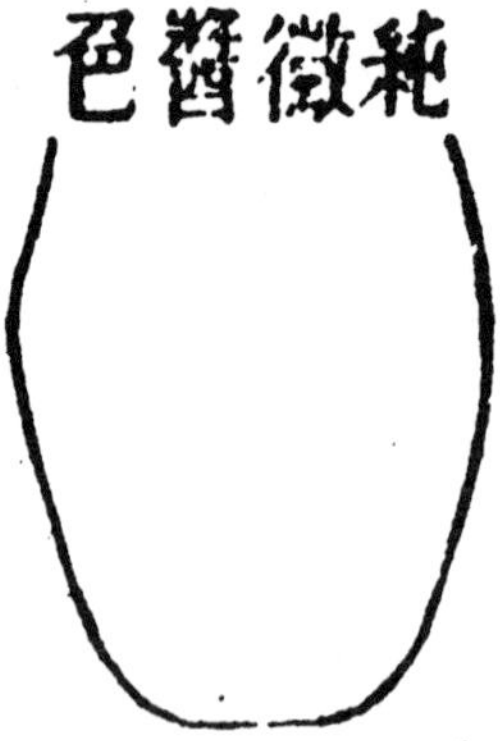

【口語訳】

第百三十九番、純黴醤色舌。実熱が胃を蒸し、食べたものが停滞して脾が弱っている。傷寒で陰に伝わっている、中暑で煩躁する、腹痛し下痢や便秘がある、大渇し大熱する、などの場合、いずれもこの舌を呈する。年齢、病、脈の如何にかかわらず、十全苦寒救補湯が宜い。連服すれば癒える。

旧説では、下しても便が通じないということであれば必ず死すと言うが、これは人をおののかせ害を及ぼす。

〈140〉黴黄色黄苔舌

【原文】

第一百四十、黴黄色黄苔舌。全舌黴色、中有黄苔、実熱鬱積、顕然可見、宜大承気連服。旧説用二陳加枳実、黄連、恐未必効也。

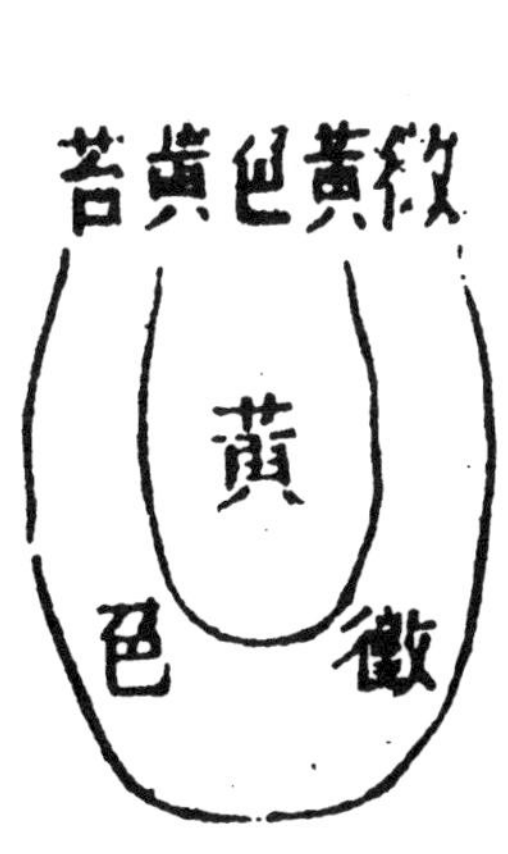

【口語訳】

第百四十番、黴黄色黄苔舌。舌が全て黴色で、中央に黄苔がある。実熱がうっ積しているのがはっきり見てとれる。大承気湯を連服させるのが宜い。

旧説では二陳湯に枳実と黄連を加えたものを用いるとあるが、これではおそらく効果が出ないであろう。

〈141〉中黴浮厚舌

【原文】

第一百四十一、中黴浮厚舌。宿食在中、鬱久内熱、胃傷脾困也。或刮不浄而頃刻復生者、不論何証何脈、宜十全苦寒救補湯分二剤（先大承気、次三黄白虎等薬）、循環急服則愈。旧説用枳実理中湯加薑炒川連（此治寒実結胸者）、与此舌不対。

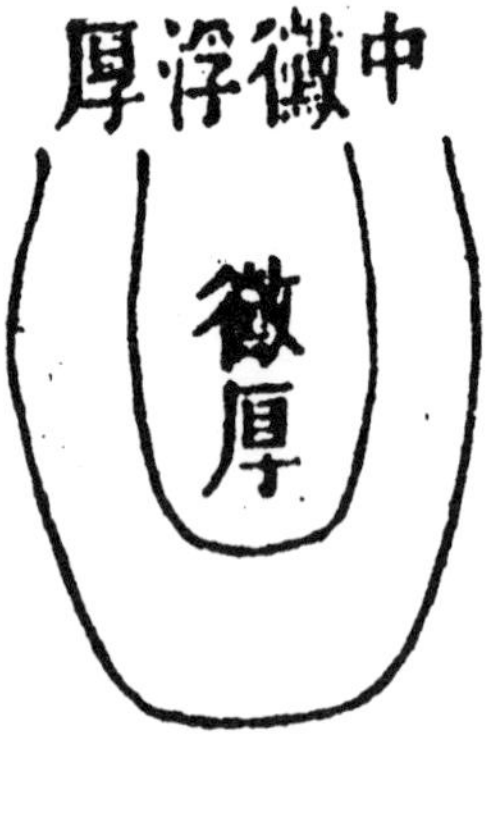

【口語訳】

第百四十一番、中黴浮厚舌。食べたものが中焦に停滞し、長く鬱して内熱を生じ、胃が傷られ、脾が弱っているのである。この苔を刮ってもきれいにならなかったり、またすぐに元に戻る場合は、証や脈の如何にかかわらず、十全苦寒救補湯が宜い。二種の湯薬に分け（まず大承気湯、次に三黄白虎湯などの薬剤）交互に急いで服用させれば癒える。

旧説ではこのような場合、枳実理中湯に姜汁炒川黄連を加えたもの（これは寒実結胸の治療に使う）を用いるとあるが、この舌に使うのは間違いである。

【弁釈】

全体に黴色の苔が生えており、中央は特に厚くなっている状態である。

8 藍舌

〔A〕総論

【原文】藍舌総論

藍者、緑与青碧相合、猶染色之三藍也。舌見藍色而尚能生苔者、臓腑雖傷未甚、猶可医治。若光藍無苔者、不論何証何脈、皆属気血極虧、勢難延年。旧論泥於五行、謂金木相並、火土気絶、不分有苔無苔、概云不治、亦管窺之見耳。

【口語訳】藍舌総論

藍色とは緑色と青碧色が合わさった、染色でいう三藍の色である。舌が藍色なのに苔が生えていれば、臓腑は傷ついてはいるもののそこまでひどくなく、治療はまだ可能である。もしつるつるで藍色で無苔であれば、証や脈の如何にかかわらず、いずれも気血の欠乏が激しく、命を長らえるのは難しい。

旧説は五行にこだわり、金木が合わさったため、火土の気が絶したとし、苔の有無にかかわらず不治だと云う。これもまた見識が狭いのみ。

〔B〕各論

〈142〉純藍色舌

【原文】

第一百四十二、純藍色舌。凡病舌見藍光無苔者、不治。若藍色而有苔者、心、肝、肺、脾、胃為陽火内攻、熱傷気分、以致筋不行血也。其証有顚狂、大熱大渇、哭笑怒罵、搥胸驚怪不等、宜十全苦寒救補湯、倍加生石膏、黄連、急服則愈。若孕婦舌見純藍者、胎死腹中也、宜下之。

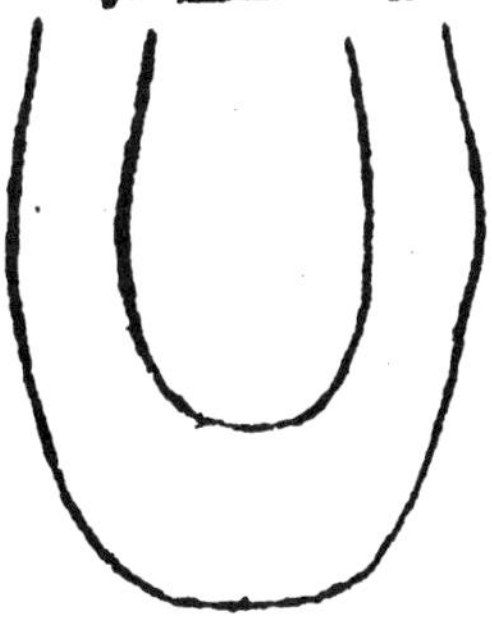

【口語訳】

第百四十二番、純藍色舌。病気で、その舌が藍色でつるつるして無苔の場合は、不治である。藍色の舌で苔がある場合は、心肝肺脾胃において陽火が内攻して熱が気分を傷ったために、筋肉に血が行かなくなっているのである。

その症状は顛狂する、大熱大渇する、哭き笑い怒り罵る、胸を叩いておののくなど、まちまちである。十全苦寒救補湯を生石膏、黄連を倍量にしたものが宜い。急ぎ服用すれば癒える。
もし妊婦で純藍色の舌が現れた場合は、胎児が腹中で死んでいるので、下すのが宜い。

〈143〉藍紋舌

【原文】

第一百四十三、藍紋舌。有藍色之紋也。在傷寒為胃気衰、小柴胡去黄芩加炮薑。若因寒実結滞者、宜附子理中湯或大建中湯急投（黄芪、当帰、桂心、芍薬、人参、甘草、半夏、附子、薑、棗）、旧説尚合。

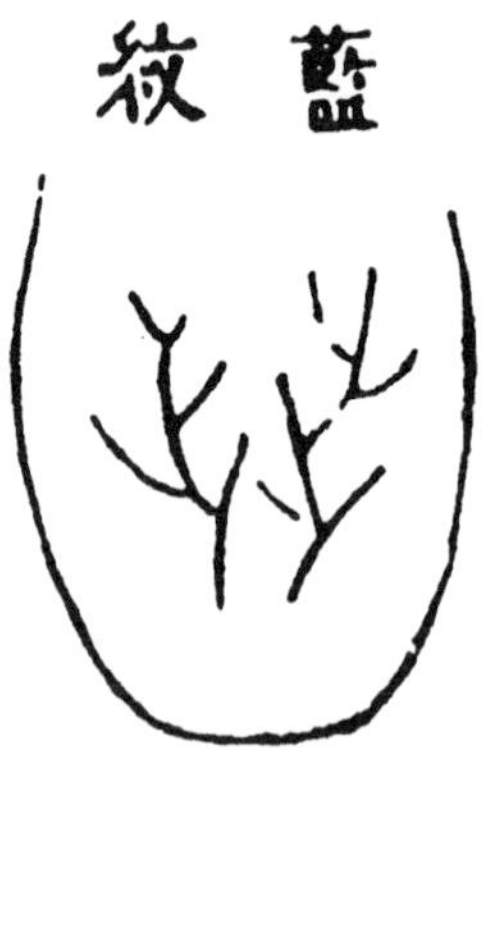

【口語訳】

第百四十三番、藍紋舌。藍色の紋があるものである。傷寒病で胃の気が衰えた状態なので小柴胡湯から黄芩を取り除いて炮姜（※1）を加えたものを服用させる。もし寒実が結滞しているのであれば附子理中湯か大建中湯（※2）（黄芪（※3）・当帰・桂心・芍薬・人参・甘草・半夏・附子・姜・棗）を急いで与えるのが宜い。

旧説は一応合っている。

[註]

（※1）生姜を炮制したもの。新鮮な生姜を日干しにしてから、内側は濃い黄色、外側は黒くなるように炒め、陰干しにする。

（※2）この場合の大建中湯とは、深師大建中湯のこと。深師方とは、南北朝後期にでき、隋唐期に広まった『僧深方』（僧深薬方、僧深集方、深師方ともいう）を指す。現存するものはわずかに『千金方』・『外台秘要』など数種に所収のもののみ。

（※3）黄者に同じ。

9 妊娠傷寒舌

〔A〕総論

【原文】妊娠傷寒舌総論

余家訓、望舌分経、察色弁苔、但求於表裏寒熱虚実、詳審明確、即得治法要領。初無男婦老少之殊、亦無妊娠傷寒之異名也。治孕婦、勿誤用損胎之薬、然亦不能妄用保胎薬以助火而擾胎。夫表有感邪必発散之、裏有虚寒必温補之、倘裏有実熱、留之為害、亦必攻瀉之、内経所謂有故無殞也（有故者有病也、言用重薬時、適対其病、則病当之而無害也。如孕婦或有黄黒舌、厚苔膩、芒刺、大便閉者、亦可酌用生大黄、元明粉等薬、以去大熱而不傷胎）。知此則不必別立妊娠傷寒一門。旧本舌鑑既有図説、因踵為之弁、不敢人云亦云、将錯就錯（旧論謂邪入経絡、軽則母傷、重則子傷、而視母舌以知子、色沢則安、色敗則斃。面赤舌青者、子死母活。面舌倶青出沫者、母子倶死。亦有面舌皆白而母子並死者、蓋色不沢也）。

【口語訳】妊娠傷寒舌総論

我が家訓に、舌診で経を見極め、色を見て、苔を弁別せよと伝わるのは、ひとえに表裏、寒熱、虚実を審らかにすることを求め、そうすることで、治療の要点が得られるからである。最初から老若男女の別があったわけではなく、また妊娠傷寒という他と区別した名称があったわけでもない。妊婦の治療では、誤って胎児を損する薬剤を用いてはならないが、かといってみだりに保胎の薬剤を用いて、火分を助長し胎児を脅かしてはならない。表証で邪を感受すれば必ず散らし、裏証で虚寒があれば、必ず温補する。もし裏証で実熱ならば、残せば害となるので、必ず攻下し瀉さねばならない。『黄帝内経』でいう「有故無殞」である（「有故」とは、病があるということである。その意は、重い薬剤を用いる時は、その病に正しくあわせる、すなわち適切であれば無害であるということである。妊婦で舌の色が黄黒で、厚い膩苔や芒刺があり、便が出ない場合は、生大黄や元明粉などの薬剤を適宜加減して用いればよく、それによって大熱を除けば、胎児は傷つかない）。これが分かっていれば妊娠傷寒という分類を別に立てる必要はないのである。旧本『舌鑑』にすでに図説がある以上、それに沿って論じはするが、人がこういうから自分も、というようなことはせず、間違いは間違いとする。旧説は、邪が経絡に入っているので、軽ければ母体が傷つき、重ければ子が傷つくというが、母親の舌を見れば子の状態がわかる。色につやがあれば無事、変色していれば命はない。顔が赤く舌が青い場合は、子は死ぬが母親は助かる。顔も舌も青く泡が出ている場合は母子ともに死ぬ。また顔も舌も白くて母子ともに死ぬという場合は、舌にはつやがないものである）。

【弁釈】

妊娠中に損胎の薬、すなわち桂枝茯苓丸や承気湯類や大柴胡湯など瀉下薬を服用させると胎が損なわれることがあり、安易に用いてはならないが、保胎の薬、すなわち当帰芍薬の類の補剤を与え続けてもいけない。いずれにしてもその証に応じて治療法を考えなければいけない。

ここでは、底本となっている『舌鑑』（『傷寒舌鑑』を含む）の説を誤りであると梁玉瑜は言っているが、私は一定程度参考にすべきだと考えている。『傷寒舌鑑』もこういう観察をしていたということから考えるなら大いに傾聴すべき論であると考える。

臨床家としては悪い一面をもってして全てを切り捨てていくということはしてはいけないと思う。それをすると自分の狭い経験でしかモノを言えなくなり、傲慢と後ろ指を指されることになる。気をつけなくてはいけない。そういう点で梁玉瑜にも批判の目を向けていかなければいけない。

『舌鑑弁正』は『傷寒舌鑑』を乗り越えたかもしれないが、我々はまた『舌鑑弁正』を乗り越えていかなければならない。歴史はそうやって発展していくものである。

「面赤き舌青きものは子死し母生きる」。この、顔面は熱証みたいに真っ赤で舌だけ青紫色舌――寒の極のように青くなり、そこに矛盾なりギャップが生まれてきた場合――に異常が起こるということだろうと思われる。

胎児の発達は、一つは女性精血の塊の発育であるから、そういう意味では一種の瘀血として考えられるのである。これは何も東洋医学だけの考え方ではなく、西洋医学でもアレルギー学説の立場から現在注視されている。女性が妊娠すること自体、男性の精液という異物が入ってきているということなので、そこで一種のアレルギーが起こっているはずだという考えである。普通は中和されて妊娠するのだが、アレルギー反応を起こしてしまい妊娠が出来ないという問題につながってくるのである。

そういう意味では食べ物も異物である。外から入ってくる自分以外のものはみな異物なのである。それに対してアレルギー反応を起こさなければいけないのに起こさない。アレルギー反応が起こってくるとむしろ異常――病気として我々はとらえている。アレルギー学説の方から言えば、食物にしても妊娠にしても一つのアレルギーなのである。抗原抗体反応が起こらなければいけないのであるが、それが起こらない。中和してしまう。そのように人間の身体には非常に不思議なメカがあるはずだと研究されているのである。

東洋医学の立場としては、必要でない血が発達し胎児になっているわけであるから、これは瘀血である。そのような意味では一つの邪気といえる。邪気が身体に馴染んで発達したものが胎児であると考え、その邪気がさらに異常をきたし、胎児が死んだというその事実が舌に出ているとするならば、やはり一種の瘀血による紫色を呈しているのであろう。そういう意味にも取れるのである。

生きている胎児を寒か熱かで言えば、どちらかというと熱だと考えられる。胎児が母親の熱を奪いすぎても病気になる。

正常な妊娠をしている場合、そういう瘀血様の症状の所見として、乳首や陰部が黒くなってきたり、腰部などに血絡も現れてきたりするということがある。これも一種の瘀血現象だと考えられる。産前産後は気をつけないといけないことに関わっており、産後の悪露の排出などに異常があった場合に血が衝き上がり気が狂ったようになることがある。瘀血による現象だ。

妊娠のアレルギーの問題についての補足になるが、肝うつが原因で妊娠できないことが多々ある。最近の研究によれば、どうやらそのパターンが多いようだ。夫との交渉に対する嫌悪感や結婚したことに対する後悔などで、身体の方が赤ちゃんを拒否するわけである。しかしアレルギー反応が消えると、精神的に嫌悪感があるにもかかわらず、肉体的には受け入れるようになる。だから合谷一本でうまく妊娠する場合もあるわけである。

またアレルギー疾患に心因的なものが非常に大きく影響しており、非常に興味深いことだと思う。喘息などでも顕著に見られることである。

だから西洋医学がそのカギとカギ穴論によって単純にダニのアレルギーだとか言っているが、ナンセンスな話だ。むしろそういうカギとカギ穴を作っている条件こそが問題である。そういったことからやはり東洋医学というのは優れていると言えよう。「ダニを取ったら喘息の回数が減った」といったようなことがマスメディアで取り上げられているが、ある条件を取ったら発作は起こらないかもしれないが、根本治療にはならない。そのカギとカギ穴を作っている条件に対して食べ物、或いは心理的要素が非常に大きく影響しており、最近アレルギー疾患に罹る子供が多いのはそのためだと考えている。

東洋医学の立場では直接関わる邪気は痰飲であり、その痰飲が起こる原因は食べ物、或いは心理的要素、つまり七情の過不足がある。不妊で悩む患者には、お互い愛し合って結婚したのにどうして妊娠しないのかという話をすると、色々気付くことがあると思う。
最近、西洋医学でも精神―神経―免疫学の関係についての学説が取りあげられているがそれはかなり的を射ており、東洋医学の考えと一致する。そう考えるならばアレルギー疾患が現在何故こんなに多いのかということが説明できる。

〔B〕各論

〈144〉孕婦傷寒白舌

【原文】

第一百四十四、孕婦傷寒白舌。初傷於寒、身熱頭痛無汗、両瞼鼻気倶熱、脈浮、舌上白浮滑者、宜温散太陽表薬、得汗則愈。若無表邪証而有白浮滑苔、或白嫩無苔湿潤者、則裏虚寒也、宜温中之薬（孕婦之病、非専属傷寒、而白苔之舌、又兼有諸病、須参看白舌総論）。

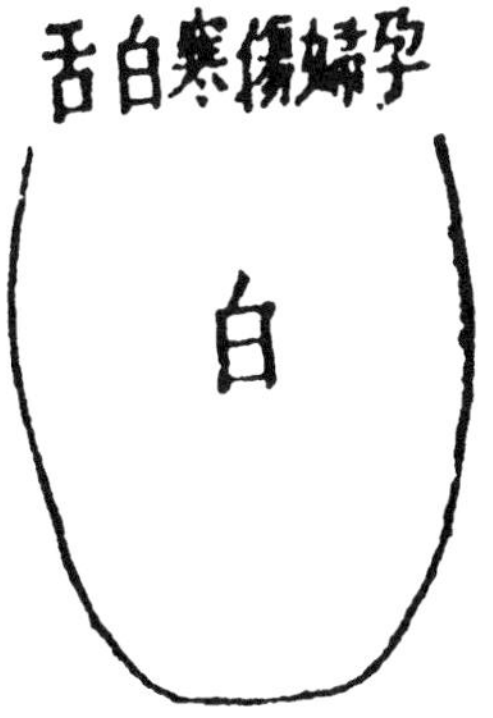

【口語訳】

第百四十四番、妊婦傷寒白舌。傷寒の初期で、身熱し、頭痛し、汗無く、両頬と顔、鼻気ともに熱があり、浮脈で、舌に白浮滑苔がある場合は太陽経の表を温散する薬剤が宜い。汗が出れば癒える。もし表に邪が無いのに、白浮滑苔があったり、舌が白く柔らかく無苔で湿潤なら、裏の虚寒である。温中の薬剤が宜い（妊婦の病であれば、傷寒とは限らない。白苔の舌というのは諸病に見られるので、白舌総論を参照すること）。

〈145〉孕婦傷寒黄苔舌

【原文】

第一百四十五、孕婦傷寒黄苔舌。邪已化火、宜白虎湯、急服則愈、若稍遅疑、恐即伝陰。傷寒治法、男女無殊。若非傷寒、即為裏熱、宜白虎三黄、審証酌用（参看黄舌総論）。

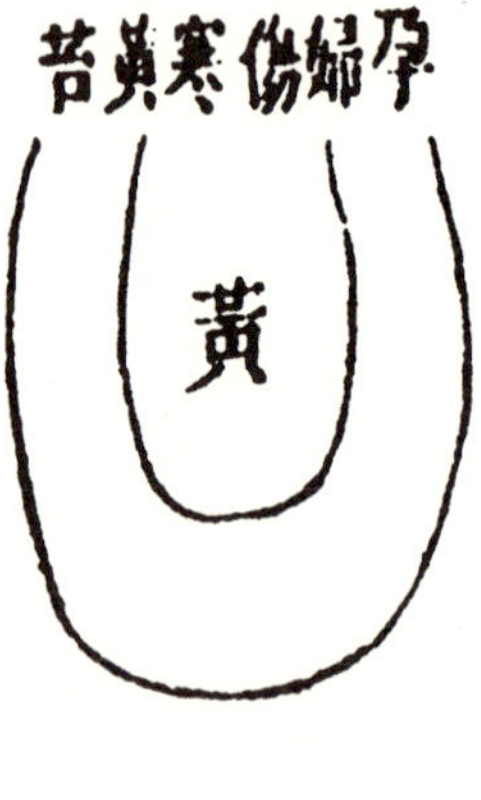

【口語訳】

第百四十五番、妊婦傷寒黄苔舌。邪熱がすでに化火している。白虎湯が宜い。急いで服用させれば癒える。もし少しでも躊躇すれば、すぐに陰に伝わってしまうだろう。傷寒病の治療には男女の区別はない。

もし傷寒病でないのであれば裏熱である。白虎三黄湯を証を審らかにして適宜加減して用いるのが宜い（黄舌総論参照）。

〈146〉孕婦傷寒灰黒舌

【原文】

第一百四十六、孕婦傷寒灰黒舌。乃熱逼三陰之候、不論傷寒伝陰、実火傷陰、必須苦寒急涼、宜三黄白虎、生大黄、元明粉、陳厚朴、生枳殻等酌用、熱清則胎安、慎勿妄用安胎補薬、致益熱而胎気上衝（旧説謂面舌倶黒、水火相刑、子母倶死。面赤舌微黒者、還当保胎。如見灰黒、胎必不固。若面赤則根本未傷、宜急下以救母。此医家相伝、粉飾之談耳。黒色亦有虚寒者、須参看黒舌総論）。

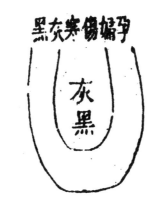

【口語訳】

第百四十六番、妊婦傷寒灰黒舌。これは、熱が三陰に迫っている。傷寒が陰に伝入したにせよ、実火が陰を傷ったにせよ、必ず苦寒急涼しなければならない。三黄白虎湯に生大黄・元明粉・陳厚朴・生枳殻などを適宜加減して用いるのが宜い。熱がとれれば胎児は助かる。妄りに安胎の補剤を用いると熱を上昇させてしまい、胎児の気が衝き上がるので、慎むこと（旧説では、「顔も舌も黒ければ、水火が相克しあっている状態で、母子共に死す。顔が赤く舌がやや黒い場合は、保胎すべし。もし灰黒苔が現れれば胎児は必ず不安定である。もし顔が赤ければ根本はまだ傷ついていないので急ぎ下して母親を救うのが宜い」と言う。これは医家に代々伝わってきたつじつまあわせのごまかしに過ぎない。黒舌で虚寒の場合は、必ず黒舌総論を参照すること）。

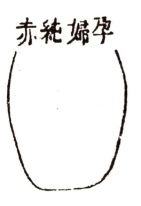

【弁釈】

余談。妊娠中に切迫流産などになるようなとき、脈をよく診ると、右の尺位が著しく硬くなっているのである。その硬い脈が落ち着いて滑脈を呈してくれれば大体上手くいくのである。ところが、その硬い脈のままで戻らないときは恐らく流産するであろうと予測できるのである。大体半日以内であるので良く診ておくことが大切である。

〈147〉孕婦純赤舌

【原文】

第一百四十七、孕婦純赤舌（色紅過於尋常也）。臓腑倶熱也。不必拘於傷寒、当作実熱証、治、宜三黄白虎並投、則子母倶安、万無可慮。旧説泥定傷寒、又指面白為気虚

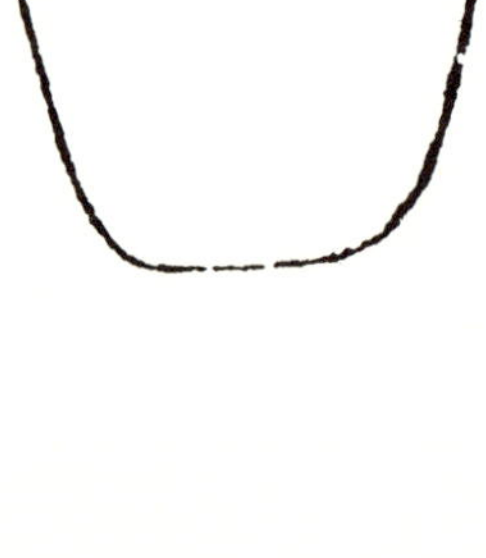

而投薑、桂、窃慮如火益熱、有損無益。

【口語訳】

第百四十七番、妊婦純赤舌（舌の色が異常に赤い）。臓腑いずれも熱がある。傷寒にこだわらず実熱証として治療し、三黄湯と白虎湯を併用して与えるのが宜い。そうすれば母子ともに無事で、全く心配ない。

旧説では傷寒とする判断にこだわり、しかも顔が白いのを気虚とみなして、姜や桂を投与せよというが、私見では、それはまるで火に油を注ぐようなもので、百害あって一利なしである。

【弁釈】

純赤舌とは淡紅よりも赤い紅舌の類である。

舌を診れば明らかに熱を示している。熱証の場合は顔面が赤くなるのが普通なのであるが逆に熱が内に籠もって外に出ない場合は顔面が白くなり、手足も冷たくなることがある。その場合は陽気を外へ散らせば、寧ろ顔の色が赤くなって舌の赤味が取れてくる。このようなことは子供によく見られる。子供が急に青くなって冷たくなったからといって、温補をしていると余計悪くしてしまうのがこれである。勘だけでやっているとそういう失敗をするのである。舌をしっかりと診て、その他口渇、二便の状態などをよく観察しておけばそのような失敗はしない。

顔面の色が白いとか何かということにこだわると、間違うので、この場合は舌の赤味をもって実熱とし、その場合は妊娠していても、躊躇することなく、下せばよいのである。そうすれば胎児も母親も助かるのである。

〈148〉孕婦紫青舌

【原文】

第一百四十八、孕婦紫青舌。傷寒無此舌、其或有者、乃熱体誤投温補、胞胎受熱上沖所致、宜以三黄解毒散、誤薬則母子倶危（紫青為熱、若青紫則為寒、弁之宜慎）。旧説謂傷寒夾食、非也。

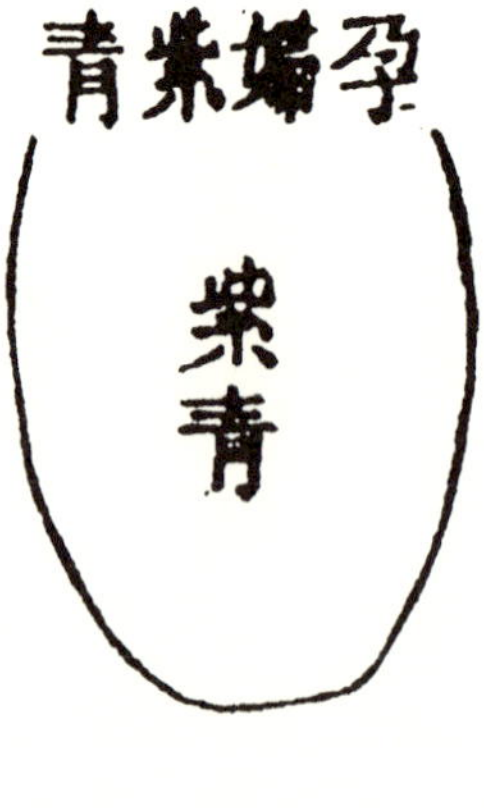

【口語訳】

第百四十八番、妊婦紫青舌。傷寒病ではこの舌は現れない。もしあれば、それは体が熱なのに誤って温補の薬剤を投与したために、胎児が熱を受け、それが衝き上げたことによる。三黄解毒散が宜い。薬剤を間違えれば母子共に危ない（紫青舌は熱で、青紫舌なら寒である。弁別は慎重にすべし）。

旧説では傷寒病に食滞があるというが、そうではない。

【弁釈】

原文でいう紫青は紅紫のことであろう。でなければ、舌診断学の基本を過つ。

〈149〉孕婦傷寒巻短舌

【原文】

第一百四十九、孕婦傷寒巻短舌。面黒而舌乾巻短、或黄黒刺裂、乃傷寒化火、伝足厥陰也。宜大承気湯、以元明粉代朴硝急瀉之則愈。旧説謂不瀉則熱邪傷胎、瀉之則危在頃刻、此見識未透耳。若明於医者、除暴即以安良、無多疑慮。

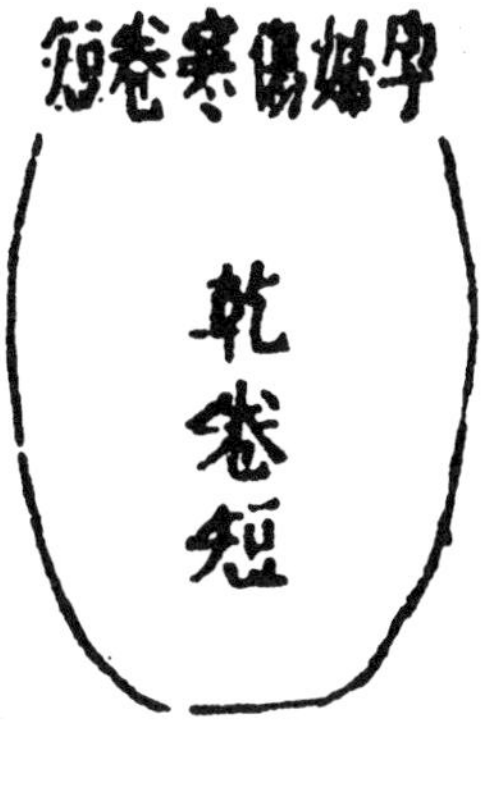

【口語訳】

第百四十九番、妊婦傷寒巻短舌。顔が黒く、舌が乾き巻いて短くなっているか、黄黒苔で刺や裂がある。これは傷寒が化火して足の厥陰に伝わっているのである。大承気湯が宜い。元明粉を朴硝の代わりに用い、急ぎこれを瀉せば癒える。

旧説では、瀉さなければ熱邪が胎児を傷るが、かといって瀉せばただちに死に瀕すると言う。これは見識が足りないだけである。

医学を理解していれば、悪い部分を取り除くことがすなわち、命を守ることであるというのは疑問の余地がない。

Ⅲ

最後に

【原文】

以上一百四十九舌、傷寒、雑病皆有之、大半為重病、不常見者。其軽病、常見之舌分経別色、弁其表裏及某経寒熱虚実、不必拘定図説。庶能随機応変、虚則衛母、実則泄子、急則治標、緩則治本、審病用薬、以平為期、補瀉温涼、無或軒輊。原本後附古案、新案諸条、力言用補薬保全黒舌、不可枚挙、命意偏重温補、是但知甘温為補、而不知当用苦寒之時、雖瀉亦補也。原本又論燕都王生黒舌、既用甘温大剤、復用冷水一二斗、妄治而愈、彼亦不知其故、輒帰功於温補。以余観之、安知非熱病而得力於冷水乎。総之、黒舌有実熱、有虚寒、区別之法、已詳総論、若不将病源認明在先、而以探試倖中之薬味表彰於後、断定某薬可治某舌、鮮不伝誤矣。

【口語訳】

以上百四十九種の舌は、傷寒病、雑病いずれにも現れる。大半は重病で、よく見られるわけではない。病が軽くよく現れる舌は、経と色を見極め、それが表なのか裏なのか、その経が寒なのか熱なのか虚なのか実なのかを弁別する。図説に拘泥する必要はない。臨機応変に対処し、虚であればその母をまもり、実であればその子を出す。急なれば標を治療し、緩なれば本を治す。病をはっきり見極めて薬を用い、安定するまで続ける。補瀉温涼はどちらが優れどちらが劣っているということはない。原本は後に古案・新案の諸条が附してあるが、補薬を用いて黒舌を保全せよと力説する例は枚挙にいとまがない。温補を偏重するのは、甘温が補であると分っているだけで、苦寒の薬剤を用いるときには、瀉であっても補であるということが分かっていないからである。

原本では、燕都王が黒舌になり、甘温の大剤を用いた上に、冷水一、二斗を与えたことで治ったと論じているが、それはたまたま治っただけで、治った理由が分からないのに、きまって温補のおかげとしている。思うに、それは熱病だからこそ冷水が効いたということである。黒舌には、実熱もあれば虚寒もあり、その見分け方はすでに総論で詳しく述べている。

もし病源を先に明らかにせず、使った薬剤がたまたま的中したのに賞賛され、どの薬剤はどの舌を治せると断定したのでは、過ちが後世にまで伝わってしまう。

【原文】

万県王文選刻傷寒舌鑑於活人心法内、而跋其後曰、以手拭舌、滑而軟者病属陰、粗而燥者病属陽。胸喜熱物者病在陰、胸喜冷飲者病属陽。病在陰者宜温宜散、在陽者宜解宜下。数語尚是。然閲者若固執鮮通、必多遺誤。何也。虚寒者、舌固滑而軟、邪初伝裏者、真熱仮寒者、亦間有滑軟之舌。実熱者与邪入陰者、舌固粗而燥、陰虚水涸者、真寒仮熱者、亦或有粗燥之舌。其別異処、虚寒証必全舌色淡白滑嫩、無点無罅縫無余苔。邪初伝裏証、全舌白滑而有浮膩苔。寒滞積中者、舌亦相類。惟問所因、以弁証耳。真熱仮寒証、必全舌色白而有点、花、罅裂、積沙各実苔不等（面苔刮不浄、底色却隠紅、多刮欲嘔或乾嘔、重刮沙点、旁或出血、少許仮証最惑人、宜慎弁之、以上為滑軟舌之別）。真寒仮熱証、全舌亦或黒色、乾焦裂芒刺厚苔、惟用老生薑切平、軽擦即脱浄、舌底必淡白而不紅、或口呼渇而不多飲水者也（若用薑擦之而苔堅不退、或口極渇而飲水常多者、是実熱甚也。寒熱之判、関乎生死）。実熱者与邪火入陰之証、全舌必有或黄或黒、積膩、乾焦、罅裂、芒刺等苔。陰虚水涸者、全舌必絳色無苔、或有横直罅紋、而舌短小不等（以上為粗燥舌之別）。至若胸喜熱物者、不必定属虚寒（真熱仮寒者、胸亦喜熱物）、胸喜冷飲者、不必定属実熱（真寒仮熱者、胸亦喜冷飲）、又当別之舌色舌苔、参之望聞問切、以窮其変。

【口語訳】

万県の王文選は『活人心法』の中に『傷寒舌鑑』（張登の『傷寒舌鑑』ではない）を刻しその後ろで、「手で舌に触れるに、滑で軟らかい場合は病は陰位にあり、ザラザラして燥している場合は病は陽位にある。熱いものを欲しがる場合は陰病であり、冷飲を欲する場合は陽病である。病が陰位にある場合は温め、散らすのが宜く、陽位にある場合は解し、下すのが宜い。」と言っている。いくつかは一応正しい。だが、見た者がもしこれにこだわれば、分からないことが多く、必ずや多くの過誤を残す。なぜか。

虚寒の場合は舌はもとより滑で軟らかい。邪気が初めて裏に伝わった場合や真熱仮寒の場合も、滑で軟らかい舌が現れることがある。実熱の場合や、邪が陰に伝入した場合は、舌はもとよりザラザラし燥している。陰虚水涸の場合、真寒仮熱の場合にも、このようなザラザラしてカラカラの舌がみられることがある。

その違いは、虚寒証であれば、必ず舌全体の色は淡白で滑で軟らかく、斑点も、ひび割れも、余計な苔もない。

邪が初めて裏に伝わった証では舌全体が白く滑で浮いた膩苔があり、寒が滞積している場合の舌もよく似ている。その病因を追求し弁証するしかない。

真熱仮寒証ならば必ず舌全体が白で、斑点や模様、亀裂、実苔に砂状の積滞など、それぞれの実苔はいろいろである（苔の表面を削ってもきれいにとれないのに、舌底には紅が隠れていて、多く削ると嘔吐したり干嘔したりする。更に砂状の点を削るとわきから出血したりする。数は少ないがこのような仮証は最も人を惑わすので、慎重にこれを弁別するのが宜い。以上が滑で軟らかい舌の見分け方である）。

真寒仮熱証ならば、舌全体が黒色、乾燥して焦げがあり亀裂や芒刺があり厚苔だったりする。ひね生姜の切り口で軽くこれをこすらないと苔がきれいに剝落せず、舌底が必ず淡白で赤くなく、口の渇きが激しいのに水を多く飲まなかったりする（もし生姜でこれを擦っても苔が固くて取れなかったり、口渇がひどく飲水が常に多い場合は実熱が甚しい。寒か熱かの診断は人の生死に関わる）。

実熱で邪火が陰に伝入した証は、舌全体が必ず黄色か黒で厚い膩苔があり、苔が乾いて焦げていたり、亀裂や芒刺などがある。陰虚水涸の場合は、舌全体は必ず絳色で無苔、縦横の裂紋があって、舌が短小だったりとさまざまである（以上がザラザラで乾いた舌の見分け方である）。熱い物を好むからといっても虚寒とは限らない（真熱仮寒でも熱いものを好む）。冷飲を好むからといって実熱とは限らない（真寒仮熱でも冷飲を好む）。これ以外の舌の色や苔が見られたら、望聞問切を参考にしてその変化を突きつめる。

【原文】

弁正諸条、輒言用苦寒重剤、不次急投、蓋察舌色、苔状与病証毫無疑義、確知急病不可緩治、必神速方能奏功。苟逡巡退縮、拘於一日一剤、勢必貽誤。古所謂薬到病除者、謂用薬已到勝病之分量、病方能痊。到者、薬力之到也、或数剤而到、或数十百剤方到、非入口即愈也。此中消息、惟閲歴深者知之、若心気粗浮、察舌不準、審証未確、遽執余説、妄投重剤、又将致禍。所願弁舌者、小心謹慎於表裏寒熱虚実六字、鑑別至当、庶幾経権正変、悉合中庸。余恪遵家訓、用自摂養、非欲与世争長、過承垂詢、不敢人云亦云、罄布愚忱、遑問知我罪我。

金城王之鋆

洮陽胡海珍校字

舌鑑弁正巻二終

【口語訳】

諸条を検証するにあたり、苦寒の重剤を通常の回数や量にとらわれることなく、急ぎ服用させるとくりかえし述べた。舌の色、苔の状態を観察することと、病証との関係には疑問の余地がない。急病であれば、遅れは許されないことをしっかり理解し、必ず速やかに処方すれば、功を奏すことをしっかり理解するよう。もし逡巡しひるんで、一日一回の服用にこだわれば、必ず過ちをのこす。

古来から言われている、薬剤が達して病を除くというのは、薬剤が病に勝つだけの分量を与えるから病が癒えるのである。達するというのは、薬剤の力が達したのであって、数剤でも達するかもしれないし、数百剤かもしれないが、口に入れないで癒えることはない。

このあたりは診療経験豊かな者にしか分からないので、もし、集中力が無く舌を正しく観察出来ず、証を確定できないのに、私の説にとらわれて妄りに重い薬剤を投じれば、それも又禍を招く。舌で弁証しようという者は、表裏寒熱虚実の六つの字を細心の注意を払って慎重に適切に鑑別し、通常のやり方と臨機応変のやり方、いずれにしても、中庸であるべきだ。

私は家訓を忠実に守り、それによって自ら養生に努めるだけで、世間と優劣を争うつもりはない。お尋ねを受けたので、世間の意見に同調するようなことはせず、自論を誠実に述べさせていただいた。評価はお任せすることとする。

金城王之壄

洮陽胡海珍校字

【監訳者・訳釈者略歴】

杉本 雅子（すぎもと　まさこ）

お茶の水女子大学文教育学部、中国語・中国文学専攻卒業。東京女子大学院人文科学研究科中国語・中国文学専攻博士課程単位取得中途退学。帝塚山学院大学リベラルアーツ学部教授。一般社団法人北辰会学術顧問。

藤本 蓮風（ふじもと　れんぷう）

昭和18年10月：300年以上続く歴代鍼灸医・漢方医の家の嫡子として生まれ、14代目を継承する。昭和37年３月：島根県市立出雲高校を経て、大阪府立登美丘高校を卒業。昭和37年４月：関西鍼灸柔整専門学校入学。昭和40年３月：同上校卒業とともに鍼灸師国家資格に合格。昭和40年４月：卒後、大阪府堺市にて独立開業（21歳）。昭和43年：大阪市立大学、医学部解剖学教室助教授藤原知博士に学問研究について薫陶を受けるとともに、東洋医学の研究会を同大学に設置、代表幹事となる。昭和53 ～ 61年：開業の母校関西鍼灸柔整専門学校の講師となる。昭和63年：日本馬術連盟会員、Ｂ級ライセンス取得。平成７年：交詢社刊『日本紳士録』に掲載される。平成10年：日本伝統鍼灸学会参与、評議員を経て、現在顧問。平成11年：森之宮医療学園特別講師。平成17年：現在に至るまでの患者数、延べ65万以上。平成19年：森之宮医療大学特別講師。
主な著書に『鍼灸治療 上下・左右・前後の法則』、『臓腑経絡学』、『体表観察学』、『胃の気の脈診（改訂増補版）』、『鍼灸医学における実践から理論へ パート１－４』、『針灸舌診アトラス』（共著）、『臨床というもの（1、2）』などがある。

舌鑑弁正《ぜっかんべんせい》 訳釈

2019年７月26日　第１刷発行
2020年４月７日　第２刷発行

口述　梁 玉 瑜 ／ 記録　陶 保 廉
監訳　杉本 雅子 ／ 訳釈　藤本 蓮風

発行者　谷口 直良
発行所　㈱たにぐち書店
〒171－0014　東京都豊島区池袋２－68－10
TEL. 03－3980－5536　FAX. 03－3590－3630
たにぐち書店.com

落丁・乱丁本はお取替えいたします。